Prädiktoren und Therapieresistenz in der Psychiatrie

Prädiktoren und Therapieresistenz in der Psychiatrie

Herausgegeben von: H. Hinterhuber   W.W. Fleischhacker
F. Kulhanek   R. Neumann

Mit Beiträgen von:

N.C. Andreasen
K.J. Bergmann
W. Biebl
H. Blecha
V. Boppana
R. Danzinger
S. Doddi
G. Dougherty
W.W. Fleischhacker
W. Gaebel
J. Galanter
S. Gritsch
V. Günther
H. Hinterhuber
G. Jacobs
G. Judmaier
D.P. van Kammen
W.B. van Kammen
J.M. Kane
B. Karajgi
J. Kinzl
E. Klieser
P. König
G. Krüger
R. Kuhn
E. Lehmann
J. Lieberman
H.-W. Lotz

S.R. Marder
U. Meise
C.H. Miller
P. Müller
B. Müller-Oerlinghausen
P. Nealon
C. Neudorfer
J. Peters
D. Pieschl
A. Pietzcker
A. Rifkin
H. Rittmannsberger
S. Rudas
B. Saltz
P. Schett
I. Schifferle
J. Schley
W. Schöny
H. Schwarzbach
J. Schwitzer
L. Süllwold
K.-L. Täschner
S. Traxler
G. Ulrich
H. Unterluggauer
M. Wachspress
M. Woerner
H.G. Zapotoczky

CIP-Titelaufnahme der Deutschen Bibliothek

Prädiktoren und Therapieresistenz in der Psychiatrie / hrsg. von: H. Hinterhuber ...
Mit Beitr. von N. C. Andreasen ... - Braunschweig; Wiesbaden: Vieweg, 1993

NE: Hinterhuber, Hartmann [Hrsg.]; Andreasen, Nancy C.

Herausgeber: H. Hinterhuber
               F. Kulhanek
               W.W. Fleischhacker
               R. Neumann

Die Wiedergabe von Gebrauchsnamen, Handelsnamen, Warenbezeichnungen usw. in diesem Buch berechtigt auch ohne besondere Kennzeichnung nicht zu der Annahme, daß solche Namen im Sinne der Warenzeichen- und Warenschutzgesetzgebung als frei zu betrachten wären und daher von jedermann benutzt werden dürfen.

Der Verlag Vieweg ist ein Unternehmen der Verlagsgruppe Bertelsmann International.

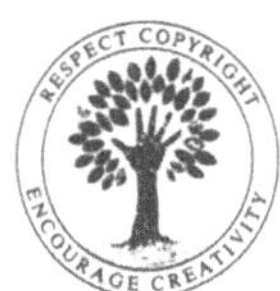

Konzeption und Realisation: Jürgen Weser, Gütersloh
Herstellung: Gütersloher Druckservice GmbH, Gütersloh

ISBN-13: 978-3-528-07857-7   e-ISBN-13: 978-3-322-86114-6
DOI: 10.1007/978-3-322-86114-6

4

Inhaltsverzeichnis

Verzeichnis der Autoren und Herausgeber

ANDREASEN, N.C., M.D., Ph.D., Department of Psychiatry, University of Iowa, 500 Newton Road, Iowa City, Iowa 52242, USA

BERGMANN, K.J., M.D., Movement Disorders Clinic, Hillside Hospital, Long Island Medical Center, New York, USA

BIEBL, Univ.-Doz. Dr. W., Universitätsklinik für Innere Medizin, Gastroenterologische Ambulanz, A-6020 Innsbruck

BLECHA, Dr. H., Universitätsklinik für Psychiatrie, Anichstraße 35, A-6020 Innsbruck

BOPPANA, V., M.D., Currently Resident, Department of Psychiatry, Nassau County Medical Center, East Meadow, New York, USA

DANZINGER, Univ.-Doz. Dr. R., Niederösterreichisches Landeskrankenhaus für Psychiatrie und Neurologie, Klosterneuburg, Universitätsklinik für Psychiatrie und Neurologie, Graz, A-3400 Klosterneuburg

DODDI, S., M.D., Department of Psychiatry, City Hospital Center, 79-01 Broadway, Elmhurst, New York 11373, USA

DOUGHERTY, G., M.D., Highland Drive VAMC, Pittsburgh, PA 15206, USA

FLEISCHHACKER, Univ.-Doz. Dr. W.W.,Universitätsklinik für Psychiatrie, Anichstraße 35, A-6020 Innsbruck

GAEBEL, Prof. Dr. W., Psychiatrische Klinik der Heinrich-Heine-Universität Düsseldorf, Bergische Landstraße 2, D-40629 Düsseldorf

GALANTER, J., M.S.W., Highland Drive VAMC, Pittsburgh, PA 15206, USA

GRITSCH, Dr. S., Universitätsklinik für Psychiatrie, Anichstraße 35, A-6020 Innsbruck

GÜNTHER, Dr. V., Universitätsklinik für Psychiatrie, Anichstraße 35, A-6020 Innsbruck

HINTERHUBER, Prof. Dr. H., Universitätsklinik für Psychiatrie, Anichstraße 35, A-6020 Innsbruck

JACOBS, Dipl.-Psych. G., Landesnervenklinik Andernach, Akademisches Lehrkrankenhaus der Universität Mainz, Vulkanstraße 58, D-56626 Andernach

JUDMAIER, Univ.-Doz. Dr. G., Universitätsklinik für Innere Medizin, Gastroenterologische Ambulanz, A-6020 Innsbruck

KAMMEN VAN, Prof. Dr. D.P., Highland Drive VAMC, Pittsburgh, PA 15206, USA

KAMMEN VAN, W.B., Ph.D., Highland Drive VAMC, Pittsburgh, PA 15206, USA

KANE, Prof. Dr. J.M., Hillside Hospital, Division of Long Island Jewish Medical Center, Glen Oaks, New York 11004, USA

KARAJGI, B., M.D., Department of Psychiatry, City Hospital Center, 79-01 Broadway, Elmhurst, New York 11373, USA

KINZL, Oberarzt Dr. J., Universitätsklinik für Innere Medizin, Gastroenterologische Ambulanz, A-6020 Innsbruck

KLIESER, Priv.-Doz. Dr. E., Psychiatrische Klinik der Heinrich-Heine-Universität Düsseldorf, Bergische Landstraße 2, D-40629 Düsseldorf

KÖNIG, Univ.-Doz. Dr. P., Landesnervenkrankenhaus Valduna, A-6830 Rankweil

KRÜGER, Priv.-Doz. Dr. G., Landesnervenklinik Andernach, Akademisches Lehrkrankenhaus der Universität Mainz, Vulkanstraße 58, D-56626 Andernach

KUHN, Prof. Dr. R., Spezialarzt FMH für Psychiatrie und Psychotherapie, Rebhaldenstr. 5, CH-8596 Scherzingen

KULHANEK, Dr. F., Leiter der Abt. Psychopharmaka, Bristol-Myers Squibb, Volkartstraße 83, D-80632 München

LEHMANN, Prof. Dr. E., Psychiatrische Klinik der Heinrich-Heine-Universität Düsseldorf, Bergische Landstraße 2, D-40629 Düsseldorf

LIEBERMAN, Prof. Dr. J., Hillside Hospital, Division of Long Island Jewish Medical Center, Glen Oaks, New York 11004, USA

LOTZ, Dr. H.-W., Psychiatrische Klinik des Bürgerhospitals, Tunzhofer Straße 14-18, D-70191 Stuttgart

MARDER, Prof. Dr. S.R., West Los Angeles Veterans Administration Medical Center, Brentwood Division, 11301 Wilshire Boulevard, Los Angeles, California 90073 and the Department of Psychiatry and Biobehavioral Science, UCLA School of Medicine, USA

MEISE, Oberarzt Dr. U., Universitätsklinik für Psychiatrie, Anichstraße 35, A-6020 Innsbruck

MILLER, Dr. C.H., Universitätsklinik für Psychiatrie, Anichstraße 35, A-6020 Innsbruck

Müller, Prof. Dr. P., Psychiatrische Universitätsklinik, Von-Siebold-Straße 5, D-37075 Göttingen

MÜLLER-OERLINGHAUSEN, Prof. Dr. B., Psychiatrische Klinik und Poliklinik der Freien Universität Berlin, Eschenallee 3, D-14050 Berlin

NEALON, P., MSW, Highland Drive VAMC, Pittsburgh, PA 15206, USA

NEUDORFER, Dr. C., Universitätsklinik für Psychiatrie, Anichstraße 35, A-6020 Innsbruck

NEUMANN, Oberärztin Dr. R., Universitätsklinik für Psychiatrie, Anichstraße 35, A-6020 Innsbruck

PETERS, J., M. D, Highland Drive VAMC, Pittsburgh, PA 15206, USA

PIESCHL, Prof. Dr. D., Klinikum der Johann Wolfgang Goethe-Universität, Zentrum der Psychiatrie, Abt. für Sozialpsychiatrie, Heinrich-Hoffmann-Straße 10, D-60528 Frankfurt am Main

PIETZCKER, Prof. Dr. A., Psychiatrische Klinik und Poliklinik der Freien Universität Berlin, Eschenallee 3, D-14050 Berlin

RIFKIN, Prof. Dr. A., Department of Psychiatry, City Hospital Center, 79-01 Broadway, Elmhurst, New York 11373, USA

RITTMANNSBERGER, Oberarzt Dr. H., Wagner-Jauregg-Krankenhaus Oberösterreich, Wagner-Jauregg-Weg 15, A-4020 Linz

RUDAS, Chefarzt Dr. S., Kuratorium für Psychosoziale Dienste Wien, Gonzagasse 23, A-1013 Wien

SALTZ, B., M.D., Hillside Hospital, Division of Long Island Jewish Medical Center, Glen Oaks, New York 11004, USA

SCHETT, Dr. P., Universitätsklinik für Psychiatrie, Anichstraße 35, A-6020 Innsbruck

SCHIFFERLE, Dr. I., Universitätsklinik für Psychiatrie, Anichstraße 35, A-6020 Innsbruck

SCHLEY, Dr. J., Psychiatrische Klinik und Poliklinik der Freien Universität Berlin, Eschenallee 3, D-14050 Berlin

SCHÖNY, Prof. Dr. W., Wagner-Jauregg-Krankenhaus Oberösterreich, Wagner-Jauregg-Weg 15, A-4020 Linz

SCHWARZBACH, Dr. H., Wagner-Jauregg-Krankenhaus Oberösterreich, Wagner-Jauregg-Weg 15, A-4020 Linz

SCHWITZER, Oberarzt Dr. J., Universitätsklinik für Psychiatrie, Anichstraße 35, A-6020 Innsbruck

SÜLLWOLD, Prof. Dr. L., Johann Wolfgang Goethe-Universität, Zentrum der Psychiatrie Heinrich-Hoffmann-Straße 10, D-60528 Frankfurt am Main

TÄSCHNER, Chefarzt Prof. Dr. K.-L., Psychiatrische Klinik des Bürgerhospitals, Tunzhofer Straße 14-16, D-70191 Stuttgart

TRAXLER, Dr. S., Landesnervenklinik Andernach, Akademisches Krankenhaus der Universität Mainz, Vulkanstraße 58, D-56626 Andernach

ULRICH, Dr. G., Psychiatrische Klinik und Poliklinik der Freien Universität Berlin, Eschenallee 3, D-14050 Berlin

UNTERLUGGAUER, Oberärztin Dr. H., Psychiatrisches Krankenhaus der Stadt Wien, Baumgartner Höhe 1, A-1145 Wien

WACHSPRESS, M., M.D., Department of Psychiatry, City Hospital Center, 79-01 Broadway, Elmhurst, New York 11373, USA

WOERNER, M., Ph.D., Hillside Hospital, Division of Long Island Jewish Medical Center, Glen Oaks, New York 11004, USA

ZAPOTOCZKY, Prof. Dr. H.G., Universitätsklinik für Psychiatrie, Auenbruggerplatz 22, A-8036 Graz

Vorwort

In der Psychiatrie herrscht eine Stimmung des Aufbruches. Die moderne neuro-psychiatrische Forschung bemüht sich in enger Kooperation mit verschiedenen wissenschaftlichen Disziplinen zu einem tieferen Verständnis der Beziehung zwischen Gehirn und Verhalten zu gelangen. In den Datenbanken sind 100 000 wissenschaftliche Publikationen gespeichert, die den Neurosciences gewidmet sind: Mehr als die Hälfte dieser Publikationen ist jünger als 5 Jahre.

Große Forschungsfragen der Psychiatrie sind aber immer noch ungelöst, viele Fragestellungen können nicht im Rahmen eines einzigen Fachgebietes oder auf einer einzigen Methodenebene gelöst werden.

Moderne Forschung impliziert in allen Bereichen interdisziplinäre Kooperation. Zielführend sind Mehrebenenstrategien und Mehrebenenmodelle: Die Psychiatrie ist zu einem der komplexesten und schwierigsten, aber vielleicht auch zum hoffnungsvollsten Forschungsfeld der modernen Medizin geworden.

Das Fehlen von Prädiktoren und die Therapieresistenz bei einer Zahl von schizophrenen Patienten stellen nicht nur ein Ärgernis in der Psychiatrie, sondern auch eine Herausforderung an die Wissenschaft dar.

Der vorliegende Band, der die Ergebnisse des 7. Alpenländischen Psychiatrie-Symposiums wiedergibt, ist als Beitrag zu diesen Bemühungen zu werten. Er widmet sich systematisch der Therapieresistenz schizophrener Erkrankungen mit dem Ziel, Strategien zu entwickeln, dieses Phänomen in den Griff zu bekommen, um so einer immer größeren Zahl von Kranken besser helfen zu können.

Dieses Buch spiegelt die verschiedensten Ansätze wider, Therapieresistenz zu durchbrechen: Hier erscheint die Optimierung pharmakologischer Therapieverfahren genauso wichtig wie die Einbindung spezifischer Psycho-, Familien-, Milieu- und kognitiver Therapien.

Ein weiterer Schwerpunkt des genannten Symposiums lag in der Prädiktorforschung: Die vorliegende Schrift soll ermutigen, sich vermehrt diesem Fragenkomplex zu widmen, um zu einer Koordination der verschiedenen international tätigen Forscher-gruppen zu gelangen.

Auch wenn die einzelnen Beiträge auf der Basis breiter klinischer Erfahrung, die ja die Grundlage ärztlichen Handelns darstellt, entstanden sind und ein weites Spektrum der Therapie- und Prädiktorforschung beleuchten, können sie keinen Anspruch auf Vollständigkeit erheben, sondern bieten vor allem Anregungen, den Blick für diese zentralen Anliegen der Psychiatrie zu schärfen.

Die Publikation dieses Buches verdanken wir nicht nur der Disziplin der Autoren, sondern auch der großzügigen materiellen Hilfe, die uns das Land Tirol und die Firma Bristol-Myers Squibb gewährt hat: Ihnen danken wir genauso wie Herrn Jürgen Weser für seinen großen Einsatz und seine Geduld bei der schwierigen redaktionellen Arbeit.

H. Hinterhuber, F. Kulhanek, W.W. Fleischhacker, R. Neumann

Innsbruck/München, im Dezember 1992

Zur Prognose und Therapieresistenz psychiatrischer Erkrankungen

R. Kuhn

I. Teil

Prognosen zu stellen ist für jeden Arzt ein gewagtes Unterfangen. Darüber zu sprechen oder zu schreiben, wie man Prognosen stellt, erfordert deshalb große Umsicht. Wer in das 6. Jahrzehnt ärztlicher Berufstätigkeit eingetreten ist, weiß über **Vorhersehbarkeit** von **Krankheit** und **Gesundheit.**

Einer meiner unvergeßlichen hochgeschätzten Lehrer, der Internist Schüpbach in Bern, hat uns Studenten erzählt, er werde jeden Morgen beim Gang in die Klinik von einem Herrn sehr freundlich begrüßt, dem er vor vielen Jahren aufgrund seiner Diagnose einer schweren Blutkrankheit einen in naher Zukunft zu erwartenden tödlichen Ausgang vorausgesagt hatte.

Noch schwerer als der Internist hat es der Psychiater. Das Mikroskop kann er kaum zur Diagnosestellung heranziehen. Hervorragende erfahrene Psychiater haben sich in ihrer Prognose oft mit schwerwiegenden Folgen getäuscht. So hat Emil Kraepelin Ludwig Binswanger folgendes erzählt: Er habe den obersten Staatsanwalt des Königreichs Bayern wegen einer schweren Melancholie jahrelang klinisch behandelt. Er glaubte, dann endlich eine Besserung festgestellt zu haben und dem Kranken einen Sonntagsurlaub nach Hause gewähren zu können. Dort erschoß der Staatsanwalt seine beiden Söhne.

Ludwig Binswanger selbst ist oft darauf zu sprechen gekommen, daß er seine wissenschaftliche Arbeit begonnen habe, weil seine Kenntnis der damaligen Psychopathologie und seine Erfahrung ihn nicht davor zu bewahren vermochten, bei selbstgefährlichen Patienten folgenschwere und bedrückende Irrtümer in bezug auf die Prognose zu begehen.

Umgekehrt haben Psychiater der älteren Generation prognostische Leistungen vollbracht, die ihnen heute kaum jemand nachmacht. Der große russische Tänzer Nijinsky erkrankte anläßlich einer Ballettvorstellung im Palace Hotel in St. Moritz an einer schweren, scheinbar akuten Psychose. Die Gattin rief zum Konsilium Eugen Bleuler, der den Kranken während dreier Tage untersuchte. Das Ergebnis lautete: „Ihr Gatte ist schizophren, er wird seiner Lebtag nie mehr tanzen." Der Kranke kam in Ludwig Binswangers Sanatorium Bellevue. Alle Therapieversuche waren erfolglos, ebenso eine Insulinkur. Nijinsky blieb schwer psychotisch und tanzte tatsächlich nie mehr.

Nach diesen Diagnosebeispielen bedeutender und erfahrener Psychiater sei es gestattet, noch eine Anekdote aus meinen eigenen bescheidenen Anfängen hinzuzufügen. Als junger Oberarzt in Münsterlingen hatte ich einen etwa gleichaltrigen stuporösen Katatonen zu betreuen. Eines Tages erschienen drei Herren der zuständigen Vormundschaftsbehörde, die sich vor einem Besuch des Kranken bei mir über den ärztlichen Befund orientieren wollten. Ich schilderte den Krankheitszustand, und auf ihre Frage nach der Prognose erklärte ich, der Kranke werde sich wohl wieder erholen, da er bereits einmal einen derartigen Krankheitsschub überwunden habe. Nachdem die Herren den Kranken gesehen hatten, kamen sie noch einmal zu mir. Sie waren sehr höflich und freundlich, meinten aber doch anmerken zu müssen, daß ihres Erachtens dieser Kranke wohl nie mehr gesund werde. Sie sollten recht behalten, alle Behandlungsversuche scheiterten, und der Kranke verharrte in seinem Stupor bis zu seinem Tode. Während Jahrzehnten erinnerte er mich auf jeder Visite an meine jugendliche Torheit.

Die Beispiele hinterlassen einen verwirrenden Eindruck. Wohl hat der Psychiater heute ganz andere Möglichkeiten, Prognosen zu stellen. Biochemie, Elektro-enzephalogramm, ältere und moderne bildgebende Verfahren ergänzen die psycho-pathologischen Diagnosen oft entscheidend; aber sie ersetzen etwas Wesentliches nicht: das Sehen des ganzen Patienten.

Wie sich die Probleme von Prognose und Therapieresistenz heute darstellen, soll anhand eines ausführlich geschilderten Falles veranschaulicht werden.

Eine jetzt 59jährige Frau kam vor 11 Jahren wegen einer schweren chronischen endogenen Depression in meine Behandlung. Sie war damals schon mehrere Jahre krank und erfolglos unter anderem mit Benzodiazepinen behandelt worden. Es bestand eine erbliche Belastung: Ihr Bruder hatte sich in einer Depression, die zu einer Toxikomanie geführt hatte, das Leben genommen.

Vor einigen Monaten bat mich diese Frau, ihre nun 36jährige, glücklich verheiratete Tochter, Mutter zweier Kinder im Alter von 12 und 10 Jahren, zu untersuchen und zu behandeln. Sie war ca. sechs Wochen nach einer wegen Uterus myomatosus absolut indizierten Hysterektomie plötzlich an einer Depression erkrankt, die sie schwer beeinträchtigte und völlig unfähig machte, auch nur ihren Haushalt zu besorgen.

Ich fand eine typische endogene Depression. Die Kranke erhielt, weil sie schon mit Benzodiazepinen vorbehandelt war, Carbamazepin und Imipramin verordnet. Der Erfolg war durchschlagend. Es kam zu einer sehr guten, wenn auch nicht ganz vollständigen Remisson, welche es der Patientin schon nach wenigen Tagen erlaubte, ihren Haushalt wieder selbständig zu besorgen.

Drei Wochen nach Behandlungsbeginn, in der Nacht eines Samstags auf den Sonntag, konnte sie nicht mehr recht schlafen, und die Depression war, wenn auch in gemilderter Form, wieder da. Sie berichtete, ihr Mann solle in einer Woche geschäftlich für sechs Wochen nach Kolumbien fliegen. Sie wisse das schon seit längerer Zeit, bisher habe es ihr gar nichts ausgemacht. Nun aber sorge sie sich wegen seiner langen Abwesenheit. Sie sei mit ihrem Mann und mit den Kindern während Jahren in verschiedenen tropischen Ländern gewesen, habe dort gewohnt, kenne dieses Leben, wisse um die Gefahren und habe sich eigentlich stets an all dem eher erfreut, als daß sie darunter gelitten hätte. Sie könne deshalb nicht recht glauben, sie sei, wie ihr Mann meine, deswegen wieder krank geworden. Er sei bereit, auf die Reise zu verzichten, falls ihr damit geholfen wäre. Sie fürchte jedoch, sie würde sich dauernd Vorwürfe machen, wenn ihr Mann wegen ihr nicht reisen könne, obschon dies keine berufliche Beeinträchtigung mit sich bringe.

In einer derartigen Situation geht es für den Arzt nicht darum, eine Meinung zum besten zu geben. Vielmehr sind weitere Abklärungen vorzunehmen. Es stellte sich heraus, daß die Frau bis zu ihrer Operation alle 28 Tage eine absolut regelmäßige Menstruation hatte. Wenn man von der letzten Menstruation aus zählte, dann war die

Nacht vom Samstag auf den Sonntag genau die Nacht, bevor sie ihre Blutung bekommen hätte. Unmittelbar vor der Menstruation hatte sie jedoch schon immer leichte depressive Verstimmungen.

Der Befund ergab für den entsprechend vorinformierten Arzt die eindeutige Indikation, die Dosierung des Antidepressivums zu steigern, was die Prognose erlaubte, daß die Verschlimmerung in kürzester Zeit behoben sein werde. Das traf denn auch zu. Unter diesen Umständen konnte leicht geraten werden, daß von seiten der Krankheit der Frau kein Grund bestehe, die Reise des Mannes abzusagen.

Das Beispiel zeigt die Bedeutung einer **exakten Anamnese** und der **psychopathologischen Bildung**. Es stellt zugleich eine **Warnung** dar, **voreilig Schlüsse** auf eine sogenannte „**Psychogenese**" einer psychiatrischen Erkrankung zu ziehen, wie dies jetzt vielerorts üblich ist. Ferner ist daraus zu ersehen, wie ernst wir immer nehmen sollten, was intelligente, besonnene und kritische Kranke uns zu ihrem Zustand und dessen Prognose selbst sagen. Wenn auch jene Ermahnung des berühmten Züricher Internisten Loeffler an seine Studenten: „Der Patient hat immer recht!" nicht in jedem Fall zutreffen mag, so gilt sie wahrscheinlich viel häufiger, als es sich heutzutage die Ärzte üblicherweise vorstellen. Therapieversager sind oft durch krankheits- und therapiefremde Umstände bedingt. In unserem Beispiel enthüllen biologisch-körperliche Belastungen eine ungenügend dosierte Therapie.

Der weitere Verlauf der Krankheit zeigt aber auch die Belastung durch psychische Faktoren am Werk. Während der Abwesenheit des Mannes kam an einem Freitag der Nachbar vorbei und sprach unter dem Küchenfenster mit der Kranken. Er erzählte ihr, er habe ein Angebot, ins Ausland zu gehen, und wisse nicht, was er machen solle. Die Frau reagierte darauf derart verstört, daß der Mann das Gespräch abbrach und wegging. In der folgenden Nacht konnte sie nicht schlafen, war aufgeregt, und am Morgen war sie wieder stärker depressiv. Es waren zwar 27 Tage seit dem letzten Zwischenfall; ihr kam nun aber noch anderes in den Sinn.

Vor der letzten Reise mit ihrer Familie in ein tropisches Land erlebte sie einen wunderbaren Sommer. Es war der Höhepunkt ihres Lebens, so schön war es noch nie gewesen. Sie war in einer andauernden Hochstimmung. In diesem Zustand verliebte sie sich in jenen Nachbarn. Dieser erzählte ihr von seiner unglücklichen Ehe, sie meinte ihm helfen zu können, und so kam es einmal zu intimen Beziehungen zwischen beiden. Die Patientin gestand das Geschehene sogleich ihrem Mann. Über diesen Schritt orientierte sie wiederum den Freund, der sich nun gezwungen sah, sich mit seiner Frau ebenfalls über den Zwischenfall auszusprechen. Man einigte sich allseitig, einander zu verzeihen und auf außereheliche intime Beziehungen zu verzichten. Die Frau des Freundes war der Patientin sehr dankbar für ihre Offenheit. Die beiden Frauen freundeten sich an, das eheliche Verhältnis des Freundes besserte sich sehr, das Eheleben der Patientin selbst wurde noch schöner, als es voher schon war. Nach der Rückkehr aus den Tropen sah man sich häufig in enger freundschaftlicher Verbundenheit. Obschon sich die Patientin selbst und auch ihr Mann mit dem Gedanken trugen, anderswohin zu ziehen, und sich bereits entsprechend umgesehen hatten, fühlte sie sich doch durch die Mitteilung des Freundes zutiefst betroffen, was ihr ganz unverständlich war. Eine erneute Erhöhung der bisher noch immer niedrigen Dosierung der Antidepressiva brachte auch diesmal ein fast vollkommenes Verschwinden der depressiven Symptomatik.

Es handelte sich bei diesem Rückfall somit nicht nur um die besondere endokrinprämenstruelle biologische Belastung, sondern es spielten offensichtlich psychische Faktoren mit. Deshalb wird man nachträglich auch annehmen, daß Psychisches wohl schon beim ersten Rückfall beteiligt gewesen ist, indem die bevorstehende lange Abwesenheit des Mannes als moralische Gefährdung erscheinen konnte. Umgekehrt dürften schon seinerzeit die Verliebtheit in den Nachbarn und deren Folgen durch den vorbestehenden maniformen Zustand wesentlich mitbestimmt worden sein. Man kann aus diesem Beispiel abschätzen, wie eng **biologisch begründete Stimmungen** und **psychische Erlebnisse** ineinander verwoben sind. Sie **fördern** und **hemmen** sich gegenseitig in oft unentwirrbarer Weise.

Der Fall ist damit jedoch noch immer nicht erschöpfend betrachtet. Lange vor der jetzigen Erkrankung hatte sich während der Schwangerschaften eine Schilddrüsenschwellung eingestellt. Es war ein Karzinom. Der Knoten wurde operativ entfernt und anschließend das gesamte Schilddrüsengewebe mit radioaktivem Jod zerstört. Seither muß die Kranke eine Substitutionstherapie durchführen. Sie nimmt jeden Morgen zwei Tabletten Eltroxin zu 0,1 mg.

Seit ich vor über 50 Jahren meine Dissertation bei dem berühmten Chirurgen und Schilddrüsenforscher de Quervain in Bern über **Jodstoffwechsel** gemacht habe, weiß ich, daß schon damals in der entsprechenden Literatur stets die „Psyche" mit der Funktion dieses Organs in Zusammenhang gebracht wurde. Das war übrigens der erste Anlaß, mich nach Abschluß des Medizinstudiums der Psychiatrie zuzuwenden. Die biochemischen Zusammenhänge zwischen Katecholaminstoffwechsel und Schilddrüsenfunktion sind allgemein bekannt, ist doch das Schilddrüsenhormon ein Tyrosinabkömmling wie Dopamin, Noradrenalin und Adrenalin. Erinnert sei auch an die Wirkung der Lithiumbehandlung auf die Schilddrüse. Man weiß ferner, daß depressive Erkrankungen mit einer Schilddrüsenaktivierung einhergehen können. Sehr wahrscheinlich spielt bei der zuletzt besprochenen Kranken neben der konstitutionellen Bereitschaft zu zyklothymen Gleichgewichtsstörungen der Ausfall der natürlichen Schilddrüsenaktivität eine Rolle, da eine einmal täglich verabreichte Substitution die Labilität und Reagibilität der gesunden Schilddrüsenfunktion nicht voll ersetzen kann.

Eine ähnliche Rolle wie der Jodstoffwechsel spielt bei zyklothymen Erkrankungen und vor allem bei Depressionen der **Eisenstoffwechsel.** Sowohl die soeben erwähnte Kranke als auch ihre Mutter neigten in ausgesprochenem Maße zu Sideropenien, welche eine dauernde medikamentöse Eisensubstitution erforderten. Unsere eigenen Untersuchungen haben immer wieder bestätigt, was schon vor Jahren FISCHBACH [1973] publiziert hatte, daß nämlich **Eisenmangelzustände** bei **Depressionen** häufig sind und die Wirksamkeit der Antidepressiva wesentlich beeinträchtigen. Bei Eisenmangel kann nicht nur ein depressiver, sondern auch ein katatoniformer Zustand gelegentlich, aber bei weitem nicht immer allein durch Eisensubstitution verschwinden.

Auch in bezug auf das Eisen gibt es gut bekannte Zusammenhänge mit dem Katecholaminstoffwechsel. Eisen ist obligatorisches Koferment der Tyrosinhydroxilase und wahrscheinlich zusätzlich Bestandteil eines Proteins, das die Permeabilität entsprechender synaptischer Membranen für den Ionentransport gewährleistet. Wir haben diese Verhältnisse in einer Publikation im Jahre 1984 näher erläutert [KUHN et al.].

Wenn es sich mit dem Eisen so verhält, dann stellt sich natürlich sogleich die Frage, ob nicht auch **andere Kofermente** des Katecholamin- und des mit diesem verwandten Serotoninstoffwechsels bei der Behandlung von depressiven Zuständen eine Rolle spielen könnten. Dies ist sicher der Fall. In Frage kommen **Vitamin B6** und **Vitamin C**, deren Zugabe zur antidepressiven Therapie ihre Wirkung wesentlich verbessern kann. Dasselbe gilt anscheinend in einzelnen Fällen für **Tetrahydrobiopterin.** Diejenigen Kerne im Gehirn, in denen sich der Katecholaminstoffwechsel vor allem abspielt, sind zugleich die eisenreichsten Teile des Organs. Da **Kupfer** Koferment der Dopamin-betahydroxilase ist und im Locus coeruleus angereichert vorkommt, wäre es sonderbar, wenn es in der Depressionstherapie nicht auch eine Rolle spielen würde. Meines Wissens ist darüber nichts bekannt.

Erstaunlicherweise gibt es ein neues, erst in klinischen Versuchen stehendes, sicher antidepressiv wirkendes Medikament, das **Levoprotilin**, das im pharmakologischen Experiment **keine Wirkung auf den Katecholamin- und Serotoninstoffwechsel** hat und deshalb wenig Nebenwirkungen zeigt [DELINI-STULA 1986a und b]. Diese Tatsache ist im Hinblick auf die Theorien beunruhigend, nach denen die antidepressive Wirkung an eine Beeinflussung katecholinerger und serortoninerger Synapsen gebunden sein soll.

Das Beispiel hat uns unversehens in verschiedene Einzelprobleme unseres Themas geführt. Es ist an der Zeit, sich darauf zu besinnen, welche **Konsequenzen** und **allgemeinen Gesichtspunkte** sich daraus und aus den heute dem Psychiater zur Verfügung stehenden Hilfsmitteln für die Beurteilung von Prognose und Therapieresistenz ergeben. Das soll nun in einem zweiten Teil erörtert werden.

II. Teil

Die neuzeitliche **psychiatrische Krankheitslehre** wurde im letzten Jahrhundert zu einem guten Teil, wenn auch nicht nur aufgrund des Verlaufes verschiedener Krankheiten, erarbeitet. Es sollte deshalb möglich sein, mittels einer exakten Diagnose auch eine einigermaßen zuverlässige **Prognose** zu stellen.

Gewiß kann der Arzt aus einer **eindeutigen Diagnose** in manchen Fällen gewisse **prognostische Schlüsse** ziehen, die gute Aussicht haben, sich auch zu bestätigen. Mit „eindeutigen Diagnosen" hat es nun aber in der Psychiatrie eine eigene Bewandtnis. Die psychiatrischen Krankheiten wurden seinerzeit anhand ausgewählter Fälle beschrieben, die **klar umgrenzbare Zustandsbilder** und **Verläufe** zeigten. Die Zahl derart **typischer Fälle** ist aber begrenzt. In der Praxis findet der Arzt eine Mehrzahl von **atypischen Fällen**, die sich nur schwer oder auch gar nicht, geschweige denn „eindeutig" einordnen lassen.

Damit wird auch die auf die Diagnose gestützte Prognose unsicher. Wenn deswegen, wie dies heute verbreitet ist, Diagnosen gestellt werden, die kaum mehr etwas aussagen, wie „psychosomatische Erkrankung" oder „Borderline-Syndrom", dann wird der Prognose jede Gewähr für Zuverlässigkeit entzogen. Das Ende dieser Entwicklung ist, überhaupt auf Diagnosen zu **verzichten**. Ein Ordinarius für Psychiatrie lehrt, wie mir einer seiner Mitarbeiter berichtet hat: „Ihr sollt therapieren, nicht diagnostizieren!" Wenn es so steht, ist es bloß konsequent, daß ein Pädopsychiater monatelang familientherapeutische Gruppengespräche führt, bis der Vater angesichts einer dauernden Verschlimmerung des krankhaften Zustandes seines Kindes den Pädiater konsultiert. Dieser diagnostiziert eine durch den Teller, aus dem das Kind täglich ißt, verursachte Bleivergiftung. Dahin hat es die moderne Psychiatrie gebracht!

Wer dem Zug seiner Zeit nicht in derart verhängnisvoller Weise zum Opfer gefallen ist, wird weiterhin die ihm anvertrauten Kranken möglichst gut untersuchen, alles unternehmen, um Diagnosen zu stellen, und die sich daraus ergebenden prognostischen Hinweise abzuleiten[1]. Die Kranken selbst, ihre Angehörigen und in manchen Fällen auch eine weitere Umgebung wünschen, eine Prognose zu erfahren. Sie wollen nicht nur wissen, woran sie sind, sondern sie benötigen diese dringend, da die Prognose für den Kranken selbst eine notwendige Voraussetzung für eine erfolgreiche Behandlung ist und für die Angehörigen, falls soziale Maßnahmen getroffen werden müssen. **Prognosen zu stellen** ist nicht eine überflüssige Liebhaberei oder gar bloße Spielerei der älteren Generation.

Das sei mit einem Beispiel belegt: Ein 31jähriger schwerer Alkoholiker stammt aus einer sehr wohlhabenden Familie. Die Eltern wollten nun vom Arzt wissen, ob ihr Sohn gesund sei, so daß die vorgesehenen Überschreibungen der beträchtlichen Vermögenswerte vorgenommen werden könnten, oder ob er krank sei und sich eher fürsorgerische Maßnahmen anböten. Wir konnten den Eltern Befunde vorlegen, wonach sich eine Entziehungskur in einer ganz wesentlichen Besserung der bereits schwer geschädigten Leberfunktion ausgewirkt hatte. Auch die körperliche Leistungsfähigkeit hatte sich ausgezeichnet erholt. Angesichts des Weiterbestehens psychopathologischer Auffälligkeiten hatten wir eine Elektroenzephalographie und eine Computertomographie des Gehirns veranlaßt. Die letztere ergab möglicherweise noch im Bereich der Norm liegende Verbreiterungen der Hirnfurchen im Scheitelbereich und eine diskrete Atrophie des Kleinhirnwurms, die als spezifisch für Alkoholismus betrachtet wird. Um den Befund noch sicherer zu erfassen, wurde eine MRI-Untersuchung angeschlossen. So stellte sich dann die hier nicht weiter zu erörternde Frage, ob die psychopathologische Symptomatik mit diesem Befund in Zusammenhang stehe und, wenn ja, was er für die Prognose bedeute.

Die Voraussage des weiteren Verlaufes der Krankheit eines bestimmten Menschen ergibt sich vorerst aus der **Kenntnis des Verlaufes ähnlicher Fälle**, die über eine längere Zeit bis zum Endausgang beobachtet worden sind. Die Unterlagen dazu liefert die Psychopathologie. Je länger der Verlauf eines aktuellen Krankheitsfalles beobachtet werden konnte und je besser sein Zustand und dessen Entwicklung mit einem aus der Psychopathologie bekannten Krankheitsbild übereinstimmen, desto größer ist die Wahrscheinlichkeit, eine zutreffende Prognose stellen zu können.

Trotz aller heutigen Hilfsmittel bleibt das Prognosenstellen aufgrund der Psychopathologie schwierig und ruft nach anderen Faktoren, die in Betracht gezogen werden können. Da bietet sich zunächst die **erbliche Situation** an. Als Beispiel wählen wir noch einmal die **Selbstgefährlichkeit**. Diese ist bei einem Depressiven nicht nur aus seinem aktuellen Zustand zu erschließen, sondern auch daraus, ob in der Familie schon ein oder gar mehrere Selbstmorde vorgekommen sind. Die Ehefrau eines schwer depressiven Mannes aus meinem persönlichen Bekanntenkreis, den ich auf seinen

---

[1] Als Beispiel sei die „vitale depressive Verstimmung" genannt. Sie besteht in Müdigkeit, Gefühlen der Enge, Schwere, Bedrückung, der Verlangsamung und Erschwerung von Denken, Entschließen und Handeln, der Unfähigkeit, sich zu freuen und die Interessen festzuhalten. Von wesentlicher Bedeutung sind die Tagesschwankungen mit der morgendlichen Verschlechterung und abendlichen Aufhellung. Wo und wann immer dieses Syndrom angetroffen wird, sei es als das ganze Zustandsbild beherrschend, sei es als eine andere Symptomatologie begleitend, hat eine spezifisch antidepressive Medikation eine die Prognose entscheidend begünstigende Wirkung.

Wunsch hin behandelte, obschon er weit entfernt wohnte, sagte mir, wohl habe sich seine Mutter das Leben genommen, aber bei ihrem Mann habe sie deswegen gar keine Angst. Als die Frau zwei Wochen später nach Hause kam, fand sie ihren Mann erhängt. Die Behauptung, Suizidalität sei nicht erblich, ist ein Irrtum, der auf der Verheimlichungstendenz der Familien und ungenügender Forschungsmethodik beruht. Da Suizidalität oft paroxysmal mitbedingt ist, läßt sich die Prognose mit Carbamazepin verbessern[2].

Ein Studium des **Verlaufes von Psychosen** und deren **Ansprechen auf die Behandlung in der Familie** kann wertvollste Hinweise nicht nur für die Prognose, sondern auch für die Behandlung geben [ANGST 1964]. Voraussetzung sind hinreichende entsprechende Unterlagen. Damit steht es freilich vielerorts nicht gut, vor allem wenn ein moderner Klinikdirektor sich aus ideologischen Vorurteilen heraus weigert, die Heredität in Betracht zu ziehen, oder er gar das ganze entsprechende Krankengeschichtenarchiv seiner Klinik vernichtet hat. Er hat sich damit wohl, wie er meint, ein Denkmal gesetzt, und es kann sein, daß er, wie er es wünscht, in die Psychiatriegeschichte seines Landes eingeht, aber weniger rühmlich, als er sich das vorstellt.

Zusätzliche prognostische Hinweise können die modernen **psychopharmakologischen** Behandlungen geben. Damit ist ein weites und durch seine Vielfalt sehr schwieriges Feld angesprochen, geht es doch um die **Beziehungen** zwischen **biologischen** und **psychischen Faktoren** für **Entstehung**, **Verlauf** und **Endausgang** einer psychiatrischen Erkrankung[3]. Eine besondere Schwierigkeit liegt darin, daß bei der **Psychoanalyse des Kranken** immer auch das **Psychische des Arztes** mitspielt[4]. Um in diese schwierigen Probleme Einsicht zu gewinnen, ist es unerläßlich, in einem dritten Teil noch weitere **allgemeine Bemerkungen** über Prognose und Therapieresistenz anzuführen. Nur kurz seien die Versuche erwähnt, Prognose und Behandlungsindikation biochemisch zu erfassen. Eigene Erfahrungen fehlen mir; die Literatur verspricht erst neuerdings Resultate[5].

---

[2] Als „paroxysmal" sind plötzlich einschießende Impulse auch dann aufzufassen, wenn sie nicht nachweisbar epileptoider Genese sind. Sicher gehören viele hysteriforme Reaktionen und Angstsymptome unter diesen Begriff. Damit haben die alte Psychopathologie und später L. SZONDI [Lehrbuch der Experimentellen Triebdiagnostik. Bern: Huber, 1972] richtiger gesehen als eine neuere Tendenz, die epileptischen Manifestationen aus der übrigen Psychopathologie auszuschließen, wie es eine im Rahmen der Psychiatrie falsch verstandene Elektroenzephalographie nahegelegt haben mag. - Carbamazepin hat als Imipraminderivat sicher antidepressive Eigenschaften. (Vgl. WUNDERLICH HP, et al. Antidepressive Therapie mit Carbamazepin. Schweiz Arch Neurol Psychiatr 1983; 133: 363-371.) Daß es auch ein ausgezeichnetes Medikament bei manischen Zuständen ist, hängt wahrscheinlich damit zusammen. Carbamazepin ist vielleicht die interessanteste psychopharmakologische Substanz, die zur Zeit zur Verfügung steht. Sie ist in ihrer Bedeutung für die Forschung noch bei weitem nicht hinreichend erkannt!

[3] Damit ist ein Grundproblem der Psychopharmakologie berührt. Hingewiesen sei dazu auf den Beitrag von H. HEIMANN. Grundbedingungen der therapeutischen Psychopharmakawirkung. Aus: LANGER G, HEIMANN H, Hrsg. Psychopharmaka: Grundlagen und Therapie. Wien-New York: Springer, 1983: 39-54.

[4] Dieses Problem wird in der Daseinsanalyse eingehend erörtert. Vgl. dazu den entsprechenden Artikel von R. KUHN mit weiterer Literatur aus: MÜLLER C, Hrsg. Lexikon der Psychiatrie. Berlin: Springer, 1986.

[5] Vor kurzem ist eine hervorragende Übersicht über alle hier nur gestreiften Probleme erschienen: GOLD PW, et al. Clinical and biochemical manifestations of depression: Relation to the neurobiology of stress. N Engl J Med 1988; 319: 348-353 und 413-420.

III. Teil

Prognosen beruhen immer auf der **einheitlich ganzheitlichen Struktur** des einzelnen kranken Menschen. Ein derartiges Ganzes besteht aus **Gliedern**, zu denen auch der **andere Mensch** gehört, die alle in einer inneren Beziehung zueinander stehen. Deshalb können aus vorhandenen Gliedern fehlende Glieder, die sich als zukünftige Entwicklung in das entsprechende Ganze einfügen, erschlossen werden.

In den **Verlauf der Krankheit**, und das bedeutet in eine sich über eine bestimmte Zeit erstreckende Entwicklung von Gesundheitsstörungen, greifen **Maßnahmen des Arztes** ein, in der Absicht, den Krankheitsverlauf in günstigem Sinn zu verändern, ein gutes Ende beschleunigt herbeizuführen und, falls dies nicht gelingt, eine fatale Entwicklung aufzuhalten oder wenigstens zu verzögern und das Leiden des Kranken zu beheben oder doch zu mildern. Um dieses Ziel zu erreichen, muß der Arzt die einheitlich ganzheitliche Struktur des einzelnen Kranken mit ihren möglichen Verlaufsformen erkennen. Daraus ergeben sich die Prognose und die Indikation zu therapeutischen Maßnahmen. Wer diese Seite ärztlichen Denkens und Handelns vernachlässigt, ist notwendigerweise schweren Irrtümern ausgesetzt.

Der Arzt kann nur deshalb in einen Krankheitsverlauf eingreifen, weil dieser sich am Menschen abspielt und deshalb an sich schon durch verschiedene Faktoren **beeinflußbar** ist; das gehört wesensmäßig zu seiner Struktur[6]. Jeder Organismus steht dauernd vor der Aufgabe, **Gleichgewichte**, die immer wieder durch äußere Einflüsse und innere Vorgänge gestört werden, erneut herzustellen[7]. Wenn das nicht in angemessener Zeit gelingt, entstehen Funktionsstörungen des Organismus, Schmerz und psychisch empfundenes Unwohlsein. Das ist dann die **Krankheit**. Dergestalt verläuft parallel zum **Erkrankungsprozeß** stets ein **Wiedergutmachungsprozeß**, der zur Heilung führen kann[8]. Beide Prozesse stehen immer unter konstitutionellen und durch die bisherige Entwicklung bedingten **Gegebenheiten** einerseits und unter **äußeren** und **inneren Einflüssen** teils **materieller**, teils **psychischer Art** andererseits. All diese Einwirkungen können die Krankheit verschlimmern oder verbessern, je nachdem ob und wie sie sich in deren Ganzheitsstruktur einfügen.

Wenn wir das Wesen der äußeren und inneren Einwirkungen auf den Krankheitsprozeß im Hinblick auf Prognose und Therapieresistenz betrachten, dann stellt sich die Frage nach der **Reichweite** des **Physischen** und des **Psychischen** in der Beeinflussung jeder Krankheit, vor allem aber der psychiatrischen. Hier hatte die Psychiatrie von jeher große Schwierigkeiten. Unterschiedliche Entscheidungen dieser Frage haben ihre Geschichte vielfältig geprägt. Durch die **Erfahrungen** bei der Behandlung psychischer Krankheiten **mittels Psychopharmaka** haben sich die Einsichten in diese Probleme beträchtlich

---

[6] Dieses Problem erörtert L. BINSWANGER in einem Aufsatz: Über Psychotherapie. Ausgewählte Vorträge und Aufsätze. Bd. 1. Bern: Francke, 1947: 132-158.

[7] Gleichgewichte spielen in Biologie und Medizin allgemein eine zentrale Rolle. Grundsätzliche Fragen dazu behandelt ein Aufsatz des Philosophen H.G. GADAMER: Apologie der Heilkunst (Gesammelte Werke. Bd. 4. Tübingen: Mohr, 1987: 267-275). Für den Psychiater sind auch zahlreiche andere Schriften von Gadamer sehr wertvoll. In demselben Band findet sich auch eine Abhandlung mit dem Thema: Philosophische Bemerkungen zum Problem der Intelligenz.

[8] Vergessene, aber interessante Erwägungen zu diesem Problem finden sich in einer sehr alten Schrift des Arztes und Philosophen I.P.V. TROXLER: Grundriß der Theorie der Medicin. Wien, 1805. Wahrscheinlich sind nur zwei Exemplare des Buches erhalten, eines in der Schweizerischen Landesbibliothek in Bern und eines in Erlangen.

erweitert und vertieft. Es ist aber für den Psychiater auch heute noch schwierig, die entsprechenden Konsequenzen zu akzeptieren.

Am Beginn dieser neuen Entwicklung stand für den Psychiater vor 30 Jahren die **erstaunliche Tatsache**, daß nicht nur **endogene**, sondern auch **reaktive depressive Zustände** auf eine **medikamentöse antidepressive Therapie gut ansprechen.** In der Folge hat sich dann gezeigt, daß noch zahlreiche andere als psychogen aufgefaßte krankhafte Entwicklungen, die **Neurosen**, durch Psychopharmaka, in erster Linie Antidepressiva, gelegentlich auch durch Antiepileptika und Neuroleptika, günstig beeinflußt werden. Dies gilt vor allem auch für die Angstsymptomatik.

Daraus ergibt sich: Eine vom Biologischen völlig unabhängige Psychotherapie gibt es nicht! Begriffspaare wie **endogen/exogen-reaktiv** oder **somatisch/psychisch** sind offenbar völlig unzulänglich, um erfolgreich psychiatrisch zu behandeln. Auf dieser Basis ist keine Indikationsstellung möglich, weder für Medikamente noch für eine Psychotherapie. **Hier muß eine ganz andere psychopathologische Besinnung Platz greifen!**

Wie das zu geschehen hat, sei durch den Hinweis auf einen etwa 60 Jahre alten Aufsatz über **„Lebensfunktion und innere Lebensgeschichte"** von LUDWIG BINSWANGER [1947a] angedeutet. Seine Gedankengänge wurden seinerzeit von ERWIN STRAUS in dessen Buch „Geschehnis und Erlebnis" [1930] weiterentwickelt, und LUDWIG BINSWANGER hat in einem Referat zu diesem Buch [1955] und zu dem späteren größeren Werk von ERWIN STRAUS „Vom Sinn der Sinne" [1935] die Einsicht noch vertieft [BINSWANGER 1936]. Es ist ferner unerläßlich, die ebenso alte Unterscheidung von KARL BIRNBAUM [1928] zwischen **Pathogenetik** und **Pathoplastik** stets zu berücksichtigen.

Die Arbeit mit Binswangers und Birnbaums Begriffen stößt auf beträchtliche Schwierigkeiten. Diese sind eng mit denjenigen des **Triebbegriffes** verbunden, der bei Freud ja eine zentrale Rolle spielt. Er dient zur Bezeichnung innerer Kräfte, die nicht nur Handeln und Denken, sondern auch Befindlichkeit, Affekte und Gefühl bestimmen. Der Triebbegriff hat eine lange Vorgeschichte, deren Kenntnis einen Ausblick auf wesentlich umfassendere Gehalte ergibt als die Psychoanalyse. Die Psychiatrie hat bisher keine Kenntnis von den noch ganz unabsehbaren Möglichkeiten genommen, die sich aus dem Triebbegriff ergeben, wie Fichte und Schiller ihn gestaltet haben, um das Verständnis psychopathologischer Phänomene zu vertiefen. Eine philosophische Abhandlung von HENRI MALDINEY über „Pulsion et Présence" [1976] eröffnet hier weite Ausblicke.

In seinem Vortrag über „Freuds Auffassung des Menschen im Lichte der Anthropologie" hat BINSWANGER [1947b] Belegstellen angeführt, die zeigen, daß der Begründer der Psychoanalyse den eigentlichen Grund neurotischer und erst recht psychotischer Entwicklungen im Biologischen sieht[9].

---

[9] Zwei besonders deutliche Belegstellen lauten: „Die klinische Betrachtung muß die Neurosen in die Nähe der Intoxikationen oder solcher Leiden wie der Basedowsche Krankheit rücken. Das sind Zustände, die durch den Überschuß oder relativen Mangel an bestimmten sehr wirksamen Stoffen entstehen, ob sie nun im Körper selbst gebildet oder von außen eingeführt werden, also eigentlich Störungen des Chemismus, Toxikosen. Gelänge es jemand, den oder die hypothetischen Stoffe, die für die Neurosen in Betracht kommen, zu isolieren und aufzuzeigen, so hätte sein Fund keinen Einspruch von seiten der Ärzte zu besorgen. Allein dazu führt vorläufig kein Weg." (Werke. Bd. 14. London, 1948: 101). „Wir wissen, daß die Mechanismen der Psychosen im Wesen von den neurotischen nicht verschieden sind, aber wir verfügen nicht über die Quantitäten Erregung, die man zur Abänderung dieser Mechanismen aufbieten müßte. Die Zukunft liegt hier bei der organischen Chemie resp. dem Zugang zu ihr durch die Endokrinologie. Diese Zukunft ist heute noch sehr weit entfernt, aber man sollte jeden Fall von Psychose analytisch studieren, weil diese Kenntnis später einmal die chemische Therapie dirigieren wird." (JONES E. Leben und Werk von Sigmund Freud. Bern, 1964: 520. Brief vom 15.1.1930.)

Freud glaubte, es werde dereinst möglich sein, mit Sexualhormonen in das Triebgeschehen einzugreifen. Das hat sich nur in sehr engem Rahmen bestätigt. Vielmehr lassen die Erfahrungen mit den Psychopharmaka erkennen, daß es sich insofern **umgekehrt** verhält, als es **Befindlichkeit** und **Affekte** sind, die ihrerseits die **Triebstruktur**, wie Freud sie auffaßte, **beeinflussen.** Auf diesem Weg greifen Antidepressiva in neurotisches Geschehen ein. Das hat schwer vorstellbare Konsequenzen für das Verständnis psychischer Krankheiten und deren Behandlung. Die heute bestehende Möglichkeit, auf Befindlichkeit und Affekte gezielt einzuwirken, bietet gleichsam ein Experiment, das zeigt, **wie weit das Biologische reicht.** Es ergibt sich so die grundsätzliche Einsicht, daß etwas, was **als psychisch empfunden** wird, **nicht** notwendigerweise und eindeutig **psychisch begründet** ist. Wer das nicht erkennt, übersieht, daß zwischen den auslösenden Ereignissen und den sich anschließenden seelischen Erfahrungen **der Leib** liegt, welcher der eigentliche „Grund und Träger" der entsprechenden Befindlichkeiten, Affekte und Gefühle ist.

Wir sprechen von **Therapieresistenz**, wenn die erwartete Wirkung irgendeiner therapeutischen Maßnahme, sei diese medikamentöser oder psychotherapeutischer Art[10], nicht eintrifft. Der Begriff meint jedoch nicht nur die vollkommene **Unansprechbarkeit**, sondern auch die **mangelnde Dauer** einer einmal eingetretenen Besserung oder das bloß **partielle Verschwinden** der Symptomatik. Therapieresistenz hängt deshalb innerlich mit einer falsch gestellten Prognose zusammen. Das jedoch ist einer gestörten Begegnung von Patient und Arzt gleichzusetzen, die dann auch zu einer **mangelnden Mitarbeit** der **Kranken** und oft auch ihrer **Familien** führt. Die Medikamente werden nicht vorschriftsgemäß oder überhaupt nicht eingenommen. Die Kranken behaupten oft unverfroren das Gegenteil, bis Urinkontrollen eine Erklärung für die Wirkungslosigkeit der Behandlung ergeben.

Je nach dem **Behandlungsstil** des einzelnen Arztes wird er öfter oder seltener bei seinen Kranken unter physischen oder psychischen Belastungen Rückfälle wegen zu niedriger Dosierung sehen, falls er nicht aus Furcht vor unangenehmen Nebenwirkungen überhaupt unterhalb der von der Intensität des Krankheitsprozesses geforderten minimalen Dosierung bleibt.

Nicht selten **verlieren Psychopharmaka**, besonders Antidepressiva, ihre **spezifische Wirkung** nach einigen Wochen oder Monaten. Die Ursachen des Phänomens sind nur teilweise bekannt. Immer ist an den Mangel zusätzlich notwendiger Substanzen wie Eisen zu denken. Aus unbekannten Gründen ist die Wirkung der Kombination einer Monomethyl- mit einer Dimethylaminverbindung meist dauerhafter als die Therapie mit einer Substanz.

Therapieresistenz ist häufig die Folge einer **falschen** oder **unvollständigen Diagnose.**

---

[10] Die Erfolglosigkeit psychotherapeutischer Maßnahmen stellt ein eigenes Thema dar, das hier nicht erörtert werden kann. Immerhin ist zu bedenken, daß es häufig unzutreffende und unvollständige Diagnosen sind, die zu psychotherapeutischen Mißerfolgen führen. Vor allem das Übersehen und verkehrte Deuten von Störungen der Befindlichkeit und der Affekte als sekundäre Reaktionen, während es sich um primäre endogene Verstimmungen handelt, die sich psychotherapeutisch kaum oder gar nicht beeinflussen lassen, verhindern einen eigentlichen Erfolg. Spontane Schwankungen in der Schwere dieser Verstimmungen und ihr Zurückpendeln in eine Normallage täuschen oft partielle oder vollständige Erfolge der Psychotherapie vor. Was im einzelnen Fall wirklich den Ausschlag gibt, das zeigt sich bei der zusätzlichen Verabreichung des geeigneten Medikamentes. Es ist unzweckmäßig, dieses dem Kranken zu verweigern, da dadurch, falls die Psychotherapie faktisch indiziert ist, diese durch das Medikament nicht gestört, sondern sehr erleichtert wird, vorausgesetzt, der Arzt weiß mit der Situation umzugehen.

Bei unseren heutigen Kenntnissen muß man einsehen, daß neben einer Störung der **Befindlichkeit** im Sinne einer zyklothymen oder rein depressiven Struktur noch **andere Störungen des Gefühlslebens** Indikationen für Psychopharmaka sein können. Im Vordergrund stehen die **Affekte paroxysmaler Entladungen.** Diese ereignen sich nicht nur im Rahmen epileptischer Zustandsbilder, sondern treten häufig mit zyklothymen Störungen vergesellschaftet auf und erfordern dann immer eine **Kombination** von **Antidepressiva** mit **Antiepileptika**, vor allem mit Carbamazepin.

Die **Kombination** von **Antidepressiva** mit **Neuroleptika** sollte nur dann vorgenommen werden, wenn durch Schwächung dopaminerger Funktionen eine positive Wirkung erwartet werden kann. Einen solchen Hinweis geben stets auch auf der Befindlichkeit beruhende **Denkstörungen**, die den frei gewollten und situationsgemäßen Ablauf der Gedanken nicht nur depressiv verlangsamen und erschweren, sondern qualitativ verändern und beeinträchtigen. Die Kranken klagen dann oft über „Konzen-trationsstörungen", die auf Antidepressiva nicht ansprechen. In diesen Fällen ist der Versuch einer Zugabe kleiner Dosen eines Neuroleptikums angezeigt. Solche Denkstörungen können einer paranoischen Haltung, einer Wahnbildung oder Verwirrtheit zugrunde liegen. Diese Symptomatik erfordert, unabhängig von der weiteren Diagnose, immer eine Kombination mit Neuroleptika. Schlafstörungen sind meist keine Indikation für Neuroleptika, es sei denn, es liegen ihnen die soeben beschriebenen Störungen oder maniforme Symptome zugrunde.

Zur diagnostischen Abklärung vor jedem therapeutischen Eingreifen gehört das Suchen nach **organischen Komponenten** im üblichen klinischen Sinn. Zu denken ist an Geburtsschäden, Gehirntumoren, Residuen nach Meningo-Enzephalitiden und Gehirntraumen, vaskuläre Störungen, Atrophien, Vergiftungen der verschiedensten Art, wobei Äthylismus, Drogenkonsum und Folgen von Benzodiazepinmißbrauch vor allem zu beachten sind! Nach derartigen Befunden wird sich die Therapie richten müssen, um Therapieversagern vorzubeugen. Oft wird sich eine Kombination mit Carbamazepin aufdrängen, besonders bei Abhängigkeiten und Suchtverhalten.

Bevor genaue diagnostische Abklärungen vorgenommen worden sind, sollte bei Therapieresistenz **nicht** eine „psychische Ursache" für das Versagen der Behandlungsbemühungen angenommen werden! Dieser bequeme Ausweg bietet sich hier ja, wie überall in der Medizin, nur allzu leicht an. Ohne konkrete positive Anhaltspunkte für eine „Psychogenese" irgendwelcher Symptome, die vor allem in klaren und eindeutigen zeitlichen und inhaltlichen Zusammenhängen bestehen, sollte nie von Psychogenese gesprochen werden!

Dazu ist noch eine Erläuterung notwendig. Bekanntlich werden fehlende derartige Beziehungen zwischen vermeintlicher psychischer Ursache und Erkrankung gern damit überbrückt, daß eine **nachträgliche Manifestierung** früherer traumatisierender Erlebnisse postuliert wird. Neuere psychoanalytische Schulen Frankreichs messen dem „après coup" eine große Bedeutung bei. Damit kann man natürlich alles erklären. Freud selbst war in dieser Beziehung viel vorsichtiger. Es gibt auch verschiedene Einwände dagegen. Vor allem jedoch ist zu bedenken, wie die Depression dazu führt, frühere Erlebnisse radikal umzudeuten, was sich aus der Struktur des depressiven Erlebens sehr wohl verstehen läßt. Bevor nachträgliche Reaktionen als kausal angenommen werden, ist stets nach einer depressiven Symptomatik zu fahnden und, wo eine solche gefunden wird, entsprechend medikamentös zu behandeln, statt in oft jahrelangen Psychotherapien abstrakt-theoretische Zusammenhänge zu konstruieren, die wahrscheinlich - wenn überhaupt jemals - außer in der Depression nie bestanden haben und deren Erfindung nur dann von Nutzen zu sein scheint, wenn unterdessen trotz aller Thematisierungen die depressive Symptomatik spontan abklingt.

In der heutigen Zeit liegen die Interessen nicht bei der Therapieresistenz. Das mag für die allgemeine ärztliche Situation normal sein. Wenn jedoch wissenschaftliche Abhandlungen und Expertisen nur gelten, wenn sie über **Erfolge** berichten, und die chemische Industrie nur Erfolge bezahlt[11], dann sind die Folgen verheerend! Mißerfolge werden üblicherweise nicht publiziert. Über Therapieresistenz wird kaum reflektiert. Die entsprechenden Zahlen laufen gleichsam als blinde Passagiere, die sich eingeschlichen haben, in den Statistiken mit, ohne daß sich jemand um sie kümmert. Das hat seine Gründe, die in der allgemeinen Herrschaft eines falschen, aber bequemen rechnenden Denkens liegen, und seine Folgen sowohl für die Forschung als auch für die Behandlung der Kranken[12].

Wie wir gezeigt haben, ist eine Prognose nur möglich, wenn wir den kranken Menschen als ein einheitliches Ganzes betrachten. Wenn also Therapieresistenz wesentlich durch unvollständige Diagnosen zustande kommt, ist sie ein Zeichen für ein Verfehlen der ganzheitlichen Struktur. Damit ist ein tieferer und wesentlicherer Zusammenhang von Prognose und Therapieresistenz aufgedeckt, als oben angedeutet wurde. Daraus ergibt sich: Je besser die Annäherung an die Erfassung des kranken Menschen gelingt, desto sicherer wird die Prognose und desto seltener eine Therapieresistenz.

Eine einheitliche Ganzheit ist jedoch kein von außen an den Menschen heranzutragendes Schema, kein allgemeingültiges System von Begriffen und experimentell oder statistisch gewonnenen Zahlen, sondern eine stets **einmalige**, an eine **einzelne individuelle menschliche Existenz** gebundene Erscheinung. Der Begriff „Existenz" schließt eine sowohl mit anderen gemeinsame als auch eine eigene Welt ein. Der Arzt kann einer solchen „existentiellen Beziehung" nie voll gerecht werden. Um sie aber nicht ganz zu verfehlen, muß er sich in der Weise auf sie einlassen, wie der wahre Künstler sein Werk gestaltend hervorbringt. Dazu bedarf er eines umfassenden Wissens und eines geschickten Könnens, d. h., er braucht **Wissenschaft, Erfahrung und Kunst**. Deren **einheitliches Zusammenwirken** vermittelt ihm eine **Erfahrungsweise** der **Wirklich-**

---

[11] Eine sehr große pharmazeutische Firma bezahlte einem Forscher für die Untersuchung eines Medikamentes große Summen an seine technische Einrichtung. Als er anderweitig mitgeteilte positive Erfahrungen nicht bestätigen konnte, entzog sie ihm für seine Arbeit jede weitere Unterstützung. Sie führte das Präparat mit einem enormen Werbeaufwand ein, obschon sie von zwei weiteren, voneinander unabhängigen, international anerkannten, bedeutenden Forschern gewarnt worden war. Nach wenigen Jahren sah sich die Firma gezwungen, das Medikament von einem Tag auf den anderen aus dem Handel zu ziehen!

[12] Es ist damit ein zentrales Problem der neuzeitlichen Psychopharmakologie und der Psychiatrie angedeutet. Das rechnende Denken gibt die Grundlage für die mit enormem Aufwand betriebene Forschung ab, die zahlreiche faszinierende Einsichten in die Funktion des Nervensystems und die Wirkungsweise der Psychopharmaka gebracht hat. Für die praktische Behandlung psychisch kranker Menschen leistet all das faktisch jedoch unverhältnismäßig wenig. Seit Jahrzehnten ist hier kein entscheidender Fortschritt mehr gelungen. Das verwundert kaum, denn der Mensch läßt sich in jener Ganzheit, um die es, wie wir gezeigt haben, hier geht, mit rechnerischem Denken nicht erfassen. (Vgl. dazu z.B. KUHN R. Fortschritte in der Behandlung mit Antidepressiva. In: BERGENER M, Hrsg. Fortschritte in der Behandlung chronischer Psychosen. Erlangen: perimed Fachbuch, 1988: 13-17.) Verhängnisvoll ist in Ermangelung anderer Kriterien die Übertragung unfruchtbarer Methoden in staatliche Institutionen, Gesetze und Verordnungen. Damit wird die Möglichkeit der Korrektur von Irrtümern verschlossen, und jeder Fortschritt erstickt in der Bürokratie.

keit, die von außen gesehen so erstaunlich wirkt wie jene Einsicht, von der einer der größten Psychiater der neueren Zeit, Eugen Bleuler, in der Prognose für Nijinsky ebenso Kunde gibt wie durch die Prägung seiner Begriffe Schizophrenie, Ambivalenz und Autismus. Angesichts solcher Leistungen sprechen wir von **Intuition** als Kennzeichen des **Genies**.

Das hat mit einem tiefen Wort, mit welchem wir unsere Betrachtung beschließen wollen, Goethe zu Eckermann ausgesprochen (11. März 1828, Artemis, Bd. 24, S. 673): „Selbst der Arzt muß produktiv sein, wenn er wahrhaft heilen will; ist er es nicht, so wird ihm nur hin und wieder wie durch Zufall etwas gelingen, im ganzen aber wird er immer Pfuscherei machen."

Literatur

Es sind in diesem Literaturverzeichnis diejenigen Arbeiten aufgeführt, die erwähnt werden oder auf die sich bestimmte Aussagen des Textes beziehen und die in den Fußnoten nicht mit ihren Belegstellen bezeichnet sind.

ANGST J. Antidepressiver Effekt und genetische Faktoren. Arzneimittelforschung 1964; 14: 496-500.

BINSWANGER L. Lebensfunktion und innere Lebensgeschichte. Ausgewählte Vorträge und Aufsätze. Bd. 1. Bern: Francke, 1947a: 50-73.

BINSWANGER L. Freuds Auffassung des Menschen im Lichte der Anthropologie. Ausgewählte Vorträge und Aufsätze. Bd. 1. Bern: Francke, 1947b: 159-189.

BINSWANGER L. Vom Sinn der Sinne. Schweiz Arch Neurol Psychiatr 1936; 38: 1-24.

BINSWANGER L. Geschehnis und Erlebnis. Ausgewählte Vorträge und Aufsätze. Bd. 2. Bern: Francke, 1955: 147-173.

BIRNBAUM K. Der Aufbau der Psychose. In: BUMKE O, Hrsg. Handbuch Geisteskrankheiten. Bd. 5, Teil I. Berlin: Springer, 1928: 1-18.

DELINI-STULA A. Progress in the psychopharmacology of antidepressants: selective uptake and MAO-inhibitors. Schweiz Arch Neurol Psychiatr 1986a; 137: 121-133.

DELINI-STULA A. New pharmacological findings in depression. Psychopathology 1986b; 19 (suppl 2): 94-102.

FISCHBACH R. Hyposideremie and endogenous depression. Pharmacopsychiatry 1973; 6: 252-257.

KUHN R, MÜLDNER H, AMSEL A. Methoden und Ereignisse rein klinischer Depressionsforschung. In: HAASE HJ, Hrsg. Die depressive Erkrankung. Erlangen: perimed Fachbuch 1984: 11-24.

MALDINEY H. Pulsion et Présence. In: Psychanalyse à l'université. Bd. 2. Paris 1976: 49-77.

STRAUS E. Geschehnis und Erlebnis. 2. Aufl. Berlin: Springer, 1930: 198.

STRAUS E. Vom Sinn der Sinne. 3. Aufl. Berlin: Springer, 1935.

Compliance - ein Aspekt der Therapieresistenz?

U. Meise, V. Günther, S. Gritsch, P. Schett, H. Hinterhuber

Einleitung

Übersetzt man den Begriff „Compliance" wörtlich, so muß man darunter eine durch
Willfährigkeit und Unterwürfigkeit charakterisierte Patienten-Arzt-Beziehung verstehen. Melamed und Siegel [1983] definieren Compliance vorsichtiger als „Einhaltung
von Behandlungsvorschriften". Haynes [1986a] betont ausdrücklich, daß der Begriff
keine Bewertung des Patientenverhaltens beinhalten und Noncompliance demzufolge
auch nicht als Fehlverhalten angesehen werden soll. Seiner Meinung nach kann damit nur
das Ausmaß angegeben werden, in dem ein Patient mit den ärztlichen Behandlungsan-
ordnungen und Ratschlägen übereinstimmt. Linden [1987] hält die Berücksichtigung des
Compliance-Aspektes für eine Therapieoptimierung für unerläßlich. Der Autor kritisiert
auch die Tatsache, daß dieser Themenbereich in der medizinischen Literatur immer nur
aus dem Blickwinkel des Arztes dargestellt wird. Er weist darauf hin, daß es unbedingt
notwendig sei, darauf zu achten, wie der Patient sein eigenes Compliance-Verhalten
beurteilt.

Schon Hippokrates soll seinen Schülern den Rat gegeben haben, bei allen Aussagen
ihrer Patienten, die die ihnen verordneten Maßnahmen betreffen, auf falsche Angaben
und „Lügen" zu achten. Obwohl das Problem „Compliance" also so alt wie die Medizin
selbst ist, wurden erst ab 1943 wissenschaftliche Untersuchungen zu diesem
Themenbereich durchgeführt [Koltun et al. 1986]. Die Literatur, die sich mit Compliance befaßt, ist in den letzten 15 Jahren erheblich angewachsen. Die Studien, in deren Mittelpunkt vor allem internistische und psychiatrische Patienten stehen, lassen sich
folgendermaßen einteilen:

- Deskriptive Studien erfassen die Noncompliance-Quoten von bestimmten Patien-
  tengruppen.
- Prädiktive Studien versuchen, die Wahrscheinlichkeit einer Noncompliance bei
  bestimmten Patientenkollektiven vorherzusagen.
- Interventionsstudien beschäftigen sich mit den Maßnahmen, die das Compliance-
  Verhalten von Patienten verändern könnten.

Die bisherigen Untersuchungsergebnisse zeigen, daß Noncompliance eigentlich im-
mer im Zusammenhang mit den therapeutischen Strategien zu beobachten ist, bei denen
die Mitarbeit des Patienten unbedingt erforderlich wäre. Vor allem die Medikamenten-
Noncompliance stellt in allen medizinischen Fachbereichen ein großes Problem dar. Laut
Miltner [1986] halten sich - in Abhängigkeit von der Art der Erkrankung und der
Behandlungsdauer - 4 bis 92 % aller in medizinischer Behandlung befindlichen Patien-

ten nicht genau an die Anordnungen des Arztes. LIMA et al. [1976] schätzen, daß ca. ein Drittel aller Patienten als compliant, ein weiteres Drittel als noncompliant und der Rest als teilweise compliant angesehen werden kann. SACKETT und SNOW [1986] fassen die Ergebnisse der Compliance-Untersuchungen, die im Rahmen verschiedener Langzeittherapien durchgeführt wurden, zusammen und ermitteln - unabhängig von der Art der Erkrankung - eine allgemeine Noncompliance-Quote von ca. 50 %.

Ungefähr 20 % der gesamten Literatur zum Fachgebiet Psychiatrie befaßt sich mit der Mitarbeitsbereitschaft psychiatrischer Patienten. Ihre Compliance-Quote von 40 – 50 % ist mit der von Hypertonikern - einem ebenfalls gut dokumentierten Patientenkollektiv - vergleichbar.

Abschließend sollen grundsätzliche Bemerkungen zum Thema „Compliance" festgehalten werden:

- Compliance ist kein einheitliches Phänomen. Bei allen therapeutischen Verfahren tritt Compliance bzw. Noncompliance in sehr vielfältiger Art und Weise auf.
- Compliance ist eine veränderbare Größe. Jeder Patient kann im Verlauf von Erkrankung und Therapie unter bestimmten Bedingungen zu jedem beliebigen Zeitpunkt vom Complier zum Noncomplier werden und umgekehrt.
- Es gibt verschiedenste Ursachen für Compliance bzw. Noncompliance. Die für die Therapieoptimierung sehr wichtige Compliance tritt erst dann zutage, wenn alle Faktoren, die zu Noncompliance führen, beseitigt werden.
- Die Bedeutung von Compliance bzw. Noncompliance ist im therapeutischen Denken zumeist noch ungenügend verankert. Ärzte, die ihren Stellenwert unterschätzen, führen Therapieversagen bzw. Therapieresistenz oft vorschnell auf ineffiziente Behandlungsverfahren zurück.

Methodische Ansätze zur Erfassung der Compliance

Die empirisch exakte Bestimmung von Compliance ist schwierig und erfordert die Berücksichtigung folgender Überlegungen [SLEATOR 1985]:

- Der Untersucher darf sich der Compliance seines Patienten nie zu sicher sein.
- Alle Methoden, die Compliance zu objektivieren versuchen, sind mehr oder weniger fehlerhaft.
- Aus Einzelergebnissen können, da jedes Therapieverfahren einmalig ist, keine Rückschlüsse auf die Patienten-Compliance im Rahmen anderer therapeutischer Verfahren gezogen werden.
- Die Objektivierung von Compliance ist methodisch und zeitlich mitunter sehr aufwendig.

Die wichtigsten methodischen Ansätze der Compliance-Forschung gibt Tab. 1 wieder. Man unterscheidet zwischen direkten und indirekten Meßmethoden. **Direkte Meßmethoden** sind methodisch aufwendig, für den Patienten oft belastend, kostspielig und trotzdem häufig nur bedingt aussagekräftig. Um die Fehlinterpretation von Ergebnissen zu vermeiden, muß der Untersucher u. a. über die Pharmakokinetik der

Tab. 1: Methoden der Compliance-Forschung

indirekte Verfahren	direkte Verfahren

- Einschätzung durch den Untersucher
- Einschätzung nach dem Behandlungs-
  verlauf
- Befragung der Patienten
- Befragung anderer Personen
- Tablettenzählungen
	- Plasmaspiegelbestimmung
	  (Pharmakon/Metaboliten)
	- Harnnachweis
	  (Pharmakon/Metaboliten)
	- Harnnachweis von Markern
	  (gleichzeitig mit Pharmakon
	  verabreicht)

jeweils verabreichten Substanz, ihre Bioverfügbarkeit und die mögliche inter- und intraindividuelle Variabilität von Plasmaspiegeln informiert sein.

Die Beurteilung von Compliance mit Hilfe von **indirekten Meßmethoden** ist sehr problematisch. Die tatsächliche Compliance kann weder durch die Befragung des Patienten noch durch die Beobachtung des Therapieverlaufes noch durch den behandelnden Arzt beurteilt werden. Ärzte überschätzen die Zahl kooperativer Patienten in der Regel, ihre Einschätzungen sind daher äußerst ungenau. Unter den indirekten Methoden scheint das Zählen von Tabletten noch am geeignetsten zu sein.

Heute wird ein Compliance-Monitoring bevorzugt durch eine Kombination von indirekten und direkten Meßmethoden durchgeführt. Wie bereits erwähnt, ist Compliance vor allem im Bereich der Pharmakotherapie von Bedeutung. Wird sie beispielsweise bei klinischen Untersuchungen, in denen ein neues Pharmakon mit einem Standardpräparat verglichen werden soll, nicht ausreichend berücksichtigt, so besteht die Gefahr von Fehlinterpretationen [FEINSTEIN 1986].

Faktoren, die das Compliance-Verhalten beeinflussen

Da die Mitarbeitsbereitschaft von Patienten kaum vorhersagbar ist, sich zu jedem Zeitpunkt im Behandlungsverlauf ändern kann und die Ursachen, die zu einer Noncompliance führen, vielfältig und in der Regel sehr komplex sind, erscheint es notwendig, sich mit jenen Faktoren zu beschäftigen, die das Compliance-Verhalten beeinflussen können (Abb. 1). Interventionsstrategien allein sind in der Regel nicht in der Lage, die Mitarbeitsbereitschaft von Patienten ausreichend und dauerhaft zu fördern.

1. Der Arzt

Das therapeutische Handeln sowie die Compliance des Arztes sind bedeutende Determinanten für die Patienten-Compliance.

1.1 Interaktion
Nach STOUDEMIRE und THOMPSON [1983] wird ein Patient dann eine höhere Mitarbeitsbereitschaft aufweisen, wenn:

— die Erwartungen erfüllt werden, die er an den Arzt und dessen Auseinandersetzung mit der Erkrankung hat,

— seine Beziehung zum Arzt durch Wärme und Empathie gekennzeichnet ist,

— er vom Arzt über seine Erkrankung, ihre möglichen Ursachen sowie die Therapiemodalitäten aufgeklärt wird und

— der Behandelnde sich mit den Fragen und Überlegungen des Patienten auseinandersetzt.

1.1.1 Information

LINDEN [1979] unterstreicht die Bedeutung einer ausreichenden und dem Patienten verständlichen Aufklärung hinsichtlich Erkrankung und Therapie. Sind beispielsweise weder Haupt- noch Nebenwirkungen der verschriebenen Medikamente noch deren Namen bekannt, nehmen die Fehler bei der Befolgung therapeutischer Maßnahmen zu. In einer Untersuchung von GELLER [1982] wußten lediglich 8,4 % der von ihm untersuchten Patienten eines psychiatrischen Krankenhauses genauestens über die Namen der verordneten Medikamente, den Einnahmeplan bzw. das Rationale der Therapie Bescheid. Etwa die Hälfte der Patienten - teil- bzw. mangelhaft informierte Patienten sowie Patienten mit Oligophrenie unberücksichtigt - waren bezüglich der medikamentösen Therapie völlig unwissend. LEY und SPELMAN [1965] weisen darauf hin, daß nicht nur das Ausmaß an Information, sondern auch die Art der Informationsvermittlung von Bedeutung sind. Der Großteil der von ihnen untersuchten Patienten konnte sich bereits fünf Minuten nach der Sprechstunde nur noch an die Hälfte der Informationen, die ihnen der Arzt gegeben hatte, erinnern; vor allem Aspekte der Behandlung waren vergessen worden. Nach weiteren 20 Minuten konnten 40 % der Patienten nicht einmal mehr die besprochenen Behandlungsmaßnahmen wiedergeben. BOYD et al. [1974] behaupten, daß 60 % der Patienten die durch den Arzt vermittelten Behandlungsanweisungen gar nicht verstehen. In einer Untersuchung von MacDONALD et al. [1977] konnte durch eine entsprechende Veränderung der Beratung die Compliance-Quote von 42 % auf 68 % gesteigert werden. Laut MYERS und CALVERT [1984] wirkt es sich besonders günstig auf die Mitarbeitsbereitschaft der Patienten aus, wenn sie sowohl mündlich als auch schriftlich über die verschriebene Medikation

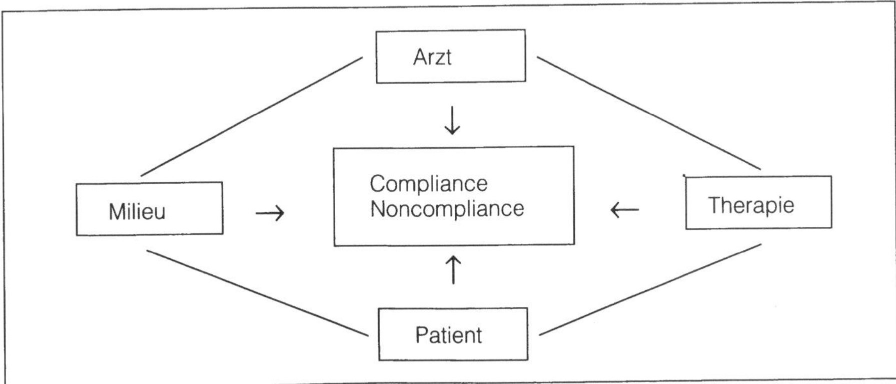

Abb. 1: Faktoren, die das Compliance-Verhalten beeinflussen können

informiert werden. Darüber hinaus werden Informationen um so besser aufgenommen, je entspannter der Patient die Behandlungssituation erlebt. Versuche, mit den möglichen negativen Folgen einer Noncompliance zu drohen, sollten daher möglichst unterlassen werden.

Die bisherigen Ausführungen zeigen, daß eine sorgfältige und verständliche Aufklärung der Patienten hinsichtlich Erkrankung und Therapie absolut notwendig und zielführend ist.

1.1.2 Weitere Aspekte der Arzt-Patienten-Beziehung

In die Wechselbeziehung zwischen Arzt und Patient fließen eine Reihe von affektiven und kognitiven Komponenten ein, die die Mitarbeitsbereitschaft des Patienten beeinflussen können. DiMatteo und DiNicola [1982] betonen die Notwendigkeit einer positiven, von Empathie gekennzeichneten emotionalen Beziehung zwischen Patient und Arzt. Laut Davis [1968] genügt es jedoch nicht, wenn der Arzt eine allgemeine „Freundlichkeit" zeigt. Damit ärztliche Ratschläge ernst genommen und befolgt werden, ist ein ausgewogenes Verhältnis zwischen Distanz und direktivem Verhalten wichtig. Passives, permissives und direktives Verhalten untergräbt jegliche Compliance. Der Behandler muß außerdem aktiv sein, eine positive und optimistische Einstellung vermitteln und eine persönliche Beziehung zum Patienten herstellen. Ist ein Arzt von der eigenen Behandlungsmethode selbst nicht überzeugt, wird es ihm auch nicht gelingen, den Patienten für die Therapie zu gewinnen.

1.2 Information von Bezugspersonen

Die Einstellung des Partners, der Familie oder anderer Bezugspersonen zur Erkrankung an sich sowie zur medikamentösen Therapie beeinflussen das Compliance-Verhalten des Patienten wesentlich. Bei bestimmten Patientengruppen, beispielsweise bei Schizophrenen, ist es besonders wichtig, die Angehörigen über die Therapie genauestens aufzuklären: Sie sind dann besser in der Lage, Einfluß auf die Compliance des Patienten zu nehmen und Kontrolle auszuüben.

1.3 Compliance des Behandlers

Zu den Aufgaben des Arztes gehören im Zusammenhang mit einer Verbesserung der Patienten-Compliance nicht nur die patientengerechte Vermittlung von therapiebezogenen Informationen und ein empathisches therapeutisches Verhalten, wichtig ist auch die Bereitschaft, sich mit dem neuesten Behandlungsstandard auseinanderzusetzen. Damit werden beispielsweise die Verschreibung von Präparaten mit nicht nachgewiesener Wirksamkeit sowie Über- und Unterdosierungen vermieden, und der Einsatz bestimmter Arzneimittelkombinationen nur bei gezielter Indikation wird gesichert. Laut Tegeler [1985] sind Kombinationsbehandlungen mit mehreren Psychopharmaka sowohl in psychiatrischen Kliniken als auch in nervenärztlichen Praxen sehr häufig anzutreffen. Ob dafür tatsächlich eine indikationsgeleitete Notwendigkeit besteht, ist noch zu wenig abgeklärt. Sicher ist, daß die Mitarbeitsbereitschaft des Patienten mit zunehmender Komplexität der Behandlung sinkt.

2. Therapie

Bei jedem therapeutischen Verfahren, sei es pharmako-, psycho- oder physiotherapeutisch, müssen, um eine Noncompliance zu vermeiden, die folgenden Bereiche ausreichend berücksichtigt werden.

2.1 Komplexität der Behandlung

Je größer die Zahl der Behandlungsmaßnahmen, desto geringer ist die Compliance des Patienten [MILTNER 1986]. Auch Irrtümer treten mit steigender Anzahl von Einzeldosen und zunehmender Komplexität der Behandlung häufiger auf. Laut GATLEY [1968] verdoppelt sich die Anzahl von Noncompliern, wenn die Zahl der pro Tag verabreichten Tabletten von einer auf vier gesteigert wird. Patienten, die drei oder mehr Medikamente zum selben Zeitpunkt einnehmen sollten, hielten sich seltener an die Behandlungsvorschriften als Patienten, die weniger als drei Medikamente bekamen. Der gleiche Effekt ist zu beobachten, wenn von einem Medikament mehrere Einzeldosen verschrieben werden [BLACKWELL 1973].

2.2 Zeitpunkt von Behandlungsmaßnahmen

Die Ausführung einer ärztlichen Anordnung sollte den Patienten in seinem Lebensrhythmus und individuellen Tagesablauf wenn möglich nicht behindern. Compliance kann also dadurch gefördert werden, daß Aspekte der Behandlung, wie zum Beispiel der Zeitpunkt der Medikamenteneinnahme, gemeinsam mit dem Patienten festgelegt werden.

2.3 Verabreichungsmodus

Der Zusammenhang zwischen Patienten-Compliance und Verabreichungsmodus ist vor allem bei der medikamentösen Langzeittherapie von Erkrankungen aus dem schizophrenen Formenkreis recht gut dokumentiert. Tab. 2 zeigt eine Reihe von Studien, in denen eine parenterale neuroleptische Depotmedikation und eine orale neuroleptische Behandlung im Rahmen der Langzeittherapie schizophrener Patienten miteinander

Tab. 2: Rezidivquoten bei ambulanten schizophrenen Patienten
(NL = Neuroleptika)

Studie	Zahl der Patienten	Studiendauer	Rezidive bei	
			oralen NL	Depot-NL
Del Giudice et al. [1975]	88	16 Mon.	85 %	45 %
Quitkin et al. [1978]	56	12 Mon.	7 %	10 %
Hogarty et al. [1979]	105	12 Mon.	40 %	35 %
		24 Mon.	42 %	8 %
Schooler et al. [1980]	214	12 Mon.	33 %	24 %
Hinterhuber et al. [1982]	90	8 Mon.	43 %	0 %

verglichen wurden. Mit Ausnahme von QUITKIN et al. [1978] stellen die Autoren fest, daß sich die beiden Behandlungsgruppen im Hinblick auf das Auftreten von Erkrankungsrezidiven innerhalb des ersten Behandlungsjahres nicht wesentlich voneinander unterscheiden. Erst im zweiten Behandlungsjahr treten erhebliche Unterschiede auf. Zu diesem Zeitpunkt sind beispielsweise in der Untersuchung von HOGARTY et al. [1979] bei 42 % der Patienten aus der oral behandelten Gruppe Erkrankungsrezidive beobachtbar, während in der depotneuroleptisch behandelten Gruppe nur 8 % der Patienten wieder erkrankten. Dieses Phänomen läßt sich folgendermaßen erklären: Erstens entsteht Noncompliance im Rahmen von Langzeitbehandlungen erst im Laufe der Zeit, und zweitens kann ein Erkrankungsrezidiv nach dem Absetzen der neuroleptischen Therapie unter Umständen erst nach Monaten auftreten.

Ob der extrem hohe Gruppenunterschied in der Studie von HINTERHUBER und SCHUBERT [1982] - sie beobachteten eine Rezidivquote von 43 % in der oral behandelten Patientengruppe, jedoch keinen einzigen Rückfall in der Depotneuroleptikagruppe - ausschließlich auf eine Abnahme der Compliance zurückgeführt werden kann, ist fraglich; die depotneuroleptisch behandelten Patienten wurden im Gegensatz zu den oral behandelten Patienten nämlich zusätzlich soziotherapeutisch betreut.

Insgesamt lassen die vorliegenden Untersuchungsergebnisse jedoch erkennen, daß parenterale Depotneuroleptika unter der Voraussetzung, daß die individuell niedrigste wirksame Dosis angestrebt wird, die Inzidenz der Noncompliance von schizophrenen Patienten senken können.

2.4 Nebenwirkungen der Behandlung

In der Literatur wird der Einfluß unerwünschter, subjektiv und/oder objektiv faßbarer Medikamentenwirkungen auf die Compliance unterschiedlich beurteilt. KELLY et al. [1987] und LINDEN [1987] untersuchten diesen Einflußfaktor vor dem Hintergrund des Health-Belief-Modells der Patienten und stellten fest, daß die Einstellung zur persönlichen Erkrankungsanfälligkeit, die Erwartung einer positiven Arzneimittelwirkung sowie die allgemeinen Therapieerwartungen das Compliance-Verhalten weitaus mehr zu beeinflussen scheinen als die negativen Begleiteffekte einer medikamentösen Therapie. Laut APSLER und ROTHMAN [1984] leiden gerade mitarbeitsbereite Patienten häufiger unter Medikamentennebenwirkungen. Im Widerspruch dazu sehen KESSLER und WALETZKY [1981] vor allem unbehandelte extrapyramidalmotorische Nebenwirkungen der neuroleptischen Therapie als Ursache für Noncompliance und nachfolgende Erkrankungsrezidive bei ambulanten schizophrenen Patienten an. Ähnliche Ergebnisse berichten BARKIN und STEIN [1988], für die jedoch gerade auch die notwendige medikamentöse Therapie der neuroleptikainduzierten Nebenwirkungen einen zusätzlichen Störfaktor für das Compliance-Verhalten der Patienten darstellt. VAN PUTTEN [1974] beobachtete, daß 46 % seiner Patienten die antipsychotisch wirksame Medikation aufgrund von Nebenwirkungen - vor allem beim Auftreten einer Akathisie - zumindest reduzierten. Dieses Begleitsymptom tritt im Rahmen der neuroleptischen Therapie bei sehr vielen Patienten auf (FLEISCHHACKER et al., S. 38), wird in der klinischen Praxis jedoch meistens zu wenig beachtet. LADER [1983] findet bei 15 - 30 % der mit trizyklischen Antidepressiva behandelten Patienten negative Begleiteffekte. Seiner Meinung nach sind diese Effekte, in Verbindung mit Störungen der Arzt-Patienten-Kommunikation, der Hauptgrund für eine Patienten-Noncompliance. Auch in der Untersuchung von BLACK-

WELL [1982] setzen etwa 20 % der depressiven Patienten infolge spezifischer Nebenwirkungen und/oder ihrer negativen Einstellung zur Pharmakotherapie die antidepressiv wirksame Medikation ab. Die Liste der Untersuchungen, die einen Einfluß der Medikamentennebenwirkungen auf die Mitarbeitsbereitschaft von Patienten nachweisen, ließe sich noch beliebig fortsetzen. Den Ergebnissen zufolge hat der Zusammenhang zwischen Nebenwirkungen und Patienten-Compliance - trotz gegenteiliger Berichte - tatsächlich eine große Bedeutung.

Zu den subjektiv als beeinträchtigend oder beängstigend erlebten Begleiterscheinungen einer psychopharmakologischen Therapie gehören u. a. Sedierung, akute Dystonien und Akathisie; des weiteren anticholinerge Nebenwirkungen und Symptome, die die soziale Rolle des Patienten stören, wie z. B. Akinese, Amenorrhoe und Sexualstörungen. Auch Veränderungen des Ernährungsverhaltens - beispielsweise ein pathologischer Appetenzwandel mit oft ausgeprägter Gewichtszunahme - lassen sich beobachten [HINTERHUBER et al. 1986].

2.5 Therapiedauer

In sehr vielen Studien wird darauf hingewiesen, daß sich ca. 10 Tage nach Beginn konkreter therapeutischer Maßnahmen ein sogenannter „Sättigungseffekt" beobachten läßt; die Patienten halten sich also 10 Tage lang relativ genau an die therapeutischen Anordnungen, danach sinkt ihre Compliance jedoch langsam ab. KANE und BORENSTEIN [1985], die in ihrer Übersichtsarbeit die Ergebnisse von fünf Langzeituntersuchungen schizophrener Patienten zusammenfassen (Tab. 3), ermittelten nach etwa einem Jahr eine durchschnittliche Medikamenten-Noncompliance von 33 %. Wenn man bedenkt, daß in diese Studien nur solche Patienten aufgenommen worden waren, bei denen aufgrund bestimmter Kriterien von vornherein eine hohe Compliance zu erwarten war, so ist die Noncompliance-Quote von 33 % außerordentlich hoch.

In der Berliner Schizophreniekatamneseuntersuchung [GONCALVES 1978] wird ein jährlicher „Patientenschwund" von ca. 10 % angegeben. Die Ursache dafür wird allerdings weniger in der Therapiedauer als vielmehr in Faktoren wie Arztwechsel, zu große Entfernung zwischen Wohn- und Behandlungsort sowie Krankheitsrezidiven gesehen. Laut MÜLLER-OERLINGHAUSEN [1982] wird die Compliance von Patienten, die sich zum Zweck der Phasenprophylaxe einer Langzeittherapie mit Lithium unterziehen müssen, dadurch beeinträchtigt, daß man sie ständig an ihre Krankheit und ihre

Tab. 3: Anteil von Noncompliance bei Langzeituntersuchungen schizophrener Patienten (KANE und BORENSTEIN 1985)

Studie	Dauer Monate	% Noncompliance
Chien (1975)	12	31
Leff et al. (1971)	12	11
Falloon et al. (1978)	12	50
McGreadie et al. (1980)	9	31
Crawford et al. (1974)	10	41
		Durchschnitt = 33 %

Patientenrolle erinnert. Mit entsprechenden Stigmatisierungstendenzen verschlechtert die jeweilige soziale Umgebung die Situation des Patienten oft noch zusätzlich.

Bemühungen, die Compliance von psychiatrischen Patienten zu erhalten bzw. zu erhöhen und Abbrüche medikamentöser Langzeittherapien zu verhindern, scheitern häufig auch an einem lerntheoretischen Problem: Da der Abbruch einer phasenprophylaktischen Behandlung bzw. neuroleptischen Dauertherapie und das daraus resultierende Krankheitsrezidiv nicht zeitkontingent auftreten, kann der Patient Neuerkrankung und Absetzen der Therapie auch nicht in einen ursächlichen Zusammenhang bringen.

Die Gründe für eine Noncompliance bei Langzeittherapien sind insgesamt sehr komplex und von Patient zu Patient verschieden. Nur durch deren sorgfältige individuelle Abklärung kann einer mangelnden Mitarbeitsbereitschaft erfolgreich begegnet werden [FALLOON 1984].

3. Milieu

Unter „Milieu" versteht man alle Faktoren des sozialen und therapeutischen Umfeldes, die in der Lage sind, die Compliance des Patienten zu beeinflussen. Eine Untersuchung in einem psychiatrischen Krankenhaus ergab, daß die Noncompliance-Quote bei stationären Patienten 19 %, bei Patienten einer Tagesklinik 37 % und bei ambulanten Patienten 48 % betrug. Je weiter sich der Patient also von einer behandelnden Institution und damit von deren Kontrolle entfernt, desto geringer wird seine Compliance. Darüber hinaus zeigte sich, daß die Noncompliance-Quote bei stationären Patienten nach vier Wochen Weihnachtsurlaub von 4 % auf 63 % anstieg [BLACKWELL 1973]. Diese Ergebnisse kommen dadurch zustande, daß sich die meisten Patienten für die ihnen verordnete Medikation nicht verantwortlich fühlen. Diese Eigenverantwortung sollte im Interesse des Patienten rechtzeitig gefördert werden: einerseits durch den Einsatz gezielter edukativer Maßnahmen, andererseits dadurch, daß man dem Patienten im Rahmen seiner medikamentösen Behandlung ein gewisses Mitspracherecht einräumt. Man kann ihn, wenn es beispielsweise um die negativen Begleiteffekte eines Medikamentes geht, ohne weiteres als Experten auf dem Gebiet der eigenen Befindlichkeit akzeptieren. Trotz dieser ohne Zweifel notwendigen Miteinbeziehung des Patienten ist es aber auch äußerst wichtig, daß die Kontrollfunktion der behandelnden Institution nach der Entlassung des Patienten vom sozialen Umfeld übernommen wird. Schizophrene Patienten, die mit ihren Angehörigen leben, zeigen signifikant mehr Compliance als alleinstehende Patienten. Das soziale Umfeld kann sich allerdings auch ungünstig auf das Compliance-Verhalten des Patienten auswirken. Dies ist vor allem dann der Fall, wenn Bezugspersonen des Patienten Medikamenten im allgemeinen und Psychopharmaka im besonderen negativ gegenüberstehen.

4. Patient

In der frühen Compliance-Literatur wurde vor allem der Einfluß demographischer Variablen auf die Patienten-Compliance ausführlich untersucht. Es stellte sich heraus, daß Faktoren wie Geschlecht, Zivilstand, Einkommen, Grad der Ausbildung usw. nur eine geringe prädiktive Bedeutung haben. Ein Zusammenhang besteht lediglich zwischen dem Alter der Patienten und dem Compliance-Verhalten: Sowohl sehr junge als auch sehr alte Patienten neigen häufiger zu Noncompliance - letztere vor allem aufgrund von Gedächtnisstörungen.

4.1 Persönlichkeit

Ärzte, die nach Gründen für die Noncompliance ihrer Patienten gefragt werden, weisen immer wieder auf bestimmte Persönlichkeitsmerkmale hin. Die Psychologie definiert Persönlichkeit als die Summe zeitstabiler Eigenschaften.

DiMatteo und DiNicola [1982] liefern einen guten Überblick über sämtliche Untersuchungen, die sich mit dem Zusammenhang zwischen Persönlichkeit und Compliance befassen. Compliance ist den Untersuchungsergebnissen zufolge vor allem von Personen mit ausgeprägter Selbstverantwortung, Zukunftsorientierung und internaler Attributierungstendenz zu erwarten. Patienten, die als impulsiv, fordernd, autoritär, neurotisch, unreif und wenig frustrationstolerant charakterisiert werden, neigen dagegen zu einer geringeren Compliance. Laut Book [1987] sind vor allem Patienten mit paranoiden und hypochondrischen Störungen schwer zur Mitarbeit zu motivieren; so nehmen sie beispielsweise beim Lesen eines Beipackszettels selektiv nur etwaige Warnungen und Aufzählungen negativer Begleiterscheinungen bzw. möglicher Risiken wahr. Auch sogenannte „Risk-Taking-Persons"-Patienten, die ihre Gesundheit nicht ständig ängstlich bewachen, sondern eher bereit sind, Risiken einzugehen - zeigen eine geringe Mitarbeitsbereitschaft.

4.2 Krankheit

Krankheitscharakteristika stellen im allgemeinen keine wichtigen Determinanten für die Patienten-Compliance dar. Anders verhält es sich bei psychiatrischen Erkrankungen, insbesondere Erkrankungen aus dem schizophrenen Formenkreis, Wahnerkrankungen, Persönlichkeitsstörungen und Demenzen [Stoudemire und Thompson 1983, Haynes 1986b]. Psychiatrische Patienten scheinen deshalb für eine höhere Noncompliance prädisponiert zu sein, weil bei ihnen verschiedene Kriterien, die Noncompliance erwarten lassen, zusammentreffen, z. B. entsprechende psychopathologische Charakteristika [Marder et al. 1983, Bartko et al. 1988], die Notwendigkeit einer Langzeittherapie, negative Begleiteffekte der Medikamente usw. Darüber hinaus spielen psychodynamische Streßfaktoren eine Rolle, die ihre Wurzeln in der Abwehr von Erkrankungs- und Abhängigkeitsängsten haben [Book 1987].

4.3 Krankheitskonzept

Das Krankheitskonzept des Patienten, das sich vom wissenschaftlich begründeten Krankheitskonzept des Therapeuten häufig unterscheidet, hat großen Einfluß auf sein Compliance-Verhalten. Nicht selten wird vom Patienten verlangt, umzudenken bzw. umzulernen und sich an die wissenschaftliche Sichtweise der Spezialisten zu gewöhnen, was im übrigen dadurch erschwert wird, daß es meist verschiedene wissenschaftliche Krankheitskonzepte für ein und dieselbe Erkrankung gibt. Viele Patienten sind durch ein solches Ansinnen einfach überfordert und reagieren mit Noncompliance; um dies zu verhindern, sollte der Therapeut versuchen, auf das Krankheitskonzept des Patienten einzugehen und es mit zu berücksichtigen [Linden 1979].

BECKER et al. [1986] zeigten, daß sich das Health-Belief-Modell von Diätpatienten erst durch die Erfahrungen, die sie während der Therapie machten, langsam änderte und sich gleichzeitig mit diesen Veränderungen auch ihr Compliance-Verhalten entwickelte. Laut KELLY et al. [1987] können 20 % der Compliance-Varianz durch Aspekte des jeweiligen Health-Belief-Modells erklärt werden: beispielsweise durch das Ausmaß, in dem ein Patient an die eigene Rehospitalisierung glaubt, oder durch seine Einstellung zu Behandlung und Therapeuten. LINDEN et al. [1988], die sich ebenfalls mit den Auswirkungen des Health-Belief-Modells auf die Patienten-Compliance befaßten, stellten in ihrer Untersuchung fest: Je mehr Vertrauen der Patient zum behandelnden Arzt hat, je mehr Besserung er von der pharmakologischen Therapie erwartet und je weniger er sich selbst als krankheitsanfällig beschreibt, desto höher ist seine Compliance. Der Einfluß konkreter Therapieerfahrungen sowie momentaner Therapiezufriedenheit auf die Patienten-Compliance wurde bisher noch zu wenig untersucht. Ein sehr wichtiger Faktor im Krankheitskonzept des Patienten ist seine Kontrollüberzeugung. SCHMITT und seine Mitarbeiter [1989] fanden in ihrer Arbeit allerdings keine bzw. sogar negative Korrelationen zwischen Internalität und Patienten-Compliance bei Jugendlichen mit Diabetes mellitus und Asthma bronchiale. Die Autoren schließen daraus, daß internal orientierte Patienten sehr eigenständig sind und nur dann Compliance zeigen, wenn sie vom Nutzen einer bestimmten Behandlungsstrategie überzeugt sind.

Compliance und Therapieresistenz

Die Beziehung zwischen Compliance und Therapieresistenz wurde bislang kaum berücksichtigt und im Bereich der Psychiatrie nie systematisch untersucht. Besonders wichtig wäre es, folgende Fragen zu klären:

- Kann Therapieresistenz die Folge einer mangelnden oder fehlenden Compliance sein?
- Kann sich die Compliance des Patienten ändern, wenn er auf eine Therapie nicht anspricht?

Zeigt eine Therapie nicht die gewünschte Wirkung, so wird dies vom Behandelnden meist ausschließlich auf ihre Ineffizienz zurückgeführt. Möglicherweise ist aber auch eine mangelnde bzw. fehlende Compliance des Patienten für die Unwirksamkeit einer Behandlung verantwortlich. In einer Studie von MCKENNEY et al. [1973] wurde der Erfolg einer medikamentösen Therapie - unter besonderer Berücksichtigung der Patienten-Compliance - bei Hypertonikern untersucht. Die Patienten der Versuchsgruppe befanden sich im Gegensatz zu den Patienten der Kontrollgruppe unter dem beratenden und kontrollierenden Einfluß eines Apothekers. Es zeigte sich, daß in der Versuchsgruppe während des Interventionszeitraumes signifikant mehr Patienten mit normotonen Blutdruckwerten zu finden waren als in der Kontrollgruppe. Um endgültige Aussagen über den Zusammenhang zwischen Compliance und Therapieresistenz machen zu können, bedarf es natürlich noch weiterer ausführlicher Untersuchungen. Trotzdem soll an dieser Stelle davor gewarnt werden, eine Therapie vorschnell als unwirksam zu bezeichnen, da dies unter Umständen zu einem für den betreffenden Patienten verhängnisvollen Kreislauf führen kann: Eine bestimmte Behandlung wird verschrieben, als unwirksam eingestuft, vorzeitig abgesetzt und durch eine neue Therapiemaßnahme ersetzt. Wiederholt sich dieser Vorgang häufig, so kann aus einem grundsätzlich therapierbaren Patienten ein chronisch Kranker werden.

Zur Therapie der Compliance

Tab. 4 zeigt den stark vereinfachten Entwurf eines Fragenkatalogs, der dem Behandelnden dazu dienen könnte, das Compliance- bzw. Noncompliance-Verhalten seiner Patienten einzuschätzen. Als gezielte Compliance-Therapie werden all jene Maßnahmen bezeichnet, die darauf ausgerichtet sind, die Compliance eines Patienten herzustellen, zu verbessern und zu stützen. Dabei wird vor allem versucht, Einstellungen und Verhaltensweisen des Patienten zu verändern. Eine genaue Beschreibung entsprechender verhaltenstherapeutischer Methoden findet sich in der Arbeit von GÜNTHER und MEISE [1990].

Tab. 4:   Fragenkatalog zur Förderung der Compliance

> 1) Wurden dem Patienten die Erkrankung, das Rationale der Therapie, der Nutzen der Compliance und die möglichen Folgen der Noncompliance erklärt? Hat er dies verstanden? Konnte er dies akzeptieren?
> 2) Ist der Patient bezüglich seiner Krankheit besorgt, ist er behandlungsmotiviert? Besteht ein Krankheitsgewinn?
> 3) Kann der Patient den/die Namen der Medikamente sowie den Zeitpunkt und die Art der Einnahme wiedergeben?
> 4) Ist die Medikation so einfach wie möglich in bezug auf die Zahl der Einzeldosen sowie die Zahl der Einnahmezeitpunkte?
> 5) Wurde die Medikamenteneinnahme den individuellen Lebensgewohnheiten des Patienten angepaßt?
> 6) Wurden die wichtigsten Medikamentennebenwirkungen besprochen und dem Patienten, ohne ihn zu ängstigen, erklärt?
> 7) Sind der Ehepartner oder andere Bezugspersonen bezüglich der Art der Erkrankung und deren therapeutischen Erfordernissen informiert? Unterstützen sie die Compliance?
> 8) Wurde die Kontinuität der Behandlung besprochen und festgelegt?
> 9) Wurde eine gute Beziehung zum Patienten hergestellt?
> 10) Habe ich nichts übersehen?

Literatur

APSLER R, ROTHMAN E. Correlates of compliance with psychoactive prescriptions. J Psychoactive Drugs 1984; 16: 193-199.
BARKIN RL, STEIN ZLG. „Noncomplainers" or „Noncompliers". J Clin Psychiatry 1988; 49: 38-42.
Bartko G, HERCZEG I, ZADOR G. Clinical symptomatology and drug compliance in schizophrenic patients. Acta Psychiatr Scand 1988; 77: 74-76.
BECKER MH, MAIMAN LA, KIRSCHT JP, HAEFNER DP, DRACHMANN RH, et al. Wahrnehmungen des Patienten und Compliance: Neuere Untersuchungen zum „Health Belief Model". In: HAYNES RB, TAYLOR DW, SACKETT DL, Hrsg. Compliance Handbuch. München: Verlag für Angewandte Wissenschaften, 1986: 94-133.

BLACKWELL B. Drug therapy. N Engl J Med 1973; 2: 249-252.

BLACKWELL B. Antidepressant drug: side effects and compliance. J Clin Psychiatry 1982; 43: 14-21.

BOOK HE. Some psychodynamics of non-compliance. Can J Psychiatry 1987; 32: 115-117.

BOYD J, COVINGTON T, STANASZEK W, COUSSONS R. Drug defaulting. Part II: Analysis of non-compliance patterns. Am J Hosp Pharm 1974; 31: 485-494.

CHIEN CP. Drugs and rehabilitation in schizophrenia. In: GREENBLATT M, ed. Drugs in Combination Therapies. New York: Grune & Stratton, 1975.

CRAWFORD R, FORREST A. Controlled trial of depot fluphenazine in outpatient schizophrenics. Br J Psychiatry 1974; 124: 385-391.

DAVIS MS. Variations in patients' compliance with doctors' advice. An empirical analysis of patterns of communication. Am J Public Health 1968; 58: 274-288.

DEL GIUDICE J, CLARK WG, GOCKA EF. Prevention of recidivism of schizophrenics treated with fluphenazine enanthate. Psychosomatics 1975; 16: 32-36.

DIMATTEO MR, DINICOLA DD. Achieving patient compliance. New York: Pergamon Press, 1982.

FALLOON IRH. Developing and maintaining adherence to long-term drug-taking regimens. Schizophr Bull 1984; 10: 412-417.

FALLOON I, WATT DC, SHEPHERD M. A comparative control trial of pimozide vs. fluphenazine decanoate as a maintenance therapy in chronic schizophrenia. Psychol Med 1978; 8: 59-70.

FEINSTEIN AR. Von der Compliance ausgehende Bias, die die Interpretation therapeutischer Studien stören. In: HAYNES RB, TAYLOR DW, SACKETT DL, Hrsg. Compliance Handbuch. München: Verlag für Angewandte Wissenschaften, 1986: 360-378.

GATLEY MS. To be taken as directed. J R Coll Gen Pract 1968; 16: 39-44.

GELLER JL. State hospital patients and their medication - do they know what they take? Am J Psychiatry 1982; 139: 611-615.

GONCALVES N. „Schwund" bei ambulant behandelten Schizophrenen. Nervenarzt 1978; 49: 58-64.

GÜNTHER V, MEISE U. Compliance - ein komplexes Problem. Wien Med Wochenschr 1990; 140: 365-369.

HAYNES RB. Einleitung. In: HAYNES RB, TAYLOR DW, SACKETT DL, Hrsg. Compliance Handbuch. München: Verlag für Angewandte Wissenschaften, 1986a.

HAYNES RB. Determinanten der Compliance. Die Krankheit und die Mechanismen der Behandlung. In: HAYNES RB, TAYLOR DW, SACKETT DL, Hrsg. Compliance Handbuch. München: Verlag für Angewandte Wissenschaften, 1986b: 61-77.

HINTERHUBER H, KRYSPIN-EXNER K, MEISE U, SCHWITZER J. Beeinflussung des Eßverhaltens durch psychiatrische Erkrankungen und deren Therapien. Neuropsychiatrie 1986; 1: 8-12.

HINTERHUBER H, SCHUBERT H. Ziele und Grenzen der langzeitneuroleptischen Therapie schizophrener Psychosen. Öst Ärztez 1982; 37: 839-842.

HOGARTY GE, SCHOOLER NR, ULRICH R, MUSSARE F, FERRO P, et al. Fluphenazine and social therapy in the aftercare of schizophrenic patients. Arch Gen Psychiatry 1979; 36: 1283-1294.

KANE JM, BORENSTEIN M. Compliance in the long-term treatment of schizophrenia. Psychopharmacol Bull 1985; 21: 23-27.

KELLY GR, MAMON JA, SCOTT JE. Utility of the health belief model in examining medication compliance among psychiatric outpatients. Soc Sci Med 1987; 25: 1205-1211.

KESSLER KA, WALETZKY JP. Clinical use of the antipsychotics. Am J Psychiatry 1981; 138: 202-209.

KOLTUN A, STONE GC. Past and current trends in patient non-compliance research: focus on diseases, regimens-programs, and provider-disciplines. J Compliance Health Care 1986; 1: 21-32.

LADER M. The problems of safety and compliance with conventional antidepressant drugs. Acta Psychiatr Scand 1983; 68 (suppl 308): 91-95.

LEFF JP, WING JK. Trial of maintenance therapy in schizophrenia. BMJ 1971; 3: 599-604.

LEY P, SPELMAN MS. Communication in an outpatient setting. Br J Soc Clin Psychol 1965; 4: 114-116.

LIMA J, NAZARIAN L, CHARNEY E, LAHTI C. Compliance with short term antimicrobial therapy. Some techniques that help. Pediatrics 1976; 57: 383-386.

LINDEN M. Therapeutische Ansätze zur Verbesserung von „Compliance". Nervenarzt 1979; 50: 109-114.

LINDEN M. Negative vs. positive Therapieerwartungen und Compliance vs. Non-Compliance. Psychiatr Prax 1987; 14: 132-136.

LINDEN M, NATHER J, WILMS HU. Zur Definition, Bedeutung und Messung der Krankheitskonzepte von Patienten. Die Krankheitskonzeptskala (KK-Skala) für schizophrene Patienten. Fortschr Neurol Psychiatr 1988; 56: 35-43.

MACDONALD ET, MACDONALD JB, PHOENIX M. Improving drug compliance after hospital discharge. BMJ 1977; 2: 618-621.

MARDER SR, MEBANE A, CHIEN CP, WINSLADE WJ, SWANN E, et al. A comparison of patients who refuse and consent to neuroleptic treatment. Am J Psychiatry 1983; 140: 470-472.

McGREADIE RG, DINGWALL JM, WILES DH, HEYKANTS JJB. Intermittent pimozide vs. fluphenazine decanoate as a maintenance therapy in chronic schizophrenia. Br J Psychiatry 1980; 137: 510-517.

McKENNEY JM, SLINING JM, HENDERSON HR, DEVINS D, BARR M. The effect of clinical pharmacy services on patients with essential hypertension. Circulation 1973; 48: 1104-1111.

MELAMED BG, SIEGEL LJ. Lehrbuch der Verhaltensmedizin. Stuttgart: Kohlhammer, 1983.

MILTNER W. Befolgung therapeutischer Maßnahmen (Compliance). In: MILTNER W, BIRNBAUMER N, GERBER W-D, Hrsg. Verhaltensmedizin. Berlin: Springer, 1986: 477-494.

MÜLLER-OERLINGHAUSEN B. Psychological effects, compliance, and response to long-term lithium. Br J Psychiatry 1982; 141: 411-419.

MYERS ED, CALVERT EJ. Information, compliance and side-effects: a study of patients on antidepressant medication. Br J Clin Pharmacol 1984; 17: 21-25.

QUITKIN F, RIFKIN A, KANE J, RAMOS-LORENZI JR, KLEIN DF. Long-acting oral vs injectable antipsychotic drugs in schizophrenics. A one-year double-blind comparison in multiple episode schizophrenics. Arch Gen Psychiatry 1978; 35: 889-892.

SACKETT DL, SNOW JC. Ausmaß von Compliance und Non-Compliance. In: HAYNES RB, TAYLOR DW, SACKETT DL, Hrsg. Compliance Handbuch. München: Verlag für Angewandte Wissenschaften, 1986: 19-35.

SCHMITT GM, LOHAUS A, SALEWSKI C. Kontrollüberzeugungen und Patienten-Compliance: eine empirische Untersuchung am Beispiel von Jugendlichen mit Diabetes mellitus, Asthma bronchiale und Alopecia areata. Psychother Psychosom Med Psychol 1989; 39: 33-40.

SCHOOLER NR, LEVINE J, SEVERE JB. Prevention of relapse in schizophrenia. An evaluation of fluphenazine enanthate. Psychosomatics 1980; 16: 32-36.

SLEATOR E. Measurement of compliance. Psychopharmacol Bull 1985; 21: 1089-1093.

STOUDEMIRE A, THOMPSON T. Medication noncompliance: systematic approaches to evaluation and intervention. Gen Hosp Psychiatry 1983; 5: 233-239.

TEGELER J. Psychopharmaka-Kombinationen. Münch Med Wochenschr 1985; 127: 539-541.

VAN PUTTEN T. Why do schizophrenic patients refuse to take their drugs? Arch Gen Psychiatry 1974; 31: 67-72.

Die medikamenteninduzierte Akathisie

W.W. Fleischhacker , K.J. Bergmann, C.H. Miller

Geschichtliches

Der Terminus Akathisie wurde erstmals im Zusammenhang mit Hysterie und Neurasthenie von Haskovec [1904] um die Jahrhundertwende beschrieben. Akathisie bedeutet wörtlich übersetzt „die Unfähigkeit zu sitzen".

In weiterer Folge findet sich dieser Begriff in der Literatur Ende der fünfziger Jahre nach Einführung der Neuroleptika in die Psychiatrie wieder. Kalinowsky [1958] zeigte schon damals, daß „die Symptome der Akathisie für den Patienten oft schwerer zu ertragen seien als jene Symptome, gegen die er ursprünglich behandelt wurde". Erst ca. 20 Jahre später weist die Arbeitsgruppe um van Putten [1975] dieser Neuroleptikanebenwirkung einen hohen Stellenwert in der Behandlung psychisch Kranker zu. Diese Autoren betonten vor allem das Problem der Compliance bei unter Akathisie leidenden Patienten [van Putten 1974, van Putten et al. 1984a und b]. Die ersten systematischen klinisch-phänomenologischen Untersuchungen führten Braude et al. [1983], Barnes et al. [1985] und Gibb et al. [1986] durch. Diese Studien ermöglichten es, die Akathisie genau zu definieren und von ähnlichen anderen neurologischen Syndromen abzugrenzen.

Definition und Differentialdiagnose

Bei der medikamenteninduzierten Akathisie handelt es sich um typische subjektive und/oder objektive Symptome, die in einem direkten Zusammenhang mit einer psychotropen Medikation auftreten.

Subjektive Symptome sind:
ein Gefühl der inneren Unruhe - dies wird häufig in bestimmte Körperbereiche projiziert (vorwiegend in die untere Extremität) - und/oder ein Bewegungsdrang.

Objektive Symptome sind:
ungerichtete Bewegungen verschiedener Körperteile, die nicht auf andere neuropsychiatrische Phänomene, wie Tremor, Dystonie, Choreoathetosen, Stereotypien, Tics oder Agitation, zurückzuführen sind. Die am häufigsten beschriebenen Bewegungen sind Gewichtsverlagerungen; im Stehen zeigt sich dies besonders in umsteigenden Bewegungen von einem Fuß auf den anderen; im Sitzen im Wechsel von einer Gesäßhälfte auf die andere. Desweiteren sind auch klopfende und scharrende Bewegungsmuster der Füße,

trippelnde Bewegungen, ruheloses Hin- und Herwandern, rhythmisches Vor- und Rückwärtsbewegen des Rumpfes im Sitzen und nestelnde Handbewegungen zu beobachten [BRAUDE et al. 1983, GIBB et al. 1986]. Am häufigsten scheinen die unteren Extremitäten von diesen Bewegungsstörungen betroffen zu sein [GIB et al. 1986]. Manchmal kann die Akathisie nur sehr schwach ausgeprägt sein, so daß sie auf der Station oft nur bei der Medikamentenausgabe auffällt, wenn der Patient nicht in der Lage ist, ruhig zu stehen. Andererseits können akathisische Syndrome das klinische Bild beherrschen. In solchen Fällen ist es den Betroffenen nicht mehr möglich, länger als einige Sekunden in einer Position zu verharren. Im Extremfall kann das sogar zu Suizidhandlungen führen [SHEAR et al. 1983].

Zur Zeit wird noch diskutiert, ob für das Vorliegen einer Akathisie sowohl subjektive als auch objektive Symptome vorliegen müssen oder ob einer der beiden Symptomkomplexe bereits zur Diagnose ausreicht. BARNES et al. [1985] sprechen beim Vorliegen einer motorischen Symptomatik und beim Fehlen subjektiver Symptome von einer Pseudoakathisie. Für VAN PUTTEN et al. [1974] hingegen ist die subjektive Symptomatik allein das Leitsymptom in der Diagnostik der Akathisie.

Einen weiteren Diskussionspunkt stellt die Frage dar, ob es sich bei den objektiven Bewegungsstörungen um willkürliche oder um unwillkürliche Bewegungen handelt. Hierbei muß geklärt werden, ob die gesteigerte Motorik als willkürliches Sekundärphänomen Ausdruck der inneren Unruhe ist oder ob die innere Unruhe eine Folge der unwillkürlichen Bewegungen darstellt.

Differentialdiagnose

Gegenüber einer Akathisie müssen sowohl andere neurologische, hier besonders extrapyramidalmotorische Störungen, als auch psychiatrische Syndrome abgegrenzt werden.

Im neurologischen Bereich sind es vor allem choreoathetotische Bewegungsstörungen und Tremor. Bei der Abgrenzung choreoathetotischer Symptome kann das Prinzip der Aktivierung oder Rekrutierung als differentialdiagnostische Hilfe herangezogen werden. Diese Symptome, die häufig im Rahmen von neuroleptikainduzierten Spätdyskinesien auftreten, sind durch mentale (z. B. einfache Rechenaufgaben) oder motorische Aktivierungsmaßnahmen verstärkbar, hingegen kommt es bei einer Akathisie zu einer differenzierten Reaktion. Die mentale Aktivierung verstärkt, wie bei den tardiven Dyskinesien, die Symptomatik. Die motorische Aktivierung (z. B. rasch aufeinanderfolgende Berührungen der Finger einer Hand mit dem Daumen derselben Hand) führt zu einer Reduktion der Akathisie.

Eine weitere Möglichkeit, die Diagnose der Akathisie zu erhärten, sind spezifische Therapieversuche (siehe unten).

Darüber hinaus muß in die differentialdiagnostischen Überlegungen auch das Ekbom-Syndrom [EKBOM 1944] einbezogen werden. Bei diesem „Restless-Legs-Syndrom" stehen als Leitsymptome ein Unruhegefühl in den Beinen und unwillkürliche (?) Bewegungen im Vordergrund. Diese Symptome können auch sehr oft zu Schlafstörungen führen. Dieses Syndrom tritt im Gegensatz zur Akathisie vor allem in der Nacht auf. Anders als die Akathisie tritt das Ekbom-Syndrom bei etwa 5 % gesunder Individuen auf.

Es zeigt eine zunehmende Inzidenz in der späten Schwangerschaft und ist oft auch als Begleitsymptom bei Eisenmangelanämien zu finden. Ein Zusammenhang zwischen einer spezifischen Psychopharmakatherapie und dem Ekbom-Syndrom konnte nicht dargestellt werden.

Im psychiatrischen Bereich ist es oft sehr schwer, psychotische Agitation und unspezifische Angstsyndrome von der Akathisie abzugrenzen. Die große Ähnlichkeit im klinischen Bild zwischen psychotischer Unruhe und Akathisie könnte einen wenig geschulten Beobachter auch an eine Therapieresistenz gegenüber dem verwendeten Neuroleptikum denken lassen. Gegenüber psychotischen Unruhezuständen ist die Differentialdiagnose oft nur ex iuvantibus möglich. Eine Dosissteigerung eines Neuroleptikums bessert sicherlich diesen Unruhezustand, führt aber andererseits zu einer Verschlechterung einer bestehenden Akathisie. Ein umgekehrter Effekt sollte durch eine Dosisreduktion erzielt werden. Bei Angstsyndromen verschiedenster Genese fehlt oft der direkte Zusammenhang zur medikamentösen Therapie. Auch das für die Akathisie spezifische motorische Bewegungsmuster fehlt hier.

WEIDEN et al. [1987] zeigten das Problem der Akathisiediagnostik sehr deutlich. In ihrer Arbeit verglichen sie die Erfassung extrapyramidalmotorischer Medikamentennebenwirkungen durch das Personal einer psychiatrischen Station mit der eines speziell geschulten Forschungsteams. Es zeigte sich, daß 27 Patienten vom Forschungsteam als akathisisch identifiziert wurden, das Stationspersonal hingegen diagnostizierte nur sieben Patienten richtig. 74 % der akathisischen Patienten wurden fehldiagnostiziert oder sind der Aufmerksamkeit des Stationspersonals entgangen.

Prävalenz und Inzidenz

In Prävalenzstudien schwankt die Häufigkeit dieses Syndroms zwischen 5,5 [National Institute of Mental Health 1964] und 36,8 % [AYD 1984]. In einer groß angelegten Untersuchung zur Häufigkeit neuroleptikainduzierter Nebenwirkungen [AYD 1961] rangiert die Akathisie mit 21,2 % an der dritten Stelle aller extrapyramidalmotorischen Nebenwirkungen. AYD führte zwanzig Jahre später eine neuerliche Bestandsaufnahme durch. In dieser zweiten Untersuchung kommt der Autor zu dem Schluß, daß die Akathisie mit einer Prävalenz von 36,8 % deutlich an Häufigkeit zugenommen hat [AYD 1984]. Er führt die Zunahme dieses Syndroms auf den vermehrten Einsatz hochpotenter Neuroleptika zurück.

Eine ähnliche Schwankungsbreite findet sich auch bei Untersuchungen der Inzidenz. Die hier sehr stark divergierenden Zahlen lassen sich aber auch auf unterschiedliche diagnostische Kriterien der einzelnen Autoren zurückführen. VAN PUTTEN et al. [1984b], für die schon subjektive Symptome zur Diagnose einer Akathisie ausreichend sind, finden unter Haloperidoltherapie eine Inzidenz von 75 %. Sowohl BRAUDE et al. [1983] als auch BARNES et al. [1985] fordern auch das Vorhandensein objektiver Symptome. Diese Arbeitsgruppe findet in ihren Untersuchungen eine Inzidenz von „nur" 25 %. In einem Bericht der deutschen Arbeitsgruppe für Medikamentenüberwachung in der Psychiatrie, die im Gegensatz zu BARNES et al. und BRAUDE et al. ihren Schwerpunkt auf die allgemeine Häufigkeit von Arzneimittelnebenwirkungen gelegt hat, findet sich eine Inzidenz von 11,4 % [SCHMIDT et al. 1984]. In dieser Studie werden jedoch keinerlei diagnostische Kriterien für die Akathisie erwähnt. Bei Patienten, bei denen Nebenwirkungen der Grund für das Absetzen eines Medikamentes waren, findet sich die Akathisie an erster Stelle. Im Rahmen „organisierter spontaner Berichte", wobei hier 5000 stationäre Patienten erfaßt wurden, mußte bei 179 Patienten, die mit Haloperidol behandelt wurden, wegen einer Nebenwirkung das Medikament abgesetzt werden. Hierfür waren vor allem das medikamenteninduzierte Parkinsonoid, die Akathisie und eine übermäßige Sedierung verantwortlich.

Trotz der in den zitierten Studien divergierenden Zahlen, sowohl in bezug auf die Prävalenz als auch bezüglich der Inzidenz, zeigt sich doch, daß es sich bei der medikamenteninduzierten Akathisie um eine häufige Nebenwirkung handelt. Selbst bei konservativer Einschätzung betrifft diese Nebenwirkung 25 % aller mit Neuroleptika behandelten Patienten.

Pathophysiologie

Das spontane Auftreten der Akathisie beim Morbus Parkinson und die Verknüpfung dieses Syndroms mit Dopaminantagonisten läßt vermuten, daß besonders das dopaminerge System involviert ist.

Nach einer von MARSDEN et al. [1980] aufgestellten Hypothese handelt es sich bei der Akathisie nicht um eine der klassischen nigrostriär vermittelten extrapyramidalmotorischen Neuroleptikanebenwirkungen, sondern um eine Störung jener dopaminergen Neurone, die vom ventralen Tegmentum in extrastriatale Bereiche, möglicherweise auch in den präfrontalen Kortex projizieren. Diese Hypothese wird auch von LIPINSKI et al. [1988] aufgegriffen. Er weist darauf hin, daß Betablocker im Tierversuch sowohl die Feuerungsquote als auch die Transmittersynthese und -freisetzung dopaminerger Neurone anregen. Diese Effekte kommen besonders im ventralen Tegmentum, weniger in der Substantia nigra zum Tragen. Die Dopaminneurone der Area 10 dürften wesentlich mehr noradrenerge Rezeptoren besitzen als die der Area 9. Dies wäre auch eine mögliche Erklärungsgrundlage dafür, daß Betablocker einerseits in der Therapie der Akathisie einen sehr guten Effekt zeigen, andererseits bei einem durch Neuroleptika hervorgerufenen Parkinsonoid keinerlei Wirkung aufweisen.

Ein weiterer Forschungsansatz ist die mögliche Korrelation zwischen Serumeisen und der Akathisie [PALL et al. 1986]. Wie bereits erwähnt, besteht eine Beziehung zwischen dem Ekbom-Syndrom und einem erniedrigten Serumeisenspiegel. Auch phänomenologisch sind gewisse Ähnlichkeiten zwischen der Akathisie und dem „Restless-Legs-Syndrom" vorhanden. BLAKE et al. [1986] vermuten nun, daß hier möglicherweise auch eine pathophysiologische Beziehung vorhanden sein könnte. Nach BEN-SACHA et al. [1985] benötigt ein D_2-Rezeptor für seine normale Funktion Eisen. Man geht davon aus, daß ein mögliches Eisendefizit zu einer Unterfunktion der D_2-Rezeptoren im mesokortikalen System führt und dies wiederum die schon durch Neuroleptika induzierte Funktionsänderung der Rezeptoren verstärkt. Teilweise offene wie auch doppelblinde präliminäre Untersuchungen berichten über eine deutliche Korrelation zwischen einem niedrigen Eisenspiegel und der Akathisie [BROWN et al. 1987]. Es bedarf sicherlich noch weiterer Studien, um hier genauere Aussagen treffen zu können.

Therapie

Primär sollte bei der Behandlung einer Akathisie die Optimierung der neuroleptischen Behandlung in Betracht gezogen werden. Zunächst sollte versucht werden, die Dosis des Neuroleptikums zu reduzieren. Dies bringt oft schon eine Erleichterung des Syndroms. Einige Autoren [FLEISCHHACKER et al. 1990] empfehlen auch, eventuell auf ein niederpotentes Neuroleptikum zu wechseln. Als pharmakologische Intervention stehen heute Betablocker als Mittel der ersten Wahl zur Verfügung. Besonders effektiv erweisen sich hierbei zentral wirksame Substanzen vom Typ des Propranolol. In der Literatur werden Dosen von 30-80 mg/die empfohlen. In zahlreichen Untersuchungen konnte die Effizienz dieser Substanzklasse gezeigt werden [ADLER et al. 1985, 1986, 1987b, 1989, DUPUIS et al. 1987, KABES et al. 1982, KULIK et al. 1983, LIPINSKI et al. 1983, 1984]. Nach einer Studie von ADLER et al. [1989] zeigen nicht nur gemischte $Beta_1$-$Beta_2$-Rezeptorenantagonisten, sondern auch selektiv wirksame $Beta_2$-Rezeptorblocker eine ausgezeichnete Wirkung auf die Akathisie. ZUBENKO et al. [1984c] vermuten sogar, daß nur die zentrale $Beta_2$-Blockade die pharmakologische Wirkung der Betablocker vermittelt.

Anticholinerge Substanzen waren die ersten, die zur Behandlung der Akathisie empfohlen wurden [FRISS et al. 1982, VAN PUTTEN 1974]. Sie scheinen jedoch den Betablockern unterlegen zu sein [ADLER et al. 1987b], wenn auch groß angelegte Vergleichsstudien dieser beiden Substanzklassen noch fehlen.

Ebenfalls häufig werden Benzodiazepine zur Therapie dieses Syndroms eingesetzt (z. B. Lorazepam 2 - 4 mg/die) [BARTELS et al. 1987, DONLON 1973]. Es gibt Hinweise, daß Benzodiazepine besonders bei der Behandlung der subjektiven Symptome erfolgreich sind [GAGRAT et al. 1978]. Auch hier fehlen noch breit angelegte Studien zur Evaluierung der Wirksamkeit.

Clonidin, ein $Alpha_2$-Antagonist, wurde zur Behandlung der Akathisie eingesetzt. Dieser Substanz wird in zwei Studien eine gute Wirksamkeit attestiert [ADLER et al. 1987a, ZUBENKO et al. 1984b]. Sie scheint jedoch mit mehr Nebenwirkungen behaftet zu sein als andere Medikamente, die zur Therapie dieses Syndroms zur Verfügung stehen.

Eine weitere Substanz, die in bezug auf die Akathisie untersucht wurde, ist Amantadin. Diese dopaminerg wirksame Substanz erscheint nützlich [DIMASCIO et al. 1976], weist aber laut einer Publikation eine rasche Toleranz des therapeutischen Effektes auf [ZUBENKO et al. 1984a].

Eine bisher noch nicht replizierte Untersuchung berichtet über einen signifikanten Vorteil intravenös applizierten Piracetams gegenüber Placebo [KABES et al. 1982].

Ein großes Problem bei allen bisher publizierten Therapiestudien stellt die Evaluierung dieser Nebenwirkung dar. Bisher wurden entweder von den betreffenden Autoren selbst entwickelte Evaluierungsinstrumente oder andere Skalen, deren ursprünglicher Zweck die Erfassung des neuroleptikainduzierten Parkinsonoids war, verwendet. Insbesondere bei den selbstentwickelten Skalen der verschiedenen Arbeitsgruppen fehlen Berichte über Validität oder über die Interraterreliabilität. Skalen, die spezifisch zur Quantifizierung der Akathisie entwickelt wurden, liegen nun vor [FLEISCHHACKER et al. 1989] und werden zukünftigen Therapiestudien wohl auch mehr methodisches Gewicht verleihen.

Schlußfolgerung

Die medikamenteninduzierte Akathisie ist ein charakteristisches Syndrom, das von einer inneren und einer motorischen Unruhe geprägt ist. Es ist vor allem als Nebenwirkung einer neuroleptischen Behandlung von eminenter klinischer Bedeutung. Ein möglicher Zusammenhang mit anderen Psychopharmaka, wie Lithium [PATTERSON 1988] und Antidepressiva [ZUBENKO et al. 1987], ist derzeit noch nicht sehr gut dokumentiert.

Die Akathisie ist mit einer Inzidenz von mindestens 25 % eine häufige Nebenwirkung der Neuroleptika. Das Auftreten dieser für den Patienten sehr unangenehmen Symptome kann dazu führen, daß der Patient das Neuroleptikum ohne das Wissen des Arztes absetzt oder in der Dosis reduziert. Diese „Noncompliance" wiederum kann auch Grund dafür sein, daß der Arzt fälschlicherweise eine Therapieresistenz gegenüber dem verwendeten Neuroleptikum annimmt.

Das Erkennen und Behandeln der Akathisie ist daher für den Therapieverlauf von größter Wichtigkeit.

Literatur

ADLER LA, ANGRIST B, PESELOW E, CORWIN J, MASLANSKY R, et al. A controlled assessment of propranolol in the treatment of neuroleptic-induced akathisia. Br J Psychiatry 1986; 149: 42-45.

ADLER LA, ANGRIST B, PESELOW E, CORWIN J, ROTROSEN J. Efficacy of propranolol in neuroleptic-induced akathisia. J Clin Psychopharmacol 1985; 5: 164-166.

ADLER LA, ANGRIST B, PESELOW E, REITANO J, ROTROSEN J. Clonidine in neuroleptic-induced akathisia. Am J Psychiatry 1987a; 144: 235-236.

ADLER LA, DUNCAN E, ANGRIST B, HEMDAL P, ROTROSEN J, et al. Effects of specific beta$_2$-receptor blockers in neuroleptic-induced akathisia. Psychiatry Res 1989; 27: 1-4.

ADLER LA, REITER S, CORWIN J, HEMDAL MA, ANGRIST B, et al. Differential effects of propranolol and benzatropine in patients with neuroleptic-induced akathisia. Psychopharmacol Bull 1987b; 23: 519-521.

AYD F. A survey of drug-induced extrapyramidal reactions. JAMA 1961; 175: 1054-1060.

AYD F. High potency neuroleptics and akathisia. J Clin Psychopharmacol 1984; 4: 237.

BARNES TR, BRAUDE WM. Akathisia variants and tardive dyskinesia. Arch Gen Psychiatry 1985; 42: 874-878.

BARTELS M, HEIDE K, MANN K, SCHIED HW. Treatment of akathisia with lorazepam. An open clinical trial. Pharmacopsychiatry 1987; 20: 51-53.

BEN-SACHA D, FIRNBERG JPM, YODUM MB. Effect of iron chelators on dopamine D$_2$-receptor. J Neurochem 1985; 45: 999-1005.

BLAKE DR, WILLIAMS AC, PALL WS, FONSECA A, BESWICK T. Iron and akathisia. BMJ 1986; 292: 1393.

BRAUDE WM, BARNES TRE, GORE SM. Clinical characteristics of akathisia: a systematic investigation of acute psychiatric inpatient admissions. Br J Psychiatry 1983; 143: 139-150.

BROWN K, GLEN S, WHITE T. Low serum iron status and akathisia. Lancet 1987: 1234-1236.

DIMASCIO A, BERNARDO DL, GREENBLATT DJ, MARDER JE. A controlled trial of amantadine in drug-induced extrapyramidal disorders. Arch Gen Psychiatry 1976; 33: 599-602.

DONLON PT. The therapeutic use of diazepam for akathisia. Psychosomatics 1973; 14: 222-225.

DUPUIS B, CATTEAU J, DUMON JP, LIBERT C, PETIT H. Comparison of propranolol, sotalol, and betaxolol in the treatment of neuroleptic-induced akathisia. Am J Psychiatry 1987; 144: 802-805.

EKBOM KA. Asthenia crurum paresthesia (irritable legs). Acta Med Scand 1944; 118: 197-198.

FLEISCHHACKER WW, ROTH SD, KANE JM. The pharmacologic treatment of neuroleptic-induced akathisia. J Clin Psychopharmacol 1990; 10: 12-21.

FLEISCHHACKER WW, BERGMANN KJ, PESTREICH LK, BORENSTEIN M, LIEBERMAN JA, KANE JM. The Hillside Akathisia Scale: A new rating instrument for neuroleptic-induced akathisia. Psychopharmacol Bull 1989; 25: 222-226.

FRISS T, CHRISTENSEN TR, GERLACH J. Sodium valproate and biperiden in neuroleptic-induced akathisia, parkinsonism and hyperkinesia. A double-blind cross-over study with placebo. Acta Psychiatr Scand 1982; 67: 178-187.

GAGRAT D, HAMILTON J, BELMAKER RH. Intravenous diazepam in the treatment of neuroleptic-induced acute dystonia and akathisia. Am J Psychiatry 1978; 135: 1232-1233.

GIBB WRG, LEES AJ. The clincial phenomenon of akathisia. J Neurol Neurosurg Psychiatry 1986; 49: 861-866.

HASKOVEC L. Weitere Bemerkungen über die Akathisie. Wien Med Wochenschr 1904; 54: 526-530.

KABES J, SIKORA J, PISVEJC, HANZLICEK L, SKONDIA V. Effect of piracetam on extrapyramidal side effects induced by neuroleptic drugs. Int Pharmacopsychiat 1982; 17: 185-192.

KULIK AV, WILBUR R. Case report of propranolol (Inderal) pharmacotherapy for neuroleptic-induced akathisia and tremor. Prog Neuropsychopharmacol Biol Psychiatry 1983; 7: 223-225.

KALINOWSKY LB. Appraisal of the „tranquillizers" and their influence on other somatic treatments in psychiatry. Am J Psychiatry 1958; 115: 294-300.

LIPINSKI JF JUN, KECK PE, MCELROY SL. ß-adrenergic antagonists in psychosis: Is improvement due to treatment of neuroleptic-induced akathisia? J Clin Psychopharmacol 1988; 8: 409-416.

LIPINSKI JF, ZUBENKO GS, BARREIRA P, COHEN BM. Propranolol in the treatment of neuroleptic-induced akathisia. Lancet 1983; I: 685-686.

LIPINSKI JF JUN, ZUBENKO GS, COHEN BM, BARREIRA PJ. Propranolol in the treatment of neuroleptic-induced akathisia. Am J Psychiatry 1984; 141: 412-415.

MARSDEN CD, JENNER P. The pathophysiology of extrapyramidal side-effects of neuroleptic drugs. Psychol Med 1980; 10: 55-72.

National Institute of Mental Health. Psychopharmacology Service Center Collaborative Study Group. Phenothiazine treatment in acute schizophrenia. Arch Gen Psychiatry 1964; 10: 246-261.

PALL H, WILLIAMS A, BLAKE D. Akathisia and antipsychotic drugs. Lancet 1986; II: 1469.

PATTERSON JF. Lithium-induced akathisia. J Clin Psychopharmacol 1988; 8: 445.

SCHMIDT LG, GROHMANN R, HELMCHEN H, LANGSCHEID-SCHMIDT K, MÜLLER-OERLINGHAUSEN B, POSER W, RÜTHER E, SCHERER J, STRAUSS A, WOLF B. Adverse drug reactions. Acta Psychiatr Scand 1984; 70: 77-89.

SHEAR MK, FRANCES A, WEIDEN P. Suicide associated with akathisia and depot fluphenazine treatment. J Clin Psychopharmacol 1983; 3: 235-236.

VAN PUTTEN T. Why do schizophrenic patients refuse to take their drugs? Arch Gen Psychiatry 1974; 31: 67-72.

VAN PUTTEN T. The many faces of akathisia. Compr Psychiatry 1975; 16: 43-47.

VAN PUTTEN T, MAY PRA, MARDER SR. Response to antipsychotic medication: the doctors's and consumer's view. Am J Psychiatry 1984a; 141: 16-19.

VAN PUTTEN T, MAY PRA, MARDER SR. Akathisia with haloperidol and thiothixene. Arch Gen Psychiatry 1984b; 41: 1026-1039.

WEIDEN PJ, MANN JJ, HAAS G, MATTSON M, FRANCES A. Clincial nonrecognition of neuroleptic-induced movement disorders: a cautionary study. Am J Psychiatry 1987; 144: 1148-1153.

ZUBENKO GS, BARREIRA P, LIPINSKI JF JUN. Development of tolerance to the therapeutic effect of amantadine on akathisia. J Clin Psychopharmacol 1984a; 4: 218-220.

ZUBENKO GS, COHEN BM, LIPINSKI JF. Antidepressant-related akathisia. J Clin Psychopharmacol 1987; 7 : 254-257.

ZUBENKO GS, COHEN BM, LIPINSKI JF, JONAS JM. Use of clonidine in treating neuroleptic-induced akathisia. Psychiatry Res 1984b; 13: 253-259.

ZUBENKO GS, LIPINSKI JF, COHEN BM, BARREIRA P. Comparison of metoprolol and propranolol in the treatment of akathisia. Psychiat Res 1984c; 11: 143-149.

Eine Subgruppe von Zwangsstörungen - Sonderform einer paranoiden Psychose?

L. Süllwold

In den letzten 10 Jahren haben verhaltenstherapeutische Behandlungsstrategien bei Zwangsstörungen zu Teilerfolgen geführt. Im Kontext der damit verbundenen detaillierten Verhaltensbeobachtungen zeigte sich, daß Zwangssyndrome nicht nur hinsichtlich einer übergeordneten nosologischen Zugehörigkeit, sondern auch in bezug auf die Symptomatik selbst sehr viel mehr Unterschiede aufweisen, als bisher beschrieben wurden. Eine differentielle Zwangsdiagnostik erscheint notwendig [Süllwold 1978, Zaworka und Hand 1981].

Eine selektiv am Leitsymptom „Zwang" orientierte Diagnostik führte nicht selten dazu, daß zugrundeliegende psychotische Symptome, z. B. aus dem schizophrenen Formenkreis, übersehen wurden [Huber und Gross 1982, Lang 1981].

Auch zwischen „Basisstörungen" (kognitiven Defiziten) und zwanghaften Sekundärreaktionen können funktionale Beziehungen bestehen [Süllwold 1982].

In solchen Fällen, die sehr wahrscheinlich dem Grenzbereich der Schizophrenie zuzuordnen sind, führt die Selbstwahrnehmung der Defizite im Bereich der Wahrnehmung, der Konzentration u. a. zu einer Verunsicherung, aus der heraus vermehrte Kontrollen vorgenommen werden. Die kontrollierenden und prüfenden Zwangsreaktionen, die also primär Angst und Unsicherheit reduzieren, werden im weiteren Verlauf funktionell autonom und damit zu ineffektiven Stereotypien, die wenig affektgetragen sind. Der von uns in solchen Fällen vertretene Behandlungsansatz besteht darin, den Patienten vor dem Einsatz der „Reaktionsverhinderung" zur Nutzung angemessener kompensatorischer Hilfen anzuregen.

Beispielhaft sei hier der Fall eines Patienten erwähnt, der zu Behandlungsbeginn über Stunden nicht in der Lage war, das Schließen eines Wasserhahnes zu beenden, da er aufgrund diskreter Wahrnehmungsstörungen nicht entscheiden konnte, ob noch Wasser aus dem Hahn herauslief oder nicht. Für den Vorgang des Wasserhahnschließens ist es notwendig, die Aufmerksamkeit auf relevante Situationsausschnitte zu lenken; zur Erhöhung der Wahrnehmungsprägnanz ist neben dem Sehen auch das Tasten mit zusätzlicher verbaler Codierung des Wahrgenommenen einzuführen. Mit diesen zusätzlichen Hilfen war es dem o. g. Patienten nach einiger Zeit möglich, die Stereotypien zu unterlassen.

Mit anderen Worten: Das Zwangsverhalten ist in einem solchen Falle nur zu verringern, wenn für die zugrundeliegenden Störungen zweckvolle kompensatorische Hilfen oder Bewältigungsreaktionen therapeutisch vermittelt werden.

In unserer Kasuistik der zur Verhaltenstherapie zugewiesenen Fälle mit Zwangssyndromen (mit der Unterstützung der Deutschen Forschungsgemeinschaft) fand sich eine weitere Subgruppe. Diese konnte weder einer nosologischen Diagnose zugeordnet werden, noch waren „Basisstörungen" feststellbar. Auch die charakteristischen Merkmale einer Zwangsneurose bzw. einer „obsessive-compulsive disorder" nach DSM-III waren nicht vorhanden. Mit FOA [1979] und SOLYOM et al. [1985] sind wir der Auffassung, daß dieser Subgruppe eine den Zwangsverhaltensweisen zugrunde liegende wahnhafte Überzeugung gemeinsam ist. Dieser zentralen Zwangsvorstellung bzw. paranoiden Idee gegenüber fehlt sowohl die als charakteristisch geltende Distanz als auch der Widerstand des Zwangsneurotikers. Einsicht in die Unsinnigkeit fehlt vollständig. Die resultierenden Zwangshandlungen werden ohne subjektiven Zwangsimpuls ausgeführt. Das Symptom interferiert mit der Ausführung täglicher Verrichtungen.

Dazu kasuistische Beispiele:
Fall 1: Im Anschluß an einen Fernsehbericht über einen Mordfall tauchte bei der 28jährigen verheirateten Patientin D., die bis dahin psychisch unauffällig war, die Idee auf, sie könnte jemanden, ohne es zu wissen, umgebracht haben. Nach kurzer Zeit verdichtete sich diese Vorstellung zur Gewißheit. Frau D. verrichtete weiter ihren Haushalt und verschwieg ihrem Ehemann längere Zeit, daß sie während der Hälfte des Tages durch mühsame Recherchen (z. B. auf dem Meldeamt) herauszufinden suchte, wer ihr Opfer gewesen sein könnte. Sie machte mehrere Selbstanzeigen bei der Polizei.

Im Verlaufe einer Schwangerschaft verschlimmerte sich die Symptomatik. Nach der Geburt des Kindes, das die Patientin voll und zufriedenstellend versorgen konnte, wurde - ohne Vorliegen einer umschriebenen Depression - ein erfolgloser Behandlungsversuch mit Imipramin unternommen. Im Anschluß wurde Frau D. bei uns vorgestellt.

Eine direkte verhaltenstherapeutische Beeinflussung der Idee war nicht möglich. Es wurde vielmehr eine schrittweise Distanzierung angestrebt, analog zum Vorgehen bei paranoiden Patienten, die eine schwankende Evidenz ihrer Überzeugungen zeigen.

Mit Abschluß der Behandlung bei uns formulierte die Patientin: „Es geht mir besser, ich habe meine Einstellung geändert. Sollen die doch erst einmal kommen und mir etwas nachweisen." Die Katamnese nach 2 1/2 Jahren ergab, daß die Idee nur noch gelegentlich auftauchte und das reale Leben der Patientin kaum mehr störte. Nach weiteren 10 Jahren schien die Patientin geheilt und von der früheren Erkrankung völlig distanziert. Sie suchte unsere Hilfe für ihre 16jährige Tochter, die einen Vergiftungswahn entwickelt hatte und das Essen verweigerte.

Die Besserung und spätere vollständige Heilung standen in keinem erkennbaren direkten Zusammenhang mit therapeutischen Interventionen.

Fall 2: Die 24jährige verheiratete Patientin L. entwickelte beim Einzug in ein eigenes Haus die Vorstellung, es könnten in unkontrollierbarer Weise Substanzen wie Fett oder Wasser unter den Teppichboden gekommen sein. Sie erinnerte sich, daß zwei Jahre zuvor Glas zerbrochen sei, und „fürchtete" nun, es könne etwas davon unter dem Teppichboden sein.

Die Einfälle wurden zahlreicher. So tauchte beim Gang aus dem Haus die Idee auf, es könnte etwas auf die eigenen Haare gefallen sein und dadurch (?) unter den Teppichboden gelangen. Die Patientin erlebte nicht nur ein Gefühl der Bedrohung, wie das Gespräch ergab, sondern sie **wähnte**, bedroht zu sein.

Einsicht in die Unsinnigkeit der Ideen war nicht vorhanden. Frau L. stimmte einer Behandlung in der Klinik nicht zu. Wie die Katamnese nach drei Jahren ergab, hatte sie sich in der Zwischenzeit einer stereotaktischen Operation unterzogen. Etwa ein halbes

Jahr nach dem Eingriff sei es zu einer weitgehenden Besserung der Symptomatik gekommen. Funktionsfähigkeit in Haushalt und Beruf seien wieder hergestellt.

Fall 3: Bei der 20jährigen verheirateten Patientin trat anfallartig ein mit Angst verbundener Gedanke auf, sie habe etwas (Unbestimmtes) verkehrt gemacht und es werde etwas Ungutes passieren. Sie habe von diesem Zeitpunkt an kontrollieren müssen, ob sie an einem bestimmten Ort auch wirklich sei, z. B. auf dem Bett liege, lebendig vorhanden sei.

Als der Ehemann zur Bundeswehr eingezogen wurde, steigerte sich das Gefühl, bedroht zu sein. Die Überzeugung entstand, es werde jemand oder etwas von außen eindringen und dadurch werde etwas Schlimmes passieren. Ausgedehnte Kontrollrituale bekamen die Funktion, einen noch sicheren Binnenraum von bedrohlichen Außeneinflüssen abzuschirmen.

Die Patientin lehnte eine längere klinische Behandlung ab. Nach der Entlassung trat eine Spontanbesserung ein. Damit einhergehend konnten die Kontrollzwänge weitgehend unterlassen werden. Die Überzeugung, es sei etwas Schlimmes im Gange, blieb jedoch erhalten. Eine längerfristige Katamnese war wegen eines Ortswechsels der Patientin nicht zu erheben.

Fall 4: Die 28jährige verheiratete Patientin S. kam mit ausgedehnten Kontrollzwängen zur Vorstellung. Es zeigte sich, daß deren Grundlage zunächst ein unbestimmter Gedanke, es könne sich etwas Schlimmes ereignen, gewesen war. Diese diffuse Bedrohung verdichtete sich in den verschiedensten Situationen zu dem Verdacht, jemand - auch der Ehemann - wolle ihr etwas Schädigendes antun (z. B. im Bierglas könne Gift sein; die Medikamente seien in der Apotheke unwirksam gemacht worden; der Tee sei vergiftet). Die Evidenz ihrer Überzeugung beschrieb sie so: „Ich glaube nicht 100 %ig, daß man mich vergiften will, ich glaube aber auch nicht 100 %ig, daß man mich nicht vergiften will." Umständlichen Säuberungsritualen lag die Idee zugrunde, durch Passanten mit Krebs oder AIDS infiziert worden zu sein. Diese Befürchtung bestand, obwohl Wissen über die Erkrankung und das objektive Risiko realitätsentsprechend vorhanden war.

Zur Bedrohung von außen kam die Bedrohung durch die eigene Person hinzu: Die Patientin versteckte nach dem Abschließen der Schlafzimmertür den Schlüssel in der Befürchtung, in halbwachem Zustand etwas Unkontrolliertes tun zu können.

Die Kontrollzwänge ließen sich während der Behandlung reduzieren; die Ideen blieben unbeeinflußbar, hinsichtlich ihrer Evidenz schwankend.

Eine längerfristige Katamnese war nicht zu erheben, da die Patientin nach England zurückkehrte.

Fälle 5 und 6: Die Bedrohung durch einen Verlust der Kontrolle über die eigene Person steht im Vordergrund einer anderen Variante, die über die bloße Furcht, verrückt zu werden, hinausgeht.

Die 25jährige Frau W. hatte mit 20 Jahren episodisch an nicht organisch begründeten Sehstörungen gelitten: Sie sah Buchstaben auf dem Kopf stehen; konnte im Kino das Gesamtbild nicht mehr vollständig optisch erfassen; hatte Schwierigkeiten zu lesen. Diese Störungen waren spontan wieder verschwunden.

Nach der Heirat und der Geburt eines Kindes, im 25. Lebenjahr, las Frau W. in der

Zeitung von einer geisteskranken Frau, die ihr Kind umgebracht hatte. Dabei kam ihr der Gedanke, sie sei ebenfalls verrückt und werde das auch tun. Die Vorstellung wurde so beherrschend, daß sie durch Bewegungen zum Halse des Kindes hin, durch Ansetzen eines Messers an den Hals und andere Handlungen versuchte, sich ihre vorhandene Kontrollfähigkeit zu beweisen.

Gleichzeitig war sie überzeugt, eines Tages zuzudrücken, und suchte daher Hilfe in der Klinik. Die verhaltenstherapeutische Intervention war auf Unterlassung der Zwangshandlung gerichtet sowie auf eine kognitive Beeinflussung der Idee vom Verlust der Selbstverfügbarkeit. Die Patientin drängte vorzeitig auf Entlassung.

Ein halbes Jahr später kam es, ohne weitere Behandlung, zu einer weitgehenden Besserung. Bei der Katamnese nach fünf Jahren waren die Symptome vollständig verschwunden.

Bei der 37jährigen verheirateten Patientin K., die sich lediglich vorstellte, um über ihre Erkrankung zu berichten, war im Zusammenhang mit Kopfschmerzen und Nachrichten über Delikte psychiatrischer Patienten die Idee aufgetaucht, sie könne ebenfalls zu dieser Kategorie Patienten gehören: verrückt sein, ohne es zu wissen, und jemanden umgebracht haben. Sie wurde sechs Jahre von der Idee gequält, einen Mord begangen zu haben oder ihrem Sohn noch etwas anzutun und eine Gefahr für die gesamte Umgebung zu sein. Verschiedene psychotherapeutische Behandlungen waren erfolglos geblieben. Innerhalb dieser sechs Jahre gab es kurze beschwerdefreie Intervalle.

Ohne zeitlichen Zusammenhang mit einer Behandlung kam es nach Ablauf der sechs Jahre zu einer vollständigen Remission.

Die Verlaufsprognose ist in dieser „zufällig anfallenden Stichprobe" langfristig günstig. Über die Gesamtheit vergleichbarer Fälle kann bisher allerdings keine Aussage gemacht werden.

Therapieresistenz zeigt sich einerseits in der unzureichenden Beeinflußbarkeit der zentralen paranoiden Idee und ist andererseits eine Konsequenz der diagnostischen Unsicherheit. Es gibt bisher keine systematischen Ansätze der Psychopharmakabehandlung dieser Syndrome.

Wie die durchgeführte stereotaktische Operation u. a. erkennen läßt, wird das Krankheitsbild nicht generell als Psychose betrachtet. Während die Verhaltensweisen bei typischen Zwangsneurosen zu Anfang noch einen Anpassungswert erkennen lassen, ist dies bei den beschriebenen Patientinnen nicht der Fall.

So haben Zwangsverhaltensweisen im neurotischen Sinne die Funktion der Absicherung gegenüber Ereignissen und Gefahren, die eine geringe Auftretenswahrscheinlichkeit haben und von den meisten Menschen daher ausgeblendet werden können; sie sind jedoch nicht völlig unsinnig. In Relation zu übermäßigen Skrupeln und Besorgnissen ist das sichernde Verhalten des Zwangsneurotikers in seinen Ursprüngen noch an der Realität orientiert.

Demgegenüber sind die Überzeugungen bzw. Befürchtungen in den beschriebenen Fällen primär nicht realitätsangemessen. Sie sind für den Patienten unmittelbar evident; ihre Unsinnigkeit kann nicht erkannt werden, was auch für das Erkennen der Ineffektivität der ausgeführten Zwangshandlungen gilt. Emotional herrscht ein Gefühl der Bedrohung vor, wie dies für viele Wahnbildungen charakteristisch ist [HUBER und GROSS 1977]. Spontanverläufe und beschwerdefreie Intervalle weisen unseres Erachtens auf die Dominanz endogener Faktoren hin [BERNER 1977].

Unter Einschluß der Gesichtspunkte von SOLYOM et al. [1985] können folgende Kriterien angewendet werden, um diese Subgruppe der Zwangspatienten zu identifizieren und zu beobachten:

- Eine zentrale Idee, die die Quelle fortlaufender neuer Zwangssymptome sein kann.
- Die Idee ist unmittelbar evident. Es besteht keine Einsicht in die Unsinnigkeit, kein Widerstand, kein subjektiver Zwangsimpuls zum Ausführen von Zwangshandlungen gegen den eigenen Willen.
- Einsicht kann vorgegeben werden, um nicht verrückt zu erscheinen (doppelte Buchführung).
- Durchdringendes Gefühl des Bedrohtseins.
- Zwangshandlungen mit der Funktion, die häufig diffus bleibende Gefahr zu verringern.
- Die Bedrohung kann aus der Umwelt oder der eigenen Person kommen (unkontrollierbare Kräfte).
- Keine sonstigen psychotischen, hirnorganischen oder kognitiven Symptome.
- Starke Beeinträchtigung täglicher Vollzüge, außerhalb der paranoiden Ideen jedoch ist das Verhalten geordnet.
- Spontanverlauf bisher unbeeinflußbar.

Literatur

BERNER P. Psychiatrische Systematik. Bern: Huber, 1977.

FOA E. Failure in treating obsessive-compulsives. Behav Res Ther 1979; 17: 169-176.

HUBER G, GROSS G. Wahn. Stuttgart: Enke, 1977.

HUBER G, GROSS G. Zwangssyndrome bei Schizophrenie. Schwerpunktmedizin 1982; 5: 12-19.

LANG H. Zur Frage des Zusammenhangs zwischen Zwang und Schizophrenie. Nervenarzt 1981; 52: 643-648.

SOLYOM L, DI NICOLA VF, SOOKMAN D, LUCHINS D. Is there an obsessive psychosis? Aetiological and prognostic factors of an atypical form of obsessive-compulsive neurosis. Can J Psychiatry 1985; 30: 372-380.

SÜLLWOLD L. Zwangsstörungen. In: BAUMANN U, et al., Hrsg. Klinische Psychologie. I. Trends in Forschung und Praxis. Bern: Huber, 1978: 161-168.

SÜLLWOLD L. Zwangsmechanismen und Basis-Störungen. In: HUBER G, Hrsg. Endogene Psychosen: Diagnostik, Basissymptome und biologische Parameter. Stuttgart: Schattauer, 1982: 276-303.

ZAWORKA W, HAND I. Die „Anankastische Persönlichkeit" - Fakt oder Fiktion? Experimentelle Diagnostik der Zwangsneurose. Z Diff Diag Psychol 1981; 2: 31-54.

Therapieresistenz und langfristiger Verlauf schizophrener Psychosen: Prädiktoren und Konsequenzen für die Optimierung einer neuroleptischen Therapie

P. MÜLLER

ZUBIN sagte 1987 in Bern, er habe Zweifel an der grundsätzlichen Chronizität schizophrener Psychosen - maximal bei 5 - 10 % der Kranken müsse man unter guter Behandlung mit einem chronischen Verlauf rechnen.

Der Eindruck klinisch tätiger Psychiater ist ungünstiger. Alle bisherigen großen europäischen Langzeitstudien zeigen ein schlechtes Ergebnis:

In der Züricher-Studie fand BLEULER [1972] schließlich 22 % schwere chronische Verläufe, bei HUBER et al. in der Bonn-Studie [1979] waren es 14 %, in der Lausanne-Gruppe von CIOMPI und MÜLLER [1976] 18 %. Die damaligen Patienten waren aber über längere Zeit nicht neuroleptisch behandelt worden. Auch Langzeitstudien neueren Datums unter üblicher neuroleptischer Therapie zeigten keine entscheidend besseren Ergebnisse: Bei MÖLLER et al. [1986] fanden sich 26 % chronische schwere Verläufe, bei GMÜR [1987] 28 % und in unserer Studie [MÜLLER 1982] 17 %. Ähnliche Befunde erbrachte jüngst eine Studie in Japan [OGAWA et al. 1987] mit chronischem Verlauf in 23 % der Fälle.

Therapieresistenz kann auf drei verschiedenen Ebenen betrachtet werden:

Erstens kann „Therapieresistenz" heißen, daß Patienten am Ende der stationären Indexbehandlung nicht symptomfrei sind. Wir nennen das „initiale relative Therapieresistenz". Im Mittelpunkt steht dabei die Psychopathologie, denn Ziel unserer klinischen Akutbehandlung ist in aller Regel die vollständige psychopathologische Remission produktiver Symptome als Voraussetzung später fehlender Chronifizierung.

Zweitens wäre unter „langfristiger Therapieresistenz" der Verlauf über viele Jahre mit chronisch-produktiver Symptomatik zu verstehen. Auch hierbei richtet sich der Blick auf die Psychopathologie.

Drittens könnten wir heute unter „ambulanter Therapieresistenz" verstehen, daß Patienten im Verlauf etwa eines Jahrzehnts häufig und lange rehospitalisiert werden müssen. Die Vermeidung einer langen Rehospitalisierung ist ein sozialpsychiatrisch wichtiges Zielkriterium, bei dem die Psychopathologie in den Hintergrund tritt und gefragt wird, ob der Patient unter erträglichen Bedingungen außerhalb eines psychiatrischen Krankenhauses längere Zeit leben kann.

Bei der Göttingen-Studie fanden wir an einer repräsentativen Stichprobe schizophrener Patienten, deren Krankheitsverlauf wir über ein Jahrzehnt überblicken, unter anderem folgendes:

Zum ersten Bereich der initialen Therapieresistenz: Am Ende der stationären Indexbehandlung waren 47 % der 60 Patienten nicht vollständig remittiert. Das hängt teilweise damit zusammen, daß eine Frühentlassung vor vollständiger Remission aus sozialen Gründen manchmal sinnvoll erschien, zumal eine Nachbehandlung in der

Spezialambulanz gewährleistet war. Es gibt aber noch einen wichtigeren und therapeutisch bedeutsamen Aspekt (s. Tab.1):

Initiale Therapieresistenz korreliert zwar mit niedrigem Ersterkrankungsalter, einem später negativen Prädiktor, nicht aber mit der Art des Krankheitsbeginns, des Familienstandes, der sozialen Integration, also nicht mit weiteren wichtigen negativen Verlaufsprädiktoren. Das heißt, die Prognose ist initial eigentlich relativ gut. Aber: Initiale Therapieresistenz korreliert mit langer vorhergehender Krankheitsdauer ohne wesentlichen Therapieerfolg, nicht aber mit der Dauer der stationären Behandlung und der neuroleptischen Dosishöhe bei stationärer Behandlung. Mit anderen Worten: Initial therapieresistente Patienten wurden stationär nicht länger oder intensiver behandelt als schnell remittierende Patienten.

Wir haben daraus folgendes abgeleitet: In der Nachbehandlungsambulanz wurde die neuroleptische Dosis schrittweise bis zur psychopathologischen Besserung oder bis zum

Tab. 1: Prädiktoren der Therapieresistenz

	initiale Therapieresistenz	chron. Verlauf	Rehospital.-dauer	Gesamtverlauf
Geschlecht	ø	.37*	.27*	ø
Ersterkrankungsalter	.28*	.27*	.29*	.38**
Erkrankungsbeginn akut o. schleichend	ø	.32*	.36**	.39**
stat. Vorbehandlungen vor Index	ø	.46**	.21^T	.32**
Dauer stat. Indexbehandlung	ø	.55**	.43**	.39**
neurolept. Dosis stationär	ø ! (.07)	ø ! (.004)	ø ! (.08)	ø ! (.05)
Entlassungsbefund	-	.26^T	ø	.28*
Langzeitmedikation regelmäßig	ø ! (.13)	ø ! (.09)	ø ! (.06)	ø ! (.013)
Dosis im letzten halben Jahr	ø	.46**	.39**	.58**
Familienstand, prämorbid	ø	ø	.35*	.41**
soziale Integration, prämorbid	ø	ø	ø	.23
Sozialschicht, prämorbid	ø	ø	ø	.25*
T = p≤ .1/ * = p ≤ .05/ ** = p ≤ .01				

Auftreten bedeutsamer Nebenwirkungen gesteigert [MÜLLER 1987]. MAY et al. [1988] schlugen ein ähnliches Vorgehen vor. Durchschnittlich gaben wir 1388 Chlorpromazineinheiten, das sind 115 mg Fluphenazindecanoat in drei Wochen. In den Fällen vorheriger, sehr langer Therapieresistenz verabreichten wir durchschnittlich 3300 Chlorpromazineinheiten = 275 mg Fluphenazindecanoat in drei Wochen. Die Maximaldosis betrug sogar 7500 Chlorpromazineinheiten. Das war damals ungewöhnlich hoch.

Das Ergebnis bestätigte aber dieses Vorgehen: Von 28 initial therapieresistenten Patienten remittierten später 24 vollständig, die sonst möglicherweise bald chronisch krank geworden wären. Dieser Effekt trat zum Teil noch nach 1- bis 2jähriger Weiterbehandlung ein, so daß die Patienten weiter außerhalb eines psychiatrischen Krankenhauses leben konnten. Nur bei einer Patientin bestand ein vollständiges Therapieversagen. Das heißt, bis auf vier Patienten (= 7 %) war die vollständige Remission durch eine schrittweise Höherdosierung doch noch erreichbar. Die nur scheinbar therapieresistenten Patienten benötigen aus uns bisher unbekannten Gründen offenbar eine sehr hohe Dosierung und sprechen darauf an, erhalten diese aber in der Praxis oft nicht.

Zum zweiten Bereich, der langfristigen Therapieresistenz, ist folgendes zu sagen: Die Patienten wurden nach stabiler Remission jahrelang in üblicher Weise bei niedergelassenen Ärzten oder in der Poliklinik weiterbehandelt, großenteils allerdings mit wechselnder Regelmäßigkeit. Die Katamnese über etwa ein Jahrzehnt [Einzelheiten s. MÜLLER et al. 1986] zeigte schließlich bei 17 % einen chronischen Verlauf. Dieser korrelierte (s. Tab. 1) mit dem Geschlecht (Frauen wurden eher chronisch krank, Männer hatten häufiger Rezidive), mit niedrigem Ersterkrankungsalter, lang hingezogenem, schleichendem Krankheitsverlauf, häufigen Vorbehandlungen und langer Indexbehandlung. Tendenziell ist schon der schlechtere Entlassungsbefund bei der Indexbehandlung ein Prädiktor späterer Chronifizierung. Keine Korrelation bestand zu prämorbider Partnerschaft und zu sozialer Integration. Bemerkenswert ist unter anderem, daß die später chronisch kranken Patienten früher stationär keine höheren Dosen erhielten und auch später keine regelmäßigere Medikation als die anderen Patienten. Erst **nach** Eintritt der Chronifizierung, nachdem es eigentlich zu spät war, erhielten sie höhere Dosen, die aber den Verlauf nicht mehr wenden konnten.

Der dritte Bereich, die ambulante Therapieresistenz, wurde als hohe Rehospitalisierungszeit gemessen. 28 % unserer Patienten wurden häufig wieder oder dauernd hospitalisiert. Hier (s. Tab. 1) fanden sich Korrelationen mit dem Geschlecht (Frauen wurden eher kürzer rehospitalisiert), mit niedrigem Ersterkrankungsalter, lang hingezogenem Erkrankungsbeginn, langer stationärer Indexbehandlung und fehlender Partnerschaft. Auffällig ist auch hier, daß diese Patienten trotz zwischenzeitlicher Rehospitalisierung stationär keine höheren Dosen und ambulant nicht regelmäßig Neuroleptika erhielten, sondern erst am Ende - wieder zu spät.

In der Tab. 1 sind zum Vergleich noch Korrelationen mit dem Gesamtverlauf angefügt. Hierbei gehen auch soziale Faktoren mit ein, die durch prämorbide Partnerschaft und Sozialkontakte mitprädiziert werden. Allerdings ist diese Korrelation nicht hoch. Später, nach einem Jahrzehnt, geht es den therapieresistenten Patienten sozial sehr viel schlechter als bei Krankheitsbeginn und schlechter als Patienten mit besserem Krankheitsverlauf. Daraus kann geschlossen werden, daß die soziale Entwicklung sich als Folge des ungünstigen Krankheitsverlaufes sehr verschlechtert. Wiederum korreliert die stationär gegebene neuroleptische Dosis nicht und auch nicht eine regelmäßige Langzeitmedikation!

Die Dauer produktiver Symptome (CC = 0,61) sowie die Zahl (CC = 0,64) und die Dauer (CC = 0,56) der Rehospitalisierungen als spätere Verlaufseinflüsse korrelieren sehr hoch mit dem Gesamtverlaufsausgang. Mit anderen Worten: Wenn es auch zwischenzeitlich nicht gelingt, produktive Symptome erfolgreich zu behandeln und damit Zahl und Dauer erneuter Hospitalisierungen niedrig zu halten, wird der Verlaufsausgang immer schlechter.

Faßt man die Ergebnisse dieser drei Ebenen der Therapieresistenz zusammen, läßt sich folgendes schließen:

1. Frühe morbogene Faktoren (zum Beispiel Ersterkrankungsalter und Art des Krankheitsbeginns) spielen hinsichtlich des später chronifizierten Verlaufes eine größere Rolle als prämorbide soziale Faktoren. Lediglich wenn man beim Gesamtverlauf soziale Zielkriterien hinzu nimmt, sind soziale Prädiktoren von gewisser Bedeutung. Eine hohe prädiktive Bedeutung hat nur die Fähigkeit zu heterosexueller Partnerschaft.

2. Mehrere Prädiktoren für einen ungünstigen Verlauf sind inzwischen bekannt und von verschiedenen Arbeitsgruppen bestätigt worden [AVISON und SPEECHLEY 1987, MÜLLER et al. 1986]. Dennoch werden sie bisher bei der geläufigen Akutbehandlung und auch bei der langfristigen Nachbehandlung und Rezidivprophylaxe nicht ausreichend berücksichtigt: Bei initialer Therapieresistenz wird selten intensiv behandelt. Hierbei und bei ersten Anzeichen eines chronischen Verlaufes und trotz bereits wiederholter Rehospitalisierungen erfolgt die langfristige Behandlung in der Praxis entgegen allgemeiner Empfehlung [KAPFHAMMER und RÜTHER 1988] durchschnittlich nicht konsequenter als bei leichten Verläufen.

3. Bei der initialen Therapieresistenz ließ sich zeigen, daß mit einer individuell angepaßten und in Einzelfällen recht hohen neuroleptischen Dosierung der ungünstige Verlauf zu stoppen und doch noch eine Remission zu erreichen war. Hier besteht also ein Dosierungsproblem, was bereits vor vielen Jahren von verschiedenen Autoren so gesehen und in Übersichten zur Hochdosierung dargestellt wurde [AUBREE und LADER 1980, PLATZ und HINTERHUBER 1981]. Früher sind vereinzelt mit Erfolg noch höhere Dosen als die von uns verwandten eingesetzt worden [DENCKER et al. 1981, FÜNFGELD und KULHANEK 1978, RIFKIN et al. 1971].

Bei dieser initialen Therapieresistenz sollte noch folgendes bedacht werden [ROBERTS et al. 1986]: Der First-pass-Effekt nach oraler Gabe spielt bei der meist parenteralen Applikation keine Rolle, möglicherweise aber die weitere Metabolisierung. Zudem kann die Blut-Hirn-Schranke verändert sein. Zur Prüfung müßten Blut- und Liquorspiegel verglichen werden. Wir bereiten zur Zeit eine entsprechende Untersuchung vor. Schließlich könnte die Ansprechbarkeit der Rezeptoren selbst verändert sein.

Im psychologischen Bereich könnte die Chronifizierung kognitiver Prozesse eine Rolle spielen. Dafür sprechen unsere Befunde, die zeigen, daß nach lange andauernder Symptomatik die Remission auch unter hoher Dosis möglicherweise sehr lange Zeit benötigt.

Die Diskussion um die Hochdosierung ist in letzter Zeit zunehmend zurückhaltender geworden, weil man zu hohe Erwartungen an ein Patentrezept stellte, schematische Studien mit einem Gruppenvergleich der Hoch- versus Standarddosierung schlechte Ergebnisse brachten - und wegen individuell unterschiedlicher Ansprechbarkeit der Patienten auch bringen mußten - und weil eine Routinehochdosierung ohne klinische Indikation erhebliche Risiken bringt [BOLLINI et al. 1984]. Letzteres spielt eine besondere Rolle im Zusammenhang mit verstärkter Beachtung maligner neuroleptischer Syndrome [SPIESS-KIEFER und HIPPIUS 1986], so daß heute wieder ein Trend zu zurückhaltender Dosierung mit mittelpotenten Neuroleptika besteht.

Das Problem der Therapieresistenz ist dadurch aber nicht lösbar. Wichtig ist es deshalb, sorgfältige Studien vorzubereiten, die mit abgewogener Indikation bei therapieresistenten Patienten eine Optimierung der neuroleptischen Therapie erarbeiten. Das wird derzeit von einer internationalen Arbeitsgruppe vorbereitet [PLATZ et al. 1986].

Zum vierten und letzten Punkt: Lassen sich die Ergebnisse der frühen Behandlung auf den weiteren Verlauf übertragen? Nach bisheriger Kenntnis müßten wir bei ungünstigen Prädiktoren früh, das heißt vor der Etablierung eines ungünstigen Verlaufes, und wirksam behandeln und sehr konsequent über lange Zeit nachbehandeln, um Chronifizierungen mit häufigen und langen Rehospitalisierungen zu vermeiden. Hierbei handelt es sich also nicht um ein Dosierungsproblem, sondern mehr darum, regelmäßig und prognoseorientiert zu behandeln und vorzubeugen. Ist damit aber wirklich der Verlauf günstig zu beeinflussen? Oder ist die chronische Schizophrenie sogar ein sozial bedingtes Artefakt, wie CIOMPI [1980] zu bedenken gibt? Wir wissen es bisher nicht, weil es keine längeren Studien mit konsequenter Medikation gibt. Oder nähmen dann Rehospitalisierungen ebenso zu, und zwar aufgrund von Nebenwirkungen und noch mehr aufgrund einer medikamentös bedingten, sekundären psychosozialen Behinderung? Gibt es dazwischen eine optimale Behandlungsweise?

Diese kann und muß neben der medikamentösen Langzeitprophylaxe auch die Intervallbehandlung berücksichtigen.

Dabei werden nach vorhergehendem Absetzen in der Remissionszeit Neuroleptika erst gegeben, wenn Stressoren die individuelle Vulnerabilität des Patienten überfordern bzw. erste Anzeichen eines drohenden Rezidivs auftreten. Zwangsläufig ergeben sich bei diesem Vorgehen die Notwendigkeit und die Möglichkeit psychotherapeutischer und sozialer Hilfen in Zusammenarbeit mit dem Patienten. Die Intervallbehandlung hätte den Vorteil, medikamentenfreie Zeiten zuzulassen und trotzdem manifeste Rezidive mit Rehospitalisierungen weitgehend zu verhindern. Damit könnten auch manche Patienten, die eine Dauermedikation ablehnen, zur Nachsorge motiviert werden. Nach ersten Überlegungen zur allgemeinen Indikation [MÜLLER 1983] wurde eine Differentialindikation dieses Vorgehens in einer großen multizentrischen Studie untersucht [PIETZCKER et al. 1986].

Die Aufgabe zukünftiger Therapiekonzepte und evaluativer Studien muß es also sein, einerseits eine frühe Therapieresistenz zu vermeiden und andererseits die Langzeitmedikation zu differenzieren und an Prognosefaktoren zu orientieren. Wenn es gelänge, die schweren Verläufe mit sonst schlechter Prognose zu verändern oder mehr und mehr zu verhindern, wäre für die betroffenen schizophrenen Patienten außerordentlich viel erreicht.

Literatur

AUBREE JC, LADER MH. High and very high dosage antipsychotics: a critical review. J Clin Psychiatry 1980; 41: 341-350.

AVISON WR, SPEECHLEY KN. The discharged psychiatric patient: a review of social, social-psychological, and psychiatric correlates of outcome. Am J Psychiatry 1987; 144: 10-18.

BLEULER M. Die schizophrenen Geistesstörungen im Lichte langjähriger Kranken- und Familiengeschichten. Stuttgart: Thieme, 1972.

BOLLINI P, ANDREANI A, COLOMBO F, BELLANTUONO C, BERETTA P, et al. High-dose neuroleptics: Uncontrolled clinical practice confirms controlled clinical trials. Br J Psychiatry 1984; 144, 25-27.

CIOMPI L. Ist die chronische Schizophrenie ein Artefakt? Argumente und Gegenargumente. Fortschr Neurol Psychiatr 1980; 48: 237-248.

CIOMPI L, MÜLLER C. Lebensweg und Alter der Schizophrenen. Berlin usw.: Springer, 1976.

DENCKER SJ, ENOKSSON P, JOHANSSON R, LUNDIN L, MALM U. Late (4-8 years) outcome of treatment with megadoses of fluphenazine enanthate in drug-refractory schizophrenics. Acta Psychiatr Scand 1981; 63: 1-12.

FÜNFGELD EW, KULHANEK F. Hochdosierte neuroleptische Infusionsbehandlung mit Fluphenazin. Arzneimittelforschung 1978; 28(II): 1489-1491.

GMÜR M. Die Prognose der Schizophrenie unter sozialpsychiatrischer Behandlung. Stuttgart: Enke, 1987.

KAPFHAMMER H-P, RÜTHER E. Depot-Neuroleptika. Berlin usw.: Springer, 1988.

HUBER G, GROSS G, SCHÜTTLER R. Schizophrenie. Berlin usw.: Springer, 1979.

MAY PRA, DENCKER SJ, HUBBARD JW, MIDHA KK, LIBERMAN RP. A systematic approach to treatment resistance in schizophrenic disorders. In: DENCKER SJ, KULHANEK F, eds. Treatment resistance in schizophrenia. Braunschweig-Wiesbaden: Vieweg, 1988: 22-33.

MÖLLER HJ, ZERSSEN D VON. Der Verlauf schizophrener Psychosen unter den gegenwärtigen Behandlungsbedingungen. Berlin usw.: Springer, 1986.

MÜLLER P, Hrsg. Zur Rezidivprophylaxe schizophrener Psychosen. Stuttgart: Enke, 1982.

MÜLLER P. Was sollen wir Schizophrenen raten: Medikamentöse Langzeitprophylaxe oder Intervallbehandlung? Nervenarzt 1983; 54: 477-485.

MÜLLER P. Neuroleptische Dosierung bei therapieresistenten Schizophrenien. In: HEINRICH K, KLIESER E, Hrsg. Probleme der neuroleptischen Dosierung. Stuttgart-New York: Schattauer, 1987: 99-104.

MÜLLER P, GÜNTHER U, LOHMEYER J. Behandlung und Verlauf schizophrener Psychosen über ein Jahrzehnt. Krankheitsverlauf und Prädiktoren. Nervenarzt 1986; 57: 332-341.

OGAWA K, MIYA M, WATARAI A, NAKAZAWA M, YUASA U, et al. A long-term follow-up study of schizophrenia in Japan - with special reference to the course of social adjustment. Br J Psychiatry 1987; 151: 758-765.

PIETZCKER A, GAEBEL W, KÖPKE W, LINDEN M, MÜLLER P, MÜLLER-SPAHN F, SCHÜSSLER G, TEGELER J. A German multicenter study on the neuroleptic long-term therapy of schizophrenic patients. Pharmacopsychiatry 1986; 19: 161-166.

PLATZ T, HINTERHUBER H. Die hochdosierte Neuroleptika-Therapie. Pharmakopsychiatry 1981; 14: 141-147.

PLATZ W, FÜNFGELD EW, KULHANEK F. Konzept einer individuellen, aber standardisierten neuroleptischen Therapie der schizophrenen Erkrankungen. In: HINTERHUBER H, SCHUBERT H, KULHANEK F, Hrsg. Seiteneffekte und Störwirkungen der Psychopharmaka. Stuttgart-New York: Schattauer, 1986: 137-150.

RIFKIN A, QUITKIN F, CARRILLO C, KLEIN DF, OAKS G. Very high dosage fluphenazine for nonchronic treatment-refractory patients. Arch Gen Psychiatry 1971; 25: 398-403.

ROBERTS JE, EDWARDS JG, CHECKLEY S, CRAMMER JL, CUTTING JC, et al. A case of resistant schizophrenia. Br J Psychiatry 1986; 149: 789-793.

SPIESS-KIEFER C, HIPPIUS H. Malignes neuroleptisches Syndrom und maligne Hyperthermie - ein Vergleich. Fortschr Neurol Psychiatr 1986; 54: 158-170.

ZUBIN J. Diskussionsbemerkung. II. Internationales Schizophrenie-Symposium: Bern 1987.

Therapieresistente Schizophrenien

P. König

Einleitung

Bereits der Titel läßt die großen Schwierigkeiten erkennen, die sich in der Auseinandersetzung mit dem Problem der therapierefraktären Schizophrenien ergeben: Beide Begriffe sind durch definitorische Unschärfen gekennzeichnet, die sich auch im Kontext nicht verändern. Definition und Klassifikation der Schizophrenie bereiten noch heute Schwierigkeiten, da weder bekannt ist, ob es sich dabei um eine einheitliche Erkrankung handelt, noch sind deren genaue ätiologische oder pathologische Zusammenhänge aufgeklärt. Ein enges Spektrum der Schizophrenie ist kaum darstellbar, und Verlauf wie Endstadien der Erkrankung sind in Einzelfällen durchaus divergent.

Ähnlich verhält es sich mit dem Begriff Therapieresistenz: Nicht nur schließen verschiedene Diagnosekriterien Sozialbezüge des Schizophrenen mit ein, sondern in noch höherem Maße tun dies prognostische bzw. Outcome-Kriterien [BROCKINGTON 1986]. Umgekehrt stellen Interaktionsfähigkeit und Mobilität eines Menschen grundsätzliche, berücksichtigenswerte Kriterien der Lebensqualität dar.

Patienten mit chronischen, nicht remittierenden schizophrenen Erkrankungen sollten eine große therapeutische Herausforderung und einen großen Behandlungsanspruch darstellen. In der Praxis wird beides wohl eher unterbewertet: Diese Patientengruppe, die mit Recht als eine der schwerstkranken psychiatrischen Populationen bezeichnet werden kann, hat in Relation zu anderen Gruppen bislang die geringste Aufmerksamkeit und die geringste Forschungszuwendung erfahren. Dies mag mit den vorstehend genannten Definitionsproblemen zusammenhängen, dürfte aber noch andere Ursachen haben, wie z. B. Art und Ausmaß der Symptomatik, die in einem konventionellen, kustodialen Management des Patienten nicht unbedingt das therapeutische Handeln provoziert oder in einer Weise provoziert, die durch die Bezeichnung „akutes Krisenmanagement" gekennzeichnet ist. In den letzten Jahren haben neuropathologische und neurophysiologische Befunde verschiedener bildgebender Verfahren des ZNS gezeigt, daß diese Population anscheinend doch durch besondere Merkmale von anderen Formen schizophrener Erkrankungen zu unterscheiden ist.

Differentialdiagnostische Abgrenzung

Abgesehen von den historischen Zuordnungen steht eine Reihe von Diagnosekriterien mit verschiedenster Gewichtung von Symptomen zur Verfügung [Weltverband für Psychiatrie 1983; BROCKINGTON 1986]. Die gebräuchlichste gegenwärtige Klassifikation [DSM-III 1984] versucht eine operationalisierte Definition, die im Vergleich zu verschiedenen früheren Ansätzen einen nicht zu unterschätzenden Fortschritt bedeutet. Nachdem im vorliegenden Zusammenhang die diagnostische Eingrenzung einer besonderen Kerngruppe im Vordergrund steht, scheint der von verschiedenen Autoren gezeigte „polydiagnostische Ansatz" [BERNER et al. 1984] eine sehr enge diagnostische Definition einer schizophrenen Kerngruppe zu ermöglichen. Dieser notwendigerweise komplexe Ansatz birgt einzelne Probleme der praktischen Durchführung, die jedoch im allgemeinen nicht größer als die anderer ähnlich mehrschichtiger Modelle sein dürften.

Die deskriptive Diagnostik wird jedoch immer wieder zusätzlich durch semantische Probleme verkompliziert: Phänomenologisch schizophrenieähnliche Syndrome, z. B. nach Schädelhirntraumen oder bei Temporallappenepilepsien, werden manchmal in den schizophrenen Diagnosebereich subsumiert. Es muß also der polydiagnostische Ansatz durch zusätzliche technische Maßnahmen ergänzt werden, um zu einer klaren Trennung zu führen.

Die Zusammenfassung verschiedenster Outcome-Studien zeigt, daß jene „magischen 30 %", welche als Faustregel der Prognosewahrscheinlichkeit der Schizophrenie tradiert wurden, in der Praxis scheinbar immer wieder zu finden sind (Tab. 1).

Tab. 1: Outcome in Prozent in 23 Studien mit 10 Jahren Beobachtungsdauer (modifiziert nach STEPHENS 1978) (+ gebessert, = gleichbleibend, - verschlechtert)

%	Range	Outcome
30	0 - 70	+
28	3 - 59	=
42	5 - 83	–

Augenscheinlich hängt es dabei auch nicht davon ab, welche diagnostischen Kriterien angewendet wurden [STEPHENS 1978] (Tab. 2).

Tab. 2: Outcome in den Studien von HUBER-GROSS-SCHÜTTLER (SCHNEIDER), TSUANG-WINOKOUR (FEIGHNER), BLAND-PARKER (DSM-III), 10 Jahre Beobachtungsdauer (modifiziert nach STEPHENS 1978) (+ gebessert, = gleichbleibend, - verschlechtert)

%	Range	Outcome
31	19 - 51	+
34	25 - 43	=
31	17 - 47	–

Ein etwas anderes Bild des Outcome ergeben Studien, die unter der Beachtung differenzierter therapeutischer Strategien durchgeführt wurden: So wird das Ergebnis von Neuroleptikabehandlungen wesentlich durch „flankierende therapeutische Maßnahmen" verbessert [MAY et al. 1988]. Es wird noch darauf einzugehen sein, daß auch die Art der flankierenden Therapien die Prognose zu beeinflussen vermag. Abgesehen von den engen diagnostischen Kriterien wurde von verschiedenen Untersuchern eine Reihe von Prädiktoren erarbeitet, welche bereits vor Erkrankungsbeginn bzw. am Anfang der Erkrankung aussagekräftige Hinweise für die

Prognose geben (Tab. 3). Eine Reihe dieser Prädiktoren deckten sich allerdings mit solchen, die von RUD und NOREIK [1982] als aussagekräftig für die Karriere des chronisch-psychiatrisch hospitalisierten Patienten überhaupt erarbeitet wurden.

Tab. 3: Verschiedene Outcome-Prädiktoren für schizophrene Psychosen, verglichen mit Prädiktoren der „Karriere des chronisch-psychiatrisch Hospitalisierten" [RUD u. NOREIK 1982]

IPSS 1979	GAEBEL et al. 1981	MÖLLER et al. 1982	KOLAKOWSKA et al. 1985	RUD u. NOREIK 1982
soziale Isolation	Syndromatik	berufliche	prämorbide	organische
Dauer der Erkran-	berufliche	Integration	Anpassung	Demenz
kung vor der	Stabilität	berufliche	Alter bei der	Aufnahme-
Aufnahme	soziale Kontakte	Leistungsfähigkeit	Erstmanifestation	diagnose
psychiatrische	Selbstbeurteilung	vorbestehende	Initialsympto-	Partnerbeziehung
Vorbelastung	(PDS)	Residual-	matik	Alter bei der
verw./gesch./		symptomatik	Ventrikelgröße	Erstaufnahme
getr.		Dauer der statio-	kognitive	Ausbildung
prämorbide		nären Aufenthalte	Leistungs-	Isolation
Verhaltens-			störungen	
auffälligkeiten		soziale Schicht		
vegetative		der Familie		
Beschwerden		prämorbide Lei-		
Affektverflachung		stungsstörungen		
Persönlichkeits-		Alter bei der		
veränderung		Erstmanifestation		
		Alter bei der		
		Erstaufnahme		

    Abgesehen von den bisher dargelegten Kriterien wurden von verschiedenen Arbeitsgruppen in den letzten Jahren hirnmorphologische Veränderungen herausgearbeitet, welche in bildgebenden Verfahren nachgewiesen werden können und die vermutlich für Schizophrenieuntergruppen pathognomonisch sind [Zusammenfassungen bei TRIMBLE 1987; WEINBERGER 1988]. Diese Ergebnisse, insbesondere der Befund der Ventrikelvergrößerung im kranialen CT, werden durch neuropsychologische Befunde gestützt, die ein Defizit im kognitiven Hirnleistungsbereich eben bei jener Untergruppe von Patienten nachweisen. Als eine direkte klassifikatorische Konsequenz wurde daraus die Typologie nach CROW [1985] abgeleitet. Zudem liegen neurohistologische Befunde verschiedener Arbeitsgruppen vor, welche zytoarchitektonische, quantitative und möglicherweise auch qualitative Veränderungen bestimmter Anteile des limbischen Systems auf zellulärer Ebene eben dieser Schizophreniezielgruppe belegen bzw. wahrscheinlich machen.

    Zusammenfassend könnten die bisher umrissenen Wege einer diagnostischen Eingrenzung der Zielgruppe therapieresistenter Schizophrenien folgende Definitionsschritte umfassen:

1. polydiagnostische Eingrenzung;
2. neuroradiologischer Nachweis zerebraler Veränderungen bei Ausschluß definierter anderer hirnorganischer Störungen;

3. typische kognitive Leistungsminderungen konzeptueller, räumlich strukturierender und verbaler Gedächnisleistungen.
4. (In ihrer gesamten Dimension derzeit noch nicht erfaßbar: Nachweis charakteristischer hirnlokaler Funktionsstörungen durch bildgebende bzw. elektrophysiologische Verfahren.)

Werden in diesem Katalog weitere Kriterien (Tab. 3) mit einbezogen, so ändern sich die Entscheidungsgrundlagen nur unwesentlich. Sie gleichen zu sehr großen Teilen jener Prädiktorenkonstellation, welche von RUD und NOREIK [1982] herausgearbeitet wurde.

Definition durch Verlaufskriterien

Aus pharmakologisch-therapeutischer Sicht stellt das Ansprechen auf Neuroleptika ein wesentliches Differenzierungskriterium dar [KOLAKOWSKA et al. 1985, MAY et al. 1988, BRADLEY et al. 1986]. Im wesentlichen wird von den Autoren eine mehrwöchige differenzierte neuroleptische Behandlungsstrategie gefordert, in der konsekutiv Butyrophenone, Phenothiazine, Thioxanthene und eventuell Clozapin eingesetzt werden sollen.

Eine Klärung des Kriteriums „Ansprechen auf Neuroleptika" erscheint angebracht: Pragmatisch erscheint der Ansatz, die Fähigkeit des Patienten zum Umgang mit seiner Erkrankung in verschiedenen Komplexitätsstufen seiner Sozialbezüge zu verwenden. Allerdings verlangt nicht nur dieser Aspekt eine differenzierte Sichtweise. Das medikamentös-therapeutische Ansprechen ist von einer Vielzahl von Variablen bestimmt. Abgesehen von der Compliance des Patienten spielen Bioverfügbarkeit, therapeutische Breite, Rezeptorspezifität und -affinität und Rezeptordichte eine große Rolle. Weitere Variablen ergeben sich aus dem Sektor Lebensführung bzw. psychosoziale Situation des Patienten, die von Faktoren, wie z. B. der sozialen Akzeptanz seines Verhaltens, aber auch den Nebenwirkungen der Medikamente, mitbestimmt wird. Abgesehen von den bereits angedeuteten prädiktiven soziodemographischen Variablen, Leistungsverhalten und -stabilität und den Life events der Patienten stellen die emotionale Belastbarkeit und Belastung besonders wichtige Prädiktoren dar [LEFF und VAUGHN 1981]. Die Autoren erläutern eine differenzierte Erfassungsstrategie und Definition für die „Low-expressed-emotion- und High-expressed-emotion-Gruppe" der Bezugspersonen.

Zusätzliche Differenzierungsmöglichkeiten bzw. praktikable Skalierungsinstrumente werden zusammenfassend von BRADLEY und HIRSCH [1986] dargestellt.

Um den sogenannten „therapierefraktären Patienten" zu definieren, ist demnach die zusätzliche Anwendung aller nichtmedikamentösen Strategien geboten, angefangen von der „Konstruktion des patientenüberschaubaren Milieus" bis zur differenzierten „Angehörigenschulung", wie von GOLDSTEIN [1981] dargestellt.

Prädiktoren aus dem Krankheitsverlauf im engeren Sinn

Die von verschiedenen Forschungsgruppen erarbeiteten Prädiktoren sind paradigmatisch zusammengefaßt und lassen sich im wesentlichen in eine Gruppe allgemeiner und eine andere Gruppe spezifischer Kriterien aufteilen (Tab. 4). Die erste Gruppe läßt sich unter dem Begriff „prämorbide Anpassung" zusammenfassen und wurde bereits erwähnt. Die zweite Gruppe kann als „symptomatisch/syndromatische Verlaufskriterien" bezeichnet werden.

Tab. 4: Schizophrenie Outcome-Prädiktoren (dicke Pfeile = stark prädiktiv); 1 nach KOLAKOWSKA et al. 1985, 2 nach MÖLLER et al. 1982 (NL = Neuroleptika, DAS = depressiv-anankastisches Syndrom, OPS = organisches Psychosyndrom, PHS = paranoid-halluzinatorisches Syndrom, PsES = psychotisch-expansives Syndrom, EuES = euphorisch-expansives Syndrom, + = gutes, – = schlechtes Ergebnis)

1

	prädiktiv		nicht prädiktiv
+	Prämorbide Anpassung	ø	Bioverfügbarkeit der NL
+	Ersterkrankungsalter	ø	Ansprechen auf NL
+	Initialsymptome	ø	Prolaktinerhöhung durch NL
+	kognitive Leistungen	ø	minimale neurologische Defizite
+	Ventrikelgröße/VBR	ø	Krankheitsdauer

2

Aufnahme	Entlassung		Katamnese
	DAS	⇒	–
	OPS	⇒	–
PHS	PHS	→	–
	PsES	→	–
(Selbstbeurteilung)			
Desorientiertheit		⇒	+
phobisch-anankastische		⇒	+
Symptomatik	EuES	→	+

Die Beobachtungen von tiefgreifenden Zustandsänderungen zwischen Aufnahme- und Entlassungszeitpunkt [JOHNSTONE et al. 1984, KAY et al. 1987] sind als Verlaufseigenheiten der Psychose ein wichtiger Bestandteil ihrer Evaluation und führen somit zu prognostischen (aber auch diagnostischen) Implikationen. Im Gegensatz zum historischen Ansatz stehen heute jedoch differenziertere Krankheitsmodelle [ZUBIN et al. 1979], differenziertere medikamentöse und nichtmedikamentöse therapeutische Strategien [GOLDSTEIN 1981], differenziertere Betrachtungsweisen [VAUGHN und LEFF 1976] und durch moderne instrumentelle Verfahren veränderte Sichtweisen zur Verfügung.

Ein allgemein gehaltener Bezugsrahmen für die Gruppe therapieresistenter Schizophrenien würde sich somit aus Variablen folgender Bereiche zusammensetzen:

Tab. 5: Zusammenstellung des Bezugsrahmens von Prädiktorkriterien für den Ausgang schizophrener Erkrankungen (NL = Neuroleptika)

Sozialbezug	Psychopathologie	Instrumentell	Verlauf
„Isolation - Desintegration"	„Minus"-Symptome	+ CT (PET) (SPECT?)	Ansprechen auf 3 NL
Partner	Basissymptome	EEG?	nichtmedikamentöse Therapien bei Nichtansprechen
Umfeld	„organisch"	(Neurologie?)	
Beruf	Krankheitsdauer	Gittelmann-Klein-, Philipps-Skalen	DAS
Hospitalisierung	Alter bei Ersterkrankung	Skalen: PSE-	OPS
soziale Schicht der Familie	Alter bei Erstaufnahme	AMDP- IMPS-	(PHS)
		CPRS- BPRS-	(PsES)
		MSS- MS-	Selbstbeurteilung
		GAS-	(PDS)

1. prämorbider Sozialbezug,
2. initiale psychopathologische Kriterien,
3. instrumentelle Befunde und
4. verlaufs- und behandlungstypische Variablen.

Die Differenzierung der Möglichkeiten in den einzelnen Bezugssystemen (Tab. 5) ergibt eine breit gefächerte Differenzierungspalette, deren konsequente Anwendung personal- und zeitintensiv sein mag. Allerdings läßt sich vermuten, daß bei konsequenter Anwendung der dargestellten Verfahren die Zielgruppe eher klein und natürlich auch relativ homogen sein dürfte. Die Vorteile, insbesondere für den Patienten, sind evident: Möglicherweise gelingt es, durch die konsequente diagnostische und therapeutische Auseinandersetzung das Los einer Gruppe bisher eher vernachlässigter Patienten zu verbessern, einzelne Patienten zu restituieren, noch gezieltere Therapiestrategien zu entwickeln und für die therapierefraktären Patienten eine im gegenwärtigen Bezugsrahmen noch nicht mögliche Form der Auseinandersetzung mit sich und ihrer Umwelt zu ermöglichen.

Schließlich darf noch auf die eingangs aufgeworfene Frage des Behandlungsanspruchs der genannten Zielgruppe Bezug genommen werden: Es bleibt zu untersuchen, in welchem Ausmaß sogenannte therapierefraktäre schizophrene Patienten auch nach Anwendung aller vorstehend aufgezeigten Möglichkeiten aufzufinden wären.

Zusammenfassung

Die Gruppe der sogenannten therapieresistenten Schizophrenien stellt derzeit noch immer eines der großen ungelösten psychiatrischen Probleme dar. Zusammenfassungen verschiedenster Verlaufsstatistiken scheinen im allgemeinen die alte Faustregel zu bestätigen, daß etwa 30 % der Schizophrenen in die schwere Defektsymptomatik bzw. Verschlechterung münden. Gerade in den letzten 10 Jahren hat die Betrachtungsweise der Schizophrenien eine differenzierte Änderung erfahren: Der oft monolithisch erscheinende Krankheitsbegriff ist durch geänderte Sichtweise der Bedingungskonstellationen und des Krankheitsmodells, neue diagnostische Strategien, Einsatz moderner technischer Diagnoseverfahren und Verwendung differenzierter medikamentöser und nicht-medikamentöser Therapien zu einer vielfältigeren Krankheitsgruppe geworden. Obwohl uns diese neuen Gesichtspunkte des Krankheitsverständnisses und der Therapien dem Wesen der Erkrankung nicht deutlich näher gebracht haben, haben sie doch zusammen mit den Ergebnissen der Prädiktorforschung wesentliche krankheits- und therapie-immanente Zusammenhänge darstellen können. In der vorliegenden Arbeit wird versucht, Möglichkeiten zur Selektion therapieresistenter Schizophrenien darzustellen, um auf diesem Weg diese besonders behandlungsbedürftige Zielgruppe besser definieren zu können und um besondere Behandlungspläne anzuwenden. Eine enge Definition dieser Gruppe sollte sich aus den Bereichen der prämorbiden Sozialbezüge, besonderer initialer psychopathologischer Kriterien, instrumenteller Befunde und verlaufs- und behandlungstypischer Variablen ergeben. Diese Aspekte werden erläutert.

Literatur

BERNER P, KATSCHNIG H, SIMHANDL C, KIEFFER W. Diagnosis in Schizophrenia. Integrative Psychiat Jan.-Feb. 1984; 3-9.

BRADLEY PB, HIRSCH SR. The Psychopharmacology and Treatment of Schizophrenia. Oxford-New York-Tokyo: Oxford University Press, 1986.

BROCKINGTON I. Diagnosis of schizophrenia and schizoaffective psychoses. In: BRADLEY PB, HIRSCH SR, eds. The Psychopharmacology and Treatment of Schizophrenia. Oxford-New York-Tokyo: Oxford University Press, 1986: 166-199.

CROW TJ. The two-syndrome concept, origins and current status. Schizophr Bull 1985; 11: 471-486.

DSM-III. Diagnostisches und statistisches Manual psychischer Störungen. Weinheim-Basel: Beltz, 1984.

GAEBEL W, PIETZCKER A, POPPENBERG A. Prädiktoren des Verlaufs schizophrener Erkrankungen unter neuroleptischer Langzeitmedikation. Pharmacopsychiatry 1981; 14: 180-188.

GOLDSTEIN MJ, ed. New Developments in Intervention with Families of Schizophrenics. San Francisco: Jossey-Bass, 1981.

IPSS. International Pilot Study of Schizophrenia. Geneva: WHO, 1979.

JOHNSTONE EC, OWENS DG, GOLD A, CROW TJ, MACMILLAN FJ. Schizophrenic patients discharged from hospital - a follow up study. Br J Psychiatry 1984; 145: 586-590.

KAY SR, LINDENMAYER J-P. Outcome predictors in acute schizophrenia. J Nerv Ment Dis 1987; 175: 152-160.

KOLAKOWSKA T, WILLIAMS AO, JAMBOR K, ARDERN M. Schizophrenia with good and poor outcome. Br J Psychiatry 1985; 146: 229-246, 348-357.

LEFF J, VAUGHN C. The role of maintenance therapy and relatives' expressed emotion in relapse of schizophrenia. A two year follow up. Br J Psychiatry 1981; 139: 102-104.

MAY PRA, DENCKER SJ, HUBBARD JW, MIDHA KK, LIBERMAN RP. Ein systematischer Ansatz zur Therapieresistenz schizophrener Erkrankungen. In: BENDER W, DENCKER SJ, KULHANEK F, Hrsg. Schizophrene Erkrankungen. Braunschweig-Wiesbaden: Vieweg, 1988: 133-150.

MÖLLER HJ, EILERT-WERNER K, WÜSCHER-STOCKHEIM M, ZERSSEN D von. Relevante Merkmale für die 5-Jahres-Prognose von Patienten mit schizophrenen und verwandten paranoiden Psychosen. Arch Psychiatr Nervenkr 1982; 231: 305-322.

RUD J, NOREIK K. Who becomes long-stay patient in a psychiatric hospital? Acta Psychiatr Scand 1982; 65: 1-14.

STEPHENS JH. Long-term prognosis and follow-up in schizophrenia. Schizophr Bull 1978; 4: 25-47.

TRIMBLE MR. The neurology of schizophrenia. Br Med Bull 1987; 43: 587-598.

VAUGHN C, LEFF J. The influence of family and social factors on the course of psychiatric illness. Br J Psychiatry 1976; 129: 125-137.

WEINBERGER DR. In vivo physiological and anatomical studies of brain pathology in schizophrenia: a neurodevelopmental perspective. Psychopharmacol (suppl 96) 1988; (Abstracts XVI. CINP Congress Munich).

Weltverband für Psychiatrie. Diagnosekriterien für schizophrene und affektive Psychosen. Washington DC: American Psychiatric Press Inc, 1983.

ZUBIN J, SPRING B. Vulnerability - a new view of schizophrenia. J Abnorm Psychol 1979; 86: 103-126.

Möglichkeiten der Neuroleptikatherapie bei Patienten mit hohem Risiko extrapyramidaler Nebenwirkungen

W. Schöny, H. Schwarzbach

Einleitung

Die Problematik derjenigen Patienten, die auf herkömmliche Neuroleptika überempfindlich reagieren, ist bestens bekannt. Im klinischen Alltag begegnet man diesen Patienten zunehmend häufig, wobei sich der Arzt gerade in sehr akuten Zuständen oft in einer ausweglosen Situation befindet. Die Überempfindlichkeit auf Neuroleptika, besonders was die Motorik betrifft, dürfte auf eine Erhöhung der Rezeptorsensibilität zurückzuführen sein. Für die Alltagspraxis bedeutet dies, daß man beim Auftreten extrapyramidalmotorischer Nebenerscheinungen zunächst die Dosis reduzieren müßte. Sollte dies nicht möglich sein, werden verschiedene Substanzen, wie beispielsweise Anticholinergika, empfohlen. Diese werden bei akuten Zuständen als Beimedikation verabreicht, sie sollen jedoch nur kurzfristig eingenommen werden [van Praag 1978]. Ob diese Substanzen das Risiko für das Auftreten von Spätdyskinesien erhöhen [Klawans 1973], ist heute umstritten. Trotzdem sollte man im Umgang mit ihnen sehr zurückhaltend sein. Zur Zeit stehen nur wenige Neuroleptika zur Verfügung, die kaum Gefahren extrapyramidaler Nebenwirkungen in sich bergen. Zu erwähnen wären das Clozapin und die substituierten Benzamide. Bei beiden ist anzumerken, daß die neuroleptische Potenz nicht mit derjenigen hochwirksamer Neuroleptika vergleichbar ist und daß, vor allem bei Clozapin, die subjektiven Nebenwirkungen, wie Müdigkeit und anticholinerge Nebenerscheinungen, sehr beträchtlich sind. Viele Patienten sind daher so beeinträchtigt, daß sie Clozapin nicht mehr einnehmen wollen bzw. als Dauertherapie ablehnen. Weitere Behandlungsmöglichkeiten wären der Einsatz von Benzodiazepinen, Carbamazepin oder aber Elektrokrampftherapie. Auf die Vor- und Nachteile dieser Behandlungsmethoden möchten wir in diesem Beitrag allerdings nicht eingehen. Wir stellen auch keinen Anspruch auf Vollständigkeit der aufgeführten Möglichkeiten.

Unsere Untersuchungen zielen auf Patienten ab, die aufgrund ihrer psychopathologischen Struktur und ihres Krankheitsstadiums einer akut-neuroleptischen Behandlung bedürfen, aber herkömmliche Neuroleptika wegen massiver extrapyramidaler Nebenwirkungen nicht vertragen.

Lithium scheint, aus theoretischen Überlegungen abgeleitet, hier eine Möglichkeit zu sein, eine Verbesserung der Behandlungssituation zu erreichen.

Lithium

Die Sensitivität von Rezeptoren gegenüber Neurotransmittern kann sich adaptiv verändern: Es kann zur Entwicklung von Subsensitivität oder Supersensitivität von Rezeptoren

Tab. 1: Lithiumwirkung auf Transmittersysteme

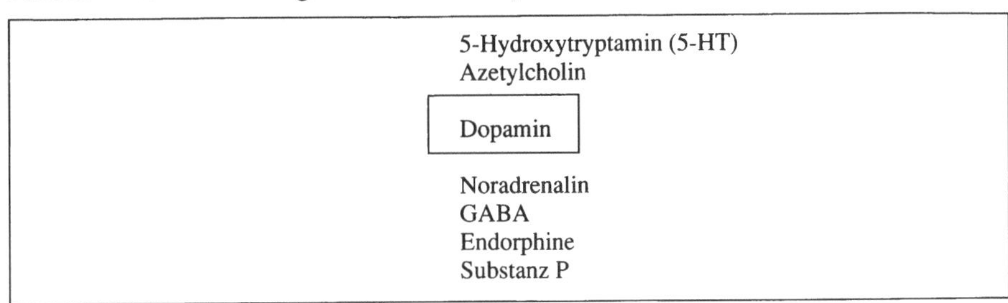

mit verminderter bzw. gesteigerter Rezeptorantwort kommen [CREESE et al. 1981]. Lithiumsalze haben in ihrem pharmakologischen Profil spezielle Effekte auf verschiedene Transmittersysteme [WOOD et al. 1987]. In der Tab. 1 sind die Systeme genannt, auf die Lithium pharmakologisch einwirkt. Aus unserer Sicht ist der Effekt des Lithiums auf das dopaminerge System von besonderer Bedeutung. Akute Verabreichung von Lithium verursacht eine Abnahme der motorischen Aktivität und einen Anstieg von striatalem Dopamin. Wahrscheinlich ist dies auf eine verminderte Freisetzung von Dopamin zurückzuführen [OTERO-LOSADA et al. 1985, SEGAL et al. 1975]. Auf diese Beobachtung scheint auch CADE [1949] bei seinen ersten Untersuchungen bezüglich der Wirkung von Lithium in der Psychopharmakologie zurückgegriffen zu haben. Bestätigen ließen sich diese Effekte nicht. Die biochemischen Auswirkungen von Lithium auf das dopaminerge System sind insgesamt widersprüchlich. Es scheint ein mäßigender Effekt bei Veränderungen, die Neuroleptika im dopaminergen System bewirken, vorzuliegen. Die Upregulation von D_2-Rezeptoren, die normalerweise während einer neuroleptischen Verabreichung gesehen wird, wird unter Lithium unterdrückt [PERT et al. 1978 und 1982]. Eine Erhöhung der Rezeptorzahl konnte nicht bestätigt werden [STAUNTON et al. 1982]. Bei der Ratte konnte nachgewiesen werden, daß die Autorezeptoren-Überempfindlichkeit auf Neuroleptika durch Lithium verhindert werden konnte [GALLAGHER et al. 1978]. Eine Lithiumvorbehandlung scheint also die nach längerfristiger Gabe von Neuroleptika auftretende Überempfindlichkeit der Dopaminrezeptoren zu verhindern [BUNNEY et al. 1983]. Diese stabilisierende Wirkung des Lithiums auf die Dopamin-Rezeptorsensitivität läßt sich in Tierverhaltensstudien und auch in Rezeptorbindungsstudien nachweisen. Nach alleiniger Verabreichung von Lithium werden sowohl eine reduzierte als auch eine unverändert gebliebene Dopaminrezeptorendichte beschrieben [BUNNEY et al. 1983]. Lithium scheint also die Entwicklung von anderen Reaktionen im dopaminergen System zu verhindern. Es zeigt sich jedoch, daß die Verabreichung von Lithium nach der Entwicklung einer Überempfindlichkeit am Rezeptor wirkungslos ist [GRUENTHAL 1984, KOZLOWSKI et al. 1983]. Eine Verhinderung der Supersensitivität von Katecholamin- und von Azetylcholinrezeptoren durch Lithium könnte zur Aufrechterhaltung der Katecholamin-Azetylcholin-Balance beitragen. Eine Störung dieser Balance wird für die manische bzw. depressive Phase diskutiert [GREIL et al. 1988].

Einige Untersuchungen ergaben, daß Lithium, insbesondere bei zerebralen Vorschäden, zur Auflösung von extrapyramidalmotorischen Störungen beitragen kann [MÜLLER-OERLINGHAUSEN 1978 und 1979]. Es gibt auch Untersuchungen, die meinen, daß Lithium in Kombination mit Neuroleptika die Entstehung einer tardiven Dyskinese begünstigt

[CREWSE et al. 1977]. Diese Aussage konnte bis jetzt durch wiederholte Versuche nicht bestätigt bzw. bewiesen werden. Früher vermutete Zusammenhänge zwischen akuten, irreversiblen hirnorganischen Psychosyndromen unter Kombinationsbehandlung von Haloperidol und Lithium konnten ebenfalls nicht bestätigt werden [VAN PRAAG 1978]. Wegen einer erhöhten Nebenwirkungsquote unter dieser Therapiekombination bedarf es allerdings eines sehr genauen Drug-Monitoring [SPRING et al. 1981].

Diese theoretischen Erkenntnisse ließen uns den Versuch unternehmen, Patienten, bei denen ein besonders hohes Risiko extrapyramidaler Nebenwirkungen auf Neuroleptika bekannt war, einer Vorbehandlung mit Lithium zu unterziehen. Im folgenden wollen wir von den ersten Ergebnissen einer Pilot-Studie berichten.

Methodik

Patienten, bei denen das hohe Risiko zu extrapyramidalen Symptomen bekannt war, wurden einer Vorbehandlung mit Lithium unterzogen. Wir prägten dafür den Begriff „Lithiumimprägnation". Verwendet wurde Lithiumazetat in Retardform (Tab. 2). In der Regel wurde ein Lithiumwirkspiegel von 0,6 bis 0,8 mval/l angestrebt. Nach drei bis fünf Tagen einer Lithiumvorbehandlung wurden intensiv wirksame Neuroleptika dazugegeben. Die Dosierung richtete sich nach den klinischen Bedürfnissen, aber in der Regel lag sie in der Größenordnung von 10 - 20 mg Fluphenazin oder 5 - 10 mg Haloperidol täglich. Nach sieben Tagen Neuroleptikaverabreichung wurde der Schweregrad von extrapyramidalen Erscheinungen erhoben. Neben dem klinischen Eindruck wurden dabei die Angus-Simpson-Skala und die AIMS-Skala verwendet. Die Risikovorbelastung konnte nur aus den Krankenunterlagen erhoben werden. Es ist jedoch mit Sicherheit anzunehmen, daß sich bei Verwendung dieser Skalen Höchstwerte ergeben hätten. Bei einer Patientin handelte es sich um eine Erstaufnahme. Das hohe Risiko extrapyramidaler Nebenwirkungen ergab sich in diesem Fall aus der hohen erblichen Belastung und der dort bekannten Neuroleptikaunverträglichkeit.

Tab. 2:   Lithiumimprägnation

Lithiumazetat in Retardform
1 Tbl. = 536 mg = 8,1 mval Li
Lithiumserumkonzentration 0,6 - 0,8 mval/l

Ergebnisse

Die Anzahl der für diese Pilot-Studie in Frage kommenden Patienten war naturgemäß klein. Es handelte sich um 14 Patienten (12 weiblich, 2 männlich). Das Durchschnittsalter betrug 31,6 Jahre (Tab. 3). In der Tab. 4 sind die Diagnosen aufgeschlüsselt. Zum überwiegenden Anteil handelt es sich um schizophrene bzw. schizoaffektive Psychosen. Eine Patientin zeigte einen kindlichen Autismus bei Oligophrenie, eine weitere Patientin hatte eine organische Persönlichkeitsstörung mit anankastischen Mechanismen.

Tab. 3:   Charakteristika der Patienten (N=14)

weiblich 12 männlich 2 ø Alter 31,6 (14 - 56) Jahre

Tab. 4:   Diagnosen (N=14)

N		DSM-III
7	paranoide Schizophrenie	295.3
2	desorganisierte Schizophrenie	295.1
3	schizoaffektive Psychose	295.7
1	Oligophrenie	317.0
	kindlicher Autismus	299.0
1	organische Persönlichkeitsstörung	310.1
	zwanghafte Persönlichkeit	301.4

Tab. 5:   Globale Beurteilung (N=14)

Wirkung:	sehr gut	7
	gut	5
	schlecht	1
	fehlend	1

Die globale Beurteilung der Lithiumwirkung ist in der Tab. 5 zu sehen. Bei sieben Patienten konnte man die Wirkung als sehr gut bezeichnen, bei fünf Patienten als gut, eine Patientin hat nicht angesprochen, und bei einer Patientin war die Wirkung ungenügend. Es wäre anzuführen, daß die fehlende Wirkung bei der Patientin mit der organischen Persönlichkeitsstörung zu verzeichnen war, die schlechte Wirkung bei einer schizophrenen Patientin. Der Durchschnittswert bei den Erhebungsinstrumenten für extrapyramidale Erscheinungen war sehr niedrig. Die Angus-Simpson-Skala ergab 2,4, die AIMS-Skala 3,6 (Tab. 6). Bei den als sehr gut klassifizierten Patienten waren beide Skalenwerte 0,0 im Summen-Score, bei der Patientin mit der fehlenden Wirkung ergab die AIMS-Skala den Wert 18, die Angus-Simpson-Skala 10. Bei der mangelhaften Wirkung betrugen die Werte für die AIMS-Skala 10 und für die Angus-Simpson-Skala 3. Bei der Patientin mit mangelhafter Wirkung wäre noch anzuführen, daß nicht genau geklärt werden konnte, ob kurz zuvor eine Depotinjektion mit einem intensiv wirkenden Neuroleptikum verabreicht worden war, was das mangelhafte Ansprechen erklären könnte.

Tab. 6: Ergebnisse auf den Skalen (N= jeweils 14)

Angus-Simpson-Skala ø Score: 2,4 (0 - 10)
AIMS-Skala ø Score: 3,6 (0 - 18)

In der Zeit, in der nur Lithium gegeben wurde, erhielten die Patienten lediglich Tranquilizer oder abends sedierende Substanzen mit schwacher neuroleptischer Potenz.

Bei den von uns beobachteten positiv reagierenden Patienten hat auch nach Abschluß der stationären Therapie die Schutzwirkung des Lithiums angehalten, d. h. es kam auch nach mehreren Wochen zu keinem Auftreten schwererer extrapyramidaler Erscheinungen.

Zusammenfassung

Aus den bisherigen therapeutischen Erfahrungen bei Patienten mit hohem Risiko extrapyramidaler Nebenwirkungen auf Neuroleptika scheint sich die vorherige Verabreichung von Lithium als Hemmsubstanz für Überreaktionen zu bewähren. Man muß darauf achten, daß Lithium vor der Appplikation intensiv wirksamer Neuroleptika für einige Tage verabreicht wird. Die Dosierung der Lithiummedikation kann im auch sonst üblichen therapeutischen Bereich liegen. Aus den uns bisher zur Verfügung stehenden Daten können noch keine ausreichenden Rückschlüsse gezogen werden. Größere Untersuchungsserien müßten noch einige Fragen klären. Zu erwähnen wären die optimale Dosierung der Lithiummedikation sowie die Dauer der Wirksamkeit dieser Maßnahme. Es ist auch nicht geklärt, wie lange die Lithiumtherapie, falls nicht sowieso indiziert, beibehalten werden muß. Auch die Frage eines eventuellen Schutzes vor Spätdyskinesien müßte noch abgeklärt werden, wofür es bereits Hinweise gibt [KANE et al. 1988]. Uns erscheint die Möglichkeit der Verabreichung intensiv wirksamer Neuroleptika unter dem „Schutz einer Lithiumimprägnation" eine Bereicherung der antipsychotischen Intensivtherapie zu sein.

Literatur

BUNNEY WE, GARLAND BL. Possible receptor effects of chronic lithium administration. Neuropharmacology 1983; 22: 367-372.

CADE JF. Lithium salts in the treatment of psychotic excitement. Med J Aust 1949; 36: 349-352.

CREESE I, SIBLEY DR. Receptor adaptions to centrally acting drugs. Annu Rev Pharmacol Toxicol 1981; 21: 357-391.

CREWSE L, CARPENTER A. Lithium - induced aggravation of tardive dyskinesia. Am J Psychiatry 1977; 134: 933.

GALLAGHER DW, PERT A, BUNNEY WE. Haloperidol induced presynaptic dopamine super-sensitivity is blocked by chronic Lithium. Nature 1978; 273: 309-312.

GREIL W, CALKER D VON. Lithium: Grundlagen und Therapie. In: LANGER G, HEIMANN H, Hrsg. Psychopharmaka, Grundlagen und Therapie. Wien-New York: Springer, 1988.

GRUENTHAL M. Lithium attenuates the development of lesion-induced behavioural supersensitivity to apomorphine. Brain Res 1984; 306: 189-196.

KANE JM, WOERNER M, LIEBERMAN J. Tardive dyskinesia: prevalence, incidence, and risk factors. J Clin Psychopharmacol 1988; 8 (suppl 4): 52S-56S.

KLAWANS HL. The pharmacology of tardive dyskinesia. Am J Psychiatry 1973; 130: 82-86.

KOZLOWSKI MR, NEVE KA, GRISHAN JE, MARSHALL JF. Chronic lithium administration alters behavioral recovery from nigostriatal injury. Effects on nigostriatal H^3 spiroperidol binding sites. Brain Res 1983; 267: 301-311.

MÜLLER-OERLINGHAUSEN B. Interaction between lithium and other psychotropic drugs. Proceedings of the Xth CINP Congress. Pergamon Press, 1978.

MÜLLER-OERLINGHAUSEN B. Antidepressive Langzeitmedikation unter besonderer Berücksichtigung der Lithiumsalze. Nervenarzt 1979; 49: 507-517.

OTERO-LOSADA ME, RUBIO MC. Striatal dopamine and motor activity changes observed shortly after Lithiumadministration. Naunyn Schmiedebergs Arch Pharmacol 1985; 330: 169-174.

PERT A, BUNNY WE. Chronic Lithium modulates neurotransmitter receptor sensitivity. In: EMRICH HM, ed. Basic mechanisms in the action of lithium. Amsterdam: Excerpta Medica, 1982: 121-132.

PERT A, ROSENBLATT JE, SIVIT C, PERT CB, BUNNEY WE. Long-term treatment with lithium prevents the development of dopamine receptor supersensitivity. Science 1978; 201: 171-173.

PRAAG HM VAN. Psychotropic Drugs. A Guide for the Practitioner. Assen: Van Gercum, 1978.

SEGAL DS, CALLAGHAN M, MANDELL AJ. Alterations in behaviour and catecholamine biosynthesis induced by Lithium. Nature 1975; 254: 58-59.

SPRING G, FRANKEL M. New data on lithium and haloperidol incompatibility. Am J Psychiatry 1981; 138: 818-821.

STAUNTON DA, MAGISTRETTI PJ, SHOEMAKER WJ, BLOOM FE. Effects of chronic lithium treatment on dopamine receptors in the rat corpus striatum. I. Locomotor activity and behavioral supersensitivity. Brain Res 1982; 232: 391-400.

WOOD AJ, GOODWIN GM. A review of the biochemical and neuropharmacological actions of lithium. Psychol Med 1987; 17: 579-600.

Punktprävalenz langfristig hospitalisierter Patienten

G. Krüger, G. Jacobs, S. Traxler

Einleitung

Die Behandlung der chronisch Schizophrenen läßt sich hinsichtlich der wirklich anfallenden Probleme und der aktuellen Relevanz innerhalb des Gesamtversorgungsauftrages gegenüber **allen** psychiatrischen Patienten nach wie vor nicht eindeutig beurteilen. Ganz unterschiedliche, oft sich widersprechende Standpunkte werden insbesondere unter dem Aspekt der Versorgungs**notwendigkeiten** eingenommen.

Am besten kann das Dilemma mit der Unschärfe des Begriffes „Chronizität" bei der Schizophrenie und der hinterfragenden Formulierung im Wortspiel: „fact, partial fact, or artifact" [Harding, Zubin und Strauss 1987] beschrieben werden. Tatsache bleibt jedoch, daß sich in einem unentwickelten Versorgungssystem mit fehlenden abgestuften Nachsorgemöglichkeiten in die Gemeinde(n) hinein **die chronischen Patienten in den zuständigen traditionellen Versorgungskrankenhäusern der öffentlichen Hand sammeln.**

Für den Beginn einer Modernisierung und Reform der Versorgung von Schizophrenen sollte deshalb die Beschäftigung mit chronisch langzeithospitalisierten Patienten grundlegend sein. Prävalenzdaten sind entscheidend, auch wenn sie nicht immer gleich ausfallen, um Planung und Aufbau entsprechend den tatsächlichen Versorgungserfordernissen angemessen vorantreiben zu können.

Patienten und Methode

Am Stichtag der Erhebung - 17.3.1987 - waren 846 Patienten stationär aufgenommen. Von vornherein schlossen wir 54 neurologische und 104 forensisch psychiatrische Patienten von der Erhebung aus. Das Ziel dieser Untersuchung war es, möglichst umfassende Informationen von den restlichen 688 Patienten zu erhalten. Alle Daten wurden anonymisiert und im Personalcomputer aufbereitet.

Die Trennung zwischen Behandlungs- und Pflegebereich war am Stichtag nicht vollzogen. Sie wurde am 1.7.1988 durchgeführt. Die Stichtagserhebung sollte dafür und zu anderen Entscheidungsfindungen in der Reorganisation der Klinik vor den beabsichtigten Umstrukturierungen als Planungsgrundlage herangezogen werden. Auf der Grundlage der Kostenträgerschaften gelang es allerdings, eine sinnvolle Trennung von Patienten in zwei Gruppen für die vergleichende Resultatanalyse vorzunehmen:

Einmal die Patienten im Behandlungsbereich, die krankenkassenfinanziert sich in der Klinik befanden (N = 420) und zum anderen die Gruppe der für unser Thema wichtigen

70

Patienten im Pflegebereich (N = 268), finanziert über den überörtlichen Sozialhilfeträger, der gleichzeitig Krankenhausträger ist.

Ergebnisse

Schizophrenie, die wichtigste Patientengruppe

Erwartungsgemäß war Schizophrenie die wichtigste, da häufigste Diagnose. Im Behandlungsbereich befanden sich 36 % (153 von 420) der Patienten mit der Diagnose Schizophrenie, im Pflegebereich waren es sogar 51 % (136 von 268) und damit die absolute Mehrheit (Abb. 1).

Die Diagnoseverteilung der Landesnervenklinik Andernach bei den hospitalisierten Patienten zum Zeitpunkt der Stichtagserhebung kann mit einer am 8.3.1979 durchgeführten Untersuchung in der Psychiatrischen Universitätsklinik Bern mit 48,1 % Anteil der Schizophrenen an der Gesamtzahl der Patienten verglichen werden.

Am 31.12.1971 und am 31.12.1976 war in den Landesnervenkliniken Alzey und Andernach sowie in der Pfalzklinik Landeck zusammen ein Anteil von 39,1 % schizophrener Patienten festgestellt worden. Dabei lag der Anteil sowohl bei den Behandlungspatienten mit 31,3 % als auch der bei den Langzeitpatienten mit 36,9 % deutlich unter unserem Ergebnis.

Die weiteren Ergebnisse beziehen sich nur auf die schizophrenen Patienten (N = 289).

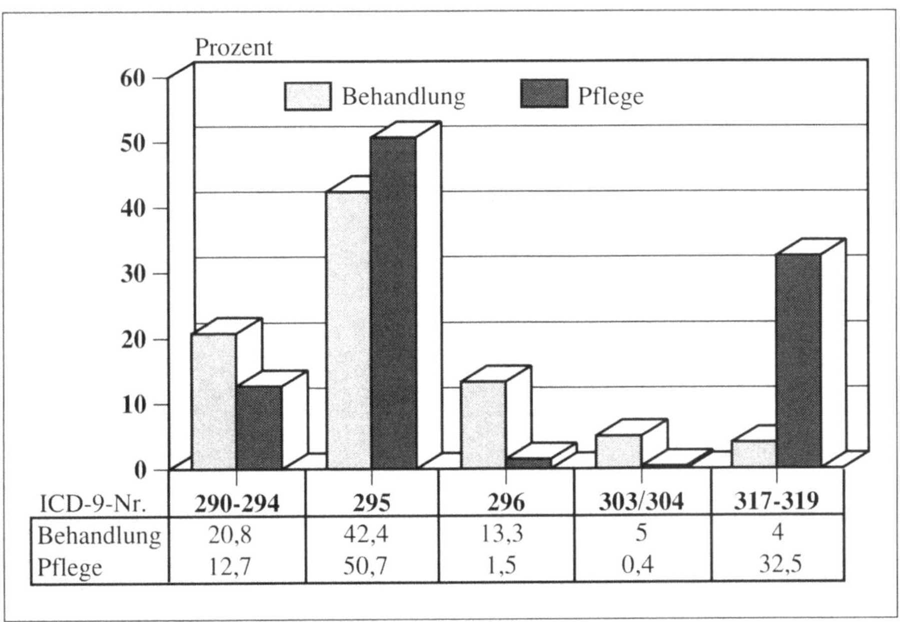

ICD-9-Nr.	290-294	295	296	303/304	317-319
Behandlung	20,8	42,4	13,3	5	4
Pflege	12,7	50,7	1,5	0,4	32,5

Abb. 1:   Diagnose-Nr. nach ICD-9

Alter der schizophrenen Patienten

Bei der Altersverteilung ergibt sich bei der Gesamtstichprobe wie bei den Schizophrenien in beiden Bereichen - in der Akutbehandlung und im Langzeitbereich - eine an die Normalverteilung angelehnte Kurve (Abb. 2).

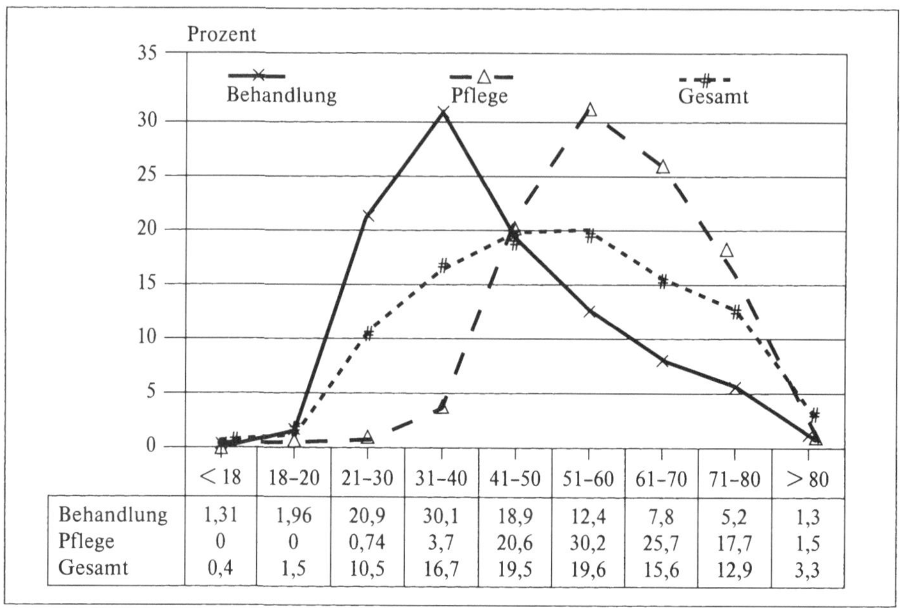

	< 18	18–20	21–30	31–40	41–50	51–60	61–70	71–80	> 80
Behandlung	1,31	1,96	20,9	30,1	18,9	12,4	7,8	5,2	1,3
Pflege	0	0	0,74	3,7	20,6	30,2	25,7	17,7	1,5
Gesamt	0,4	1,5	10,5	16,7	19,5	19,6	15,6	12,9	3,3

Abb. 2:   Altersklassen

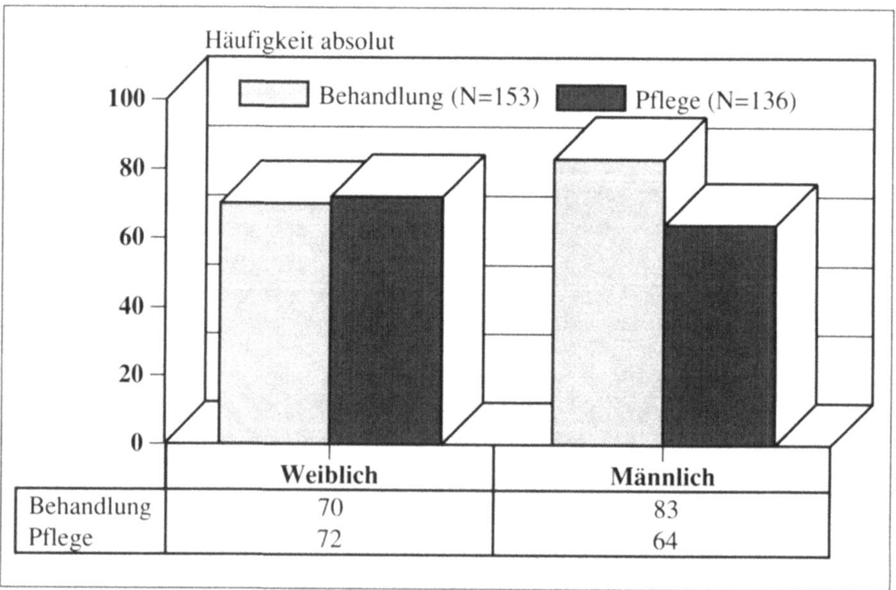

	Weiblich	Männlich
Behandlung	70	83
Pflege	72	64

Abb. 3:   Geschlechtsverteilung

Der Gipfel der Kurve liegt bei den Akutbehandlungsfällen deutlich zwischen dem 31. und 40. Lebensjahr. Im Langzeitbereich ist die Verlagerung in die Dezennien zwischen 50 und 70 deutlich. Erstaunlich ist das Alter von über 80 Jahren bei vier schizophrenen Frauen. Etwa die gleiche Zahl von Behandlungsfällen befindet sich im Alter zwischen 21 - 30 Jahren in der Klinik (N = 32) und zwischen 71 und älter im Langzeitbereich (N = 26). Auch wurde ein Fall in dem jungen Alter des 3. Lebensjahrzehnts bereits im Langzeitbereich vorgefunden.

Geschlechtsverteilung

Die Geschlechtsverteilung scheint auf den ersten Blick uninteressant. Nur die höhere Zahl der männlichen Behandlungsfälle liegt im üblichen, durch das Manifestationsalter junger schizophrener Männer vorgegebenen Rahmen (Abb. 3).

Bei der altersbezogenen Geschlechtsverteilung (Tab. 1) fällt der männliche Gipfel bei den Behandlungspatienten zwischen dem 31. und 40. Lebensjahr auf, wobei sich vier Männer gegenüber einer Frau in diesem recht jungen Lebensabschnitt bereits im Langzeitbereich befinden. Dieser Trend verstärkt sich überrepräsentiert bis in die 5. Lebensdekade hinein. Danach wird dieser männliche Überhang wahrscheinlich durch die höhere Lebenserwartung der Frauen über 60 Lebensjahre aufgefangen. Bestätigt wird dies durch die ausschließliche weibliche Repräsentanz nach dem 80. Lebensjahr.

Tab. 1:   Alter und Geschlecht

Alter	Weiblich:		Männlich:		
	Behandlung:	Langzeit:	Behandlung:	Langzeit:	Gesamt:
unter 18			2		2
18 - 20	1		2		3
21 - 30	14		18	1	33
31 - 40	13	1	33	4	51
41 - 50	15	11	14	17	57
51 - 60	12	15	7	26	60
61 - 70	8	24	4	11	47
71 - 80	5	19	3	5	32
über 80	2	2			4
gesamt:					289

Verweildauer

Die Verweildauer überraschte uns nicht, da wir in Einzelfällen von Aufenthalten von über 30 Jahren aus dem klinischen Bereich wußten. 51 % aller Langzeitpatienten waren länger als 20 Jahre in der Klinik (Abb. 4).

Eindrücklich ist die mangelnde Systematik der ärztlichen Entscheidung für den Langzeitbereich. Langzeitpatienten werden wegen psychotischer Dekompensationen in den Akutbehandlungsbereich verlegt. Doch wechseln auch Patienten, die sehr kurze Zeit in der Klinik sind, in den Langzeitbereich (Tab. 2).

Tab. 2: Verweildauer: Die Zahlen in Klammern zeigen Langzeitpatienten, die krankenkassenfinanziert im Behandlungsbereich versorgt werden, sowie Patienten, die mit relativ kurzer Verweildauer in den Langzeitbereich kamen

Verweildauer über zwei Jahre		
länger als 2 Jahre	18	(10)
5 - 10 Jahre	23	(9)
über 10 Jahre	49	(11)
über 20 Jahre	85	(17)
Verweildauer unter zwei Jahren		
unter 2 Monaten	53	
über 2 Monate	21	
über 4 Monate	8	
über 6 Monate	19	(2)
über 12 Monate	12	(6)

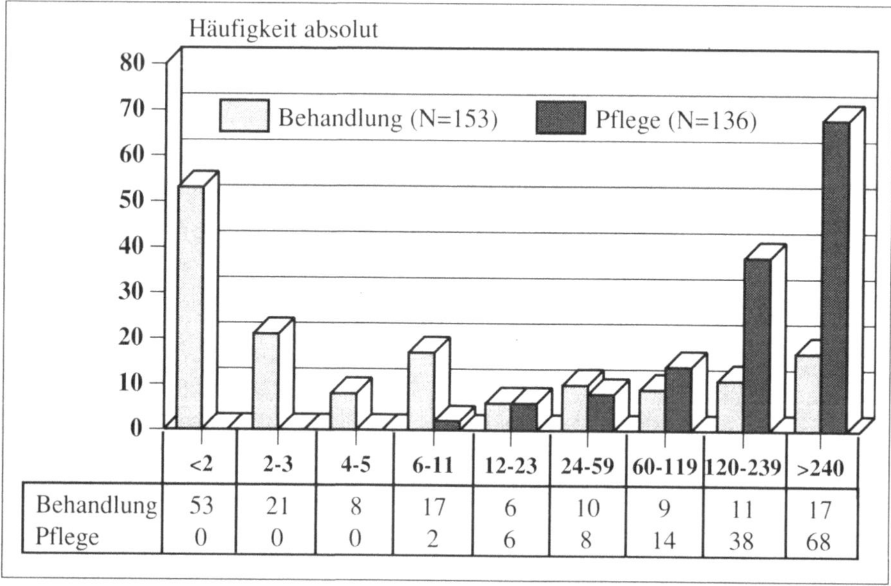

	<2	2-3	4-5	6-11	12-23	24-59	60-119	120-239	>240
Behandlung	53	21	8	17	6	10	9	11	17
Pflege	0	0	0	2	6	8	14	38	68

Abb. 4:   Verweildauer in Monaten

Aufnahmezahl

Die Aufnahmezahl läßt sich in J-förmigen Kurven darstellen (Abb. 5). Auch wenn ein Patient nur eine oder zwei Aufnahmen hat, kann er sehr lange im Krankenhaus bleiben. Im Langzeitbereich haben 76 % aller Patienten nicht mehr als drei Aufnahmen. Dies ist ein wichtiges Ergebnis:

Offensichtlich wird eine Patientenkarriere recht früh entschieden. Verhinderungen solcher Karrieren durch therapeutische Interventionen sollten sehr früh organisiert werden. Intensive therapeutische Betreuung und Angebote sind also von Anfang an in der Krankenhausversorgung nötig.

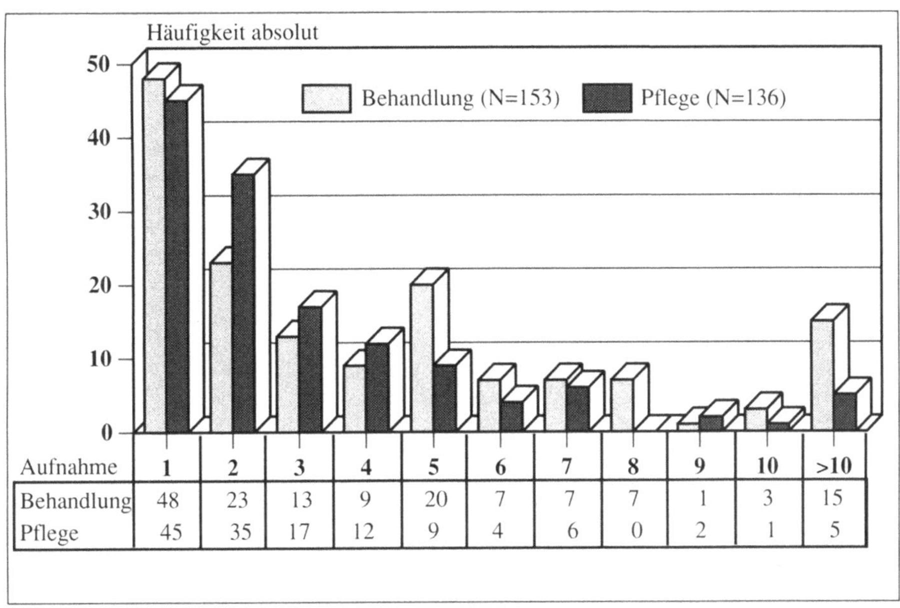

Aufnahme	1	2	3	4	5	6	7	8	9	10	>10
Behandlung	48	23	13	9	20	7	7	7	1	3	15
Pflege	45	35	17	12	9	4	6	0	2	1	5

Abb. 5: Anzahl der Aufnahmen schizophrener Patienten im Behandlungsbereich (N=153) und im Langzeitbereich (N=136)

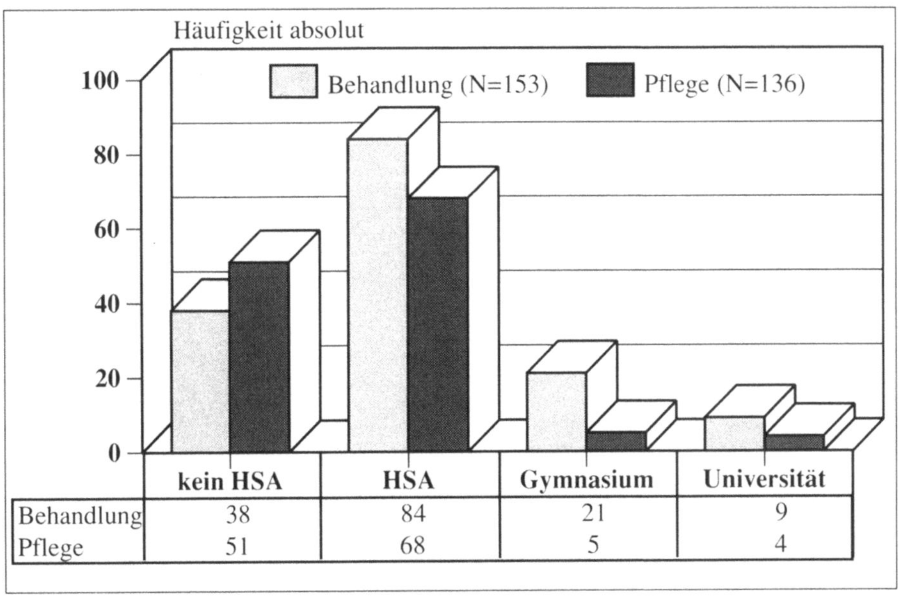

	kein HSA	HSA	Gymnasium	Universität
Behandlung	38	84	21	9
Pflege	51	68	5	4

Abb. 6: Schulbildung (HSA = Hauptschulabschluß)

Psychosoziale Daten

Die präklinischen Inkompetenzen können angelehnt an die Inhalte der Skala nach ZIGLER und PHILIPS [1961] überprüft werden. Diese „Prämorbide-Soziale-Kompetenz-Skala" berücksichtigt die Variablen Alter, Schulbildung, Familienstand, Beruf sowie Berufstätigkeit und Arbeitslosigkeit. Überproportional viele Patienten haben nur Hauptschulab-

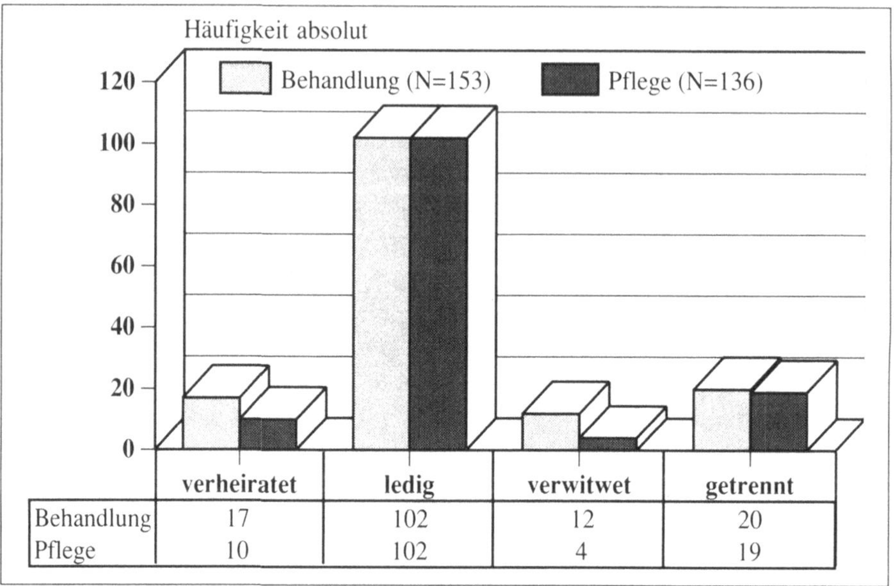

	verheiratet	ledig	verwitwet	getrennt
Behandlung	17	102	12	20
Pflege	10	102	4	19

Abb. 7: Familienstand

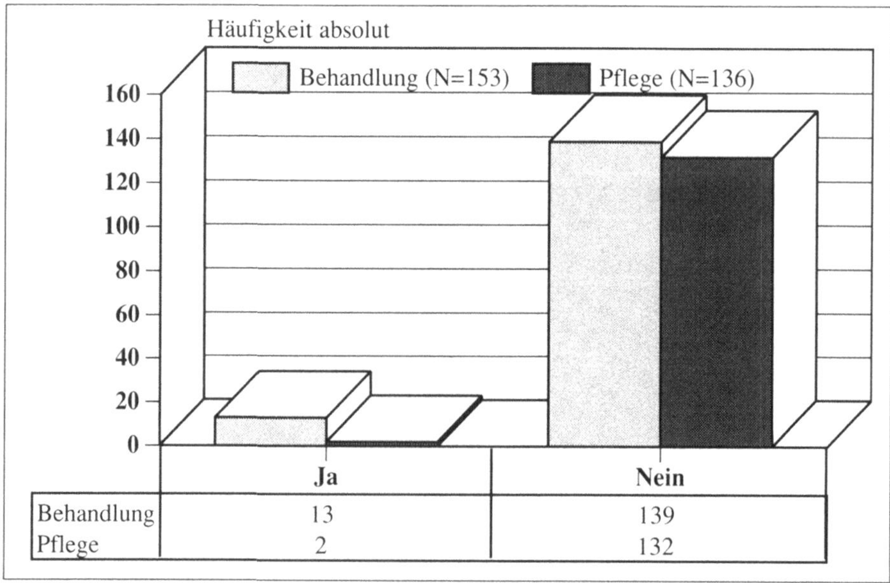

	Ja	Nein
Behandlung	13	139
Pflege	2	132

Abb. 8: Berufstätigkeit

schluß oder überhaupt keinen Schulabschluß. Die meisten der Langzeitpatienten und viele der akut aufgenommenen Patienten sind ledig. Geringe Berufserfahrung oder jegliches Fehlen von Berufstätigkeit sowie lange Zeiten der Arbeitslosigkeit herrschen bei den Langzeitpatienten vor. Es überrascht auch nicht der hohe Anteil unausgebildeter Arbeiter (Abb. 6, 7, 8, 9, 10, 11).

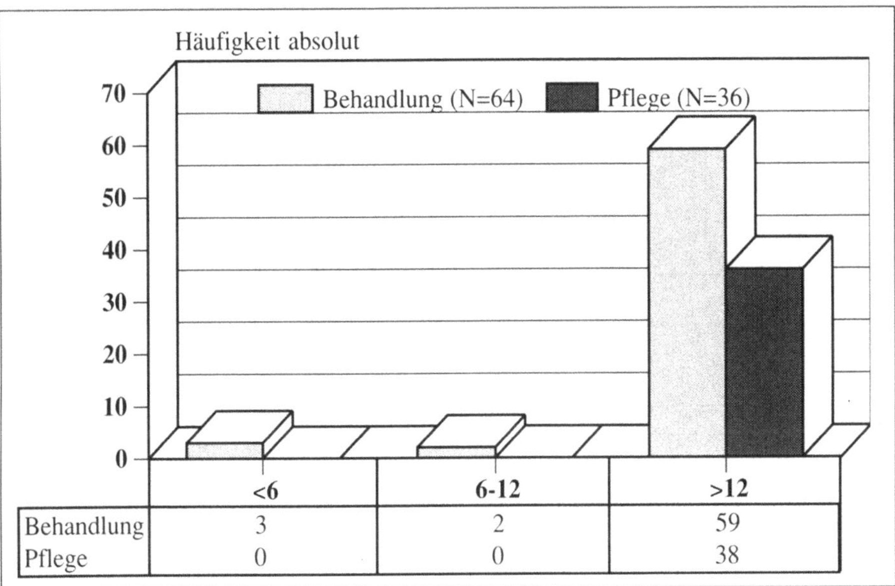

	<6	6-12	>12
Behandlung	3	2	59
Pflege	0	0	38

Abb. 9: Arbeitslosigkeit

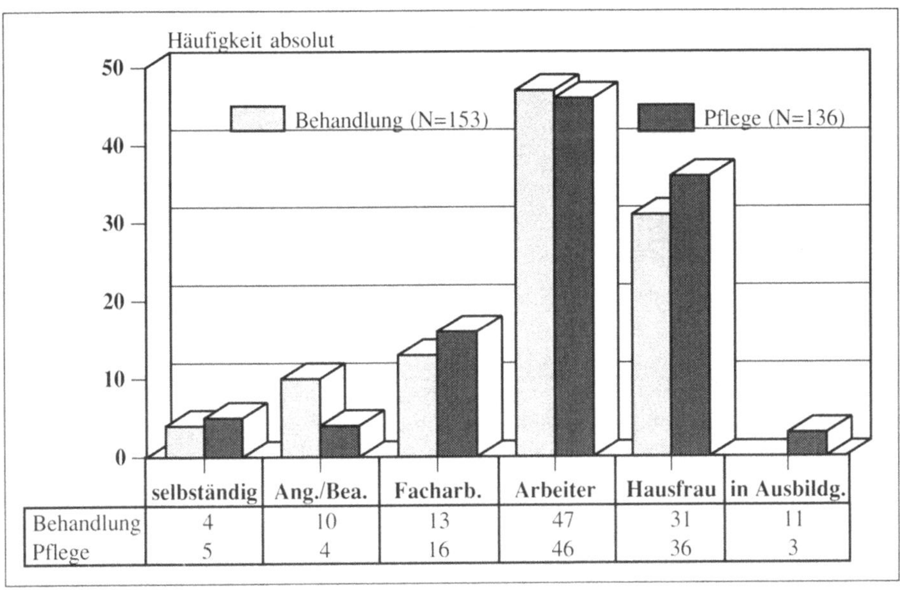

	selbständig	Ang./Bea.	Facharb.	Arbeiter	Hausfrau	in Ausbildg.
Behandlung	4	10	13	47	31	11
Pflege	5	4	16	46	36	3

Abb. 10: Berufsgruppen

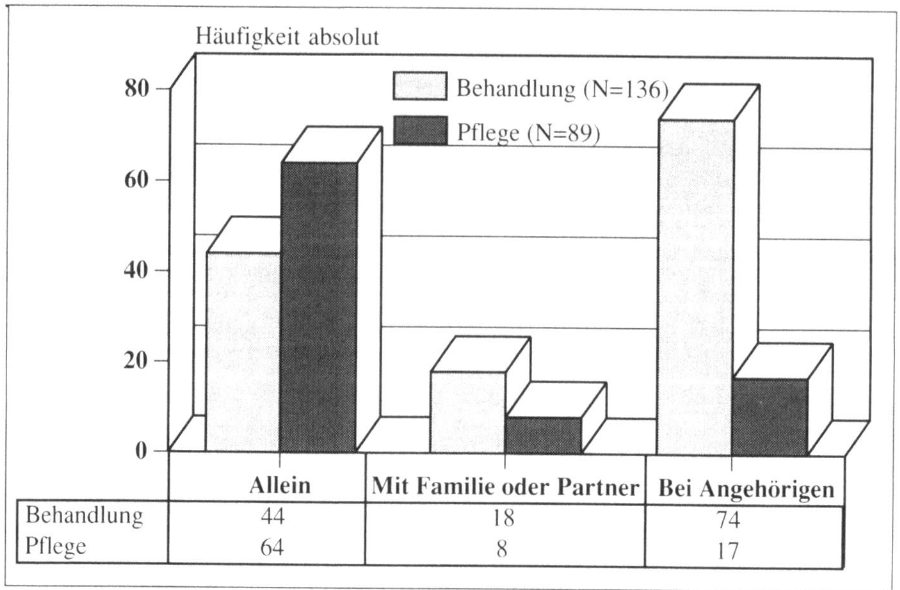

	Allein	Mit Familie oder Partner	Bei Angehörigen
Behandlung	44	18	74
Pflege	64	8	17

Abb. 11: Partnerschaftliche Situation (keine Angaben von 64 Patienten)

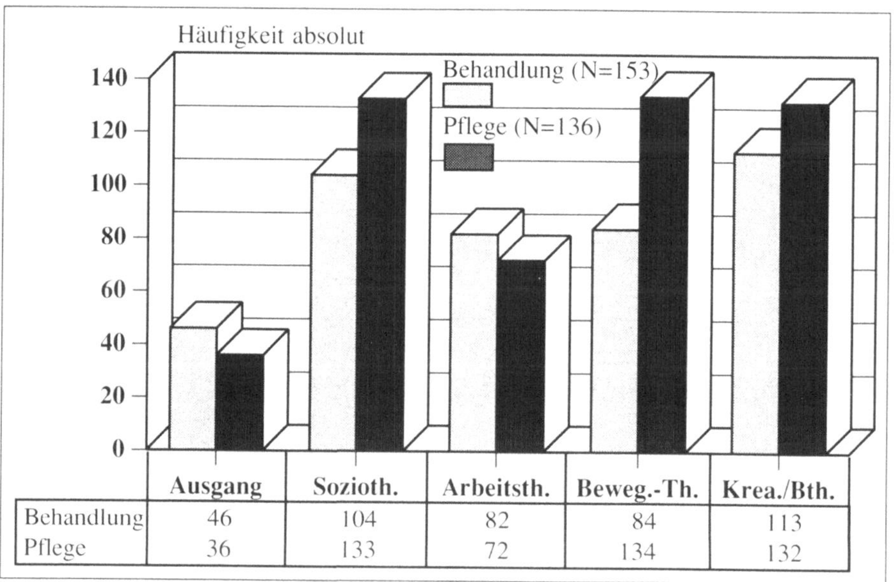

	Ausgang	Sozioth.	Arbeitsth.	Beweg.-Th.	Krea./Bth.
Behandlung	46	104	82	84	113
Pflege	36	133	72	134	132

Abb. 12: Fehlende Therapieangebote

Therapieangebot

Das mangelhafte Therapieangebot wird in Abb. 12 eindrücklich dargestellt. Weder sozio- noch arbeitstherapeutisch sind hinreichende Angebote feststellbar. Auch die kreative und Beschäftigungstherapie kommt vielen Patienten zur Strukturierung ihres Alltages nicht zugute. Eklatant ist der Mangel an bewegungstherapeutischen Aktivitäten. Auch ist der hohe Anteil an Patienten zu hinterfragen, die zum Zeitpunkt der Untersuchung keinen Ausgang bekamen. Die Zahl der unfreiwillig hospitalisierten Patienten ist ebenfalls sehr hoch.

Psychopharmakatherapie

Wenig aufschlußreich für die Frage der Notwendigkeit einer „Versorgung" im Langzeitbereich erscheint die Aufstellung der Dosierung der Psychopharmaka entsprechend der Kriterien „niedrig", „mittel" und „hoch" nach Pharma-Disc-Neuroleptika (Dr. O.K. Linde):

Zum Beispiel Haloperidol: Niedrige orale Dosierung unter 6 mg/d; mittlere orale Dosierung 6 - 15 mg/d und höhere (= hoch) Dosierung über 15 mg/d.

47 Patienten im Langzeitbereich wurden niedrig dosiert behandelt, 68 erhielten eine mittlere Dosierung und nur 16 eine höhere Dosierung. Dieses Ergebnis kann auch als unsystematische Annäherung an die neuroleptische Therapie interpretiert werden.

Diskussion

Die Wichtigkeit des sozialen (therapeutischen und rehabilitativen) Milieus in der Krankenhausversorgung Schizophrener ist bekannt, nicht zuletzt durch die Prägung des Begriffs Hospitalismus in den grundlegenden Arbeiten von WING und BROWN [1961]. Man könnte ein Spektrum mangelnder Ordnung, schiefer Logik und nicht vorhandener Schlüssigkeit in der Versorgung Schizophrener im psychiatrischen Krankenhaus aufzeigen.

Auf der einen Seite steht als Extremvariante die Chronizität des Langzeithospitalismus, was für eine schlechte Versorgung spricht, auf der anderen Seite die Akutbehandlung und Vorbereitung sowie der Beginn der Rehabilitation mit verstärktem Einsatz der therapeutischen Ressourcen bei gegebener Therapieresistenz, was mit einer guten Versorgung gleichzusetzen wäre [MAY et al. 1988, MALM 1988].

Viele, vor allem alt gewordene Patienten werden im Krankenhaus versorgt oder besser ausgedrückt, im Langzeitbereich unzureichend „therapiert und rehabilitiert". Die schlechte Extremvariante hängt weitgehend mit diesen „krankenhausverbliebenen" Patienten zusammen. Sie sind alt geworden, ohne daß sie angemessen behandelt worden wären.

Inzwischen ist die Psychiatrie-Personalverordnung nach § 19 KHG [WIENBERG 1991] in Kraft getreten und sollte auch auf diesen, in den meisten Fällen **nicht** von Krankenkassen finanzierten Bereich angewandt werden.

Eine Diskussion der sozialen Faktoren im Verlauf der Schizophrenie wäre unvollständig, wenn nicht die Hospitalisierung selbst betrachtet würde. Hierbei vermengen sich innerhalb der Institution Großkrankenhaus viele medizinisch-psychiatrisch geprägte Begriffe wie Hospitalismus und Therapieresistenz oder Hospitalismus und Chronizität. Das Krankenhaus produziert einen Artefakt innerhalb des Krankheitsverlaufes Schizophrener, wobei therapeutische Einflüsse von Medikamenten einerseits und die therapeutisch soziale Milieueinwirkung des Krankenhauses andererseits nicht unabhängig voneinander gesehen werden können. Dies muß unbeschadet der Frage geschehen, wie die schlechte Lebensqualität chronischer Patienten auf Langzeitstationen aus humaner ärztlicher Sicht zu gewichten ist.

Gegen das Argument „Heimatrecht" für Langzeitpatienten ist neben der grundsätzlichen Problematisierung des Begriffes Heimat in Verbindung mit der Institution Krankenhaus an die Studie von MANN und CREE [1976] zu erinnern. Dort war ein Hauptergebnis, daß die meisten Patienten innerhalb eines Jahres nach der Aufnahme ins Krankenhaus eine „Langzeitperspektive" entwickelten. Dies wiederum führt zum Verlust jeglichen Eigeninteresses sowie der Initiative der Patienten, das Krankenhaus verlassen zu wollen, um in der Gesellschaft wieder Fuß zu fassen.

HÄFNER [1986] zitiert KRAEPELIN mit der klaren Voraussage dieses Artefakt-Syndroms, der Dementia praecox [1883]: „Die Isolierung darf nicht länger als unbedingt nötig dauern, da sie sonst entschieden schädlich wirkt, die Verblödung und das Einwurzeln übler Angewohnheiten fördert".

Es droht die Gefahr der Artefakt-Chronifizierung vor allem in bezug auf zwei Gruppen schizophrener Patienten: die neuen Chronischen, die aus der Therapieresistenz unterschiedlichster Natur heraus dieses Schicksal erleiden [DENCKER et al. 1988], und die Langzeithospitalisierten, die mittels mühsamer Enthospitalisierungsprogramme aus dem Krankenhaus in die Gesellschaft zurückgeführt werden müssen [KIPPING und RÖHM 1988]. Programme dieser Art mit dem Ziel, langzeithospitalisierte Patienten aus dem Krankenhaus herauszuholen, sind dem Teil der Administration und des Krankenhauspersonals ein Dorn im Auge, der andere Maßstäbe an den Betrieb der Institution „Psychiatrisches Krankenhaus" legt. Dabei steht nicht unbedingt das Wohl der Patienten im Vordergrund, was aus grundsätzlichen humanen Erwägungen heraus allerdings selbstverständlich sein sollte.

Die medizinisch-psychiatrische Betrachtung der Versorgung geht weiter als die humanen Aspekte. Aus ökonomisch-administrativen Gründen tritt die fachliche Perspektive in den Hintergrund. Diese paradoxe Situation wurde zunehmend zur Realität. Fast zwei Jahrzehnte nach der Enquête ist diese bewußte Verzerrung des psychiatrischen Gesundheits- und Krankenhauswesens nicht hinzunehmen.

In der Studie von WING und BROWN [1970] verbesserte sich auch das schlechteste der drei untersuchten Krankenhäuser hinsichtlich der sozialen Indikatoren wie persönliche Freiheit, Selbständigkeit und Lebensqualität innerhalb eines Fünfjahresbeobachtungszeitraumes. Im weiteren Verlauf fiel diese Klinik wieder auf den ursprünglich vorhandenen Tiefstand zurück. Langeweile und Nichtstun sowie stumpfsinniges Herumsitzen auf den Stationen kennzeichneten den klinischen Alltag. Das Zurückfallen war eng mit der ausgeprägten Resignation des ärztlichen Leiters korreliert.

Zusammenfassung

Die Punktprävalenz von langzeithospitalisierten Schizophrenen zeigt deutliche Defizite in der therapeutisch rehabilitativen Versorgung im psychiatrischen Krankenhaus. Die Zahlen bilden eine gute Planungsvorlage zur Implementierung geeigneter psychopharmakologischer und psychosozialer Behandlungs- und Trainingsmethoden. Die Verarmung des sozialien Milieus im Krankenhaus veranlaßt bekanntermaßen eine Exazerbation der schizophrenen Negativsymptomatik, wie z. B. „sozialer Rückzug",

„Sprachverarmung", „flacher Affekt" und „Antriebsschwäche". Das Artefakt Hospitalismus wird im chronischen Stadium kaum medikamentös beeinflußbar sein.

Auch kann die chronisch-produktive Symptomatik bei therapieresistenten Fällen ohne die kritische Würdigung des sozialen Milieus des Krankenhauses nicht erfolg-versprechend angegangen werden. Der Qualitätsstand der therapeutisch-rehabilitativen Bemühungen muß überprüfbar sein.

Literatur

DENCKER SJ, MAY PRA. Von der Langzeitbehandlung im psychiatrischen Krankenhaus zur Integration in die Gesellschaft: Historischer Hintergrund und Problemstellung. In: BENDER W, DENCKER SJ, KULHANEK F, Hrsg. Schizophrene Erkrankungen: Therapie, Therapieresistenz - eine Standortbestimmung. Braunschweig-Wiesbaden: Vieweg, 1988; 119-132.

HÄFNER H. Psychiatrische Versorgung in Vergangenheit und Gegenwart. Nervenheilkunde, 1986; 5: 203-212.

HARDING CM, ZUBIN J, STRAUSS JS. Chronicity in schizophrenia: fact, partial fact or artefact? Hosp Community Psychiatry 1987; 38: 477-486.

KIPPING HW, RÖHM J. Enthospitalisierung. Unveröffentlichte Werkstattschrift. Landesnervenklinik Andernach, 1988.

MALM U. Eine gute Standardtherapie der Schizophrenie. In: BENDER W, DENCKER SJ, KULHANEK F, Hrsg. Schizophrene Erkrankungen: Therapie, Therapieresistenz - eine Standortbestimmung. Braunschweig-Wiesbaden: Vieweg, 1988; 151-163.

MANN S, CREE W. „New" long-stay psychiatric patients: a national sample of 15 mental hospitals in England and Wales. Psychol Med 1976; 6: 603-616.

MAY PRA, DENCKER SJ, HUBBARD JW, MIDHA KK, LIBERMAN RP. Ein systematischer Ansatz zur Therapieresistenz schizophrener Erkrankungen. In: BENDER W, DENCKER SJ, KULHANEK F, Hrsg. Schizophrene Erkrankungen: Therapie, Therapieresistenz - eine Standortbestimmung. Braunschweig-Wiesbaden: Vieweg, 1988; 133-150.

WIENBERG G. Die Psychiatrie-Personalverordnung - eine Chance für die Gemeindepsychiatrie. Bonn: Psychiatrie, 1991.

WING JK, BROWN GW. Social treatment of chronic schizophrenics: a comparative survey of three mental hospitals. J Ment Sci 1961; 107: 847-861.

WING JK, BROWN GW. Institutionalism and schizophrenia: a comparative study in three mental hospitals 1966 - 1968. London: Cambridge University Press, 1970.

ZIGLER E, PHILIPS L. Social competence and outcome in psychiatric disorder. J Abnorm Soc Psychol 1961; 63: 264-271.

Die Behandlung des therapieresistenten schizophrenen Patienten*

N. C. Andreasen

Vor etwa vierzig Jahren, als erstmals klassische Neuroleptika zur Verfügung standen, machten sich die Psychiater große Hoffnungen, daß die Geißel der Schizophrenie aus der Welt geschafft werden könnte, um so mehr, als die Entwicklung der Antibiotika nahezu zu einer totalen Eliminierung einer Reihe von Infektionskrankheiten führte. Nun, vor dem nüchternen und realistischen Hintergrund von fast vierzig Jahren neuroleptischer Therapie, erkennen wir, daß die Schizophrenie uns noch immer sehr beschäftigen muß. Neuroleptika haben einen großen Teil dazu beigetragen, die Symptome der Psychose zu reduzieren und es vielen Patienten zu ermöglichen, in der Gesellschaft zu leben. Sie haben uns jedoch eine Patientengruppe hinterlassen, die unter entstellenden Dyskinesien, andauernder Psychose und ernstem sozialen Unvermögen leiden. Wir erkennen jetzt, daß der therapieresistente Patient eine bedeutende Herausforderung an die Neuropharmakologie und die Psychiatrie darstellt.

Jede Diskussion über den an Schizophrenie erkrankten therapieresistenten Patienten muß mit den gleichen Problemen beginnen, die der Diskussion über die Schizophrenie per se eigen sind: Definitionsfragen und klinische Heterogenität. Nur zu oft sucht die pharmazeutische Industrie nach dem besten neuen Medikament für den „therapieresistenten Patienten", während die Psychiater endlos über die beste klinische Behandlung solcher Patienten diskutieren. Zum gegenwärtigen Zeitpunkt existiert kein klarer Konsens darüber, was therapieresistent überhaupt bedeutet.

Tab. 1 führt einige Beispiele therapieresistenter Patienten auf. Manchmal bezieht sich dieser Begriff auf Patienten der sogenannten chronischen Stationen: also Patienten, die nicht in der Lage sind, außerhalb des Krankenhauses zu leben, und die ständig betreut werden müssen. Außer ihrer Behinderung durch den Krankheitsprozeß selbst leiden diese Patienten typischerweise auch unter vielen sozialen Beschränkungen, da es oft viele

Tab. 1:   Beispiele therapieresistenter Patienten

-    Patienten auf den chronischen Stationen
-    „Drehtür"-Patienten
-    Patienten mit andauerndem Wahn oder Halluzinationen
-    Patienten mit andauernden formalen Denkstörungen
-    Nichtpsychotische Patienten, die außerhalb des Krankenhauses leben, die aber sozial nicht integriert sind
-    Nichtpsychotische Patienten, die nicht arbeiten können

---

* Für die Übertragung aus dem Englischen verantwortlich: Dr. F. Kulhanek, München, und Oberärztin Dr. R. Neumann, Innsbruck.

Jahre her ist, daß sie mit Geld umgehen, Einkäufe erledigen, sich um eine Wohnung bemühen mußten, ein Auto fuhren oder öffentliche Transportmittel benutzten. Solche Patienten in ein einigermaßen normales Leben zurückzuführen stellt eine heroische Herausforderung für jeden Kliniker und jeden Forscher dar, der an der Entwicklung einer effektiven Behandlung therapieresistenter Patienten arbeitet. Ein zweites Beispiel ist der „Drehtür"-Patient: eine Person, die in der Lage ist, mit zeitlichen Unterbrechungen in der Gesellschaft zu leben, entweder unabhängig oder in einer geschützten Umgebung, die aber immer wieder mit psychotischen Rückfällen, mit Gewaltausbrüchen, Unruhezuständen oder aufgrund sozialer Probleme in das Krankenhaus zurückkehrt. Eine dritte Kategorie der therapieresistenten Patienten besteht aus Personen, die andauernd psychotische Symptome, wie Wahn oder Halluzinationen, aufweisen; solche Patienten können oder können auch nicht unabhängig leben, sie sind aber ständig durch psychotische Symptome beeinträchtigt. Auch wenn diese Patienten fähig sind, ein Leben zu führen, das oberflächlich betrachtet „normal" zu sein scheint, d. h. sie haben relativ stabile zwischenmenschliche Beziehungen oder können sogar einer Arbeit nachgehen, so würde doch niemand eine solche Person, die immer wieder Stimmen hört oder unter Verfolgungswahn leidet, für wirklich „gesund" halten. Eine ähnliche vierte Kategorie besteht aus den Patienten, die andauernde Denkstörungen mit ernsten Kommunikationsschwierigkeiten haben, oft begleitet von abnormalem Affekt- und Sozialverhalten; wenn auch weniger offenkundig psychotisch als der wahnhafte oder halluzinierende Patient, sind diese Patienten doch gequält und auch gestört. Eine fünfte Kategorie besteht aus den Patienten, die keine psychotischen Symptome aufweisen und die in der Lage sind, außerhalb des Krankenhauses zu leben, die aber einige soziale Schwierigkeiten haben, indem sie isoliert und zurückgezogen leben und es ihnen an Willenskraft und Dynamik, an einer akzeptablen Anzahl und Qualität von Interessen und Aktivitäten oder an engen Freunden oder geliebten Menschen, denen sie sich verbunden fühlen können, mangelt. Schließlich besteht eine sechste Kategorie aus den Patienten, die nicht psychotisch sind und die sogar einige soziale Beziehungen unterhalten können, die aber nicht fähig sind zu arbeiten. Diese Patienten können möglicherweise in einer familiären Umgebung leben und einige Freunde haben, aber sie sind unfähig, den tagtäglichen Anforderungen gerecht zu werden, wie z. B. einer Arbeit nachzugehen oder den Lebensunterhalt zu verdienen.

Diese Beispiele machen es deutlich: Wenn man die Therapie und die Betreuung des „therapieresistenten" Patienten diskutiert, werden sich die Ziele und Erwartungen, je nachdem welcher Patiententyp angesprochen wird, unterscheiden. Eine signifikante Besserung bei einem Langzeitpatienten, gemessen mit einer standardisierten Beurteilungsskala, wird sich mit Sicherheit qualitativ von einer signifikanten Besserung bei einem in einem Arbeitsverhältnis stehenden, aber chronisch wahnhaften Patienten oder bei einem arbeitslosen, aber sozial integrierten nichtpsychotischen schizophrenen Patienten unterscheiden. In einer idealen Welt würden wir alle darin übereinstimmen, daß keiner dieser Patienten völlig gesund ist, und wir würden versuchen, alle zu einem „normalen" Lebensstandard zurückzuführen. In der realen Welt aber gehen wir eine Vielzahl von Kompromissen ein.

Wie die oben genannten Beispiele zeigen, unterscheiden sich die einzelnen Kategorien der therapieresistenten Patienten voneinander, da Schizophrenie eine komplexe Erkrankung ist, die zu diversen Beeinträchtigungen führt. Um das klinische Bild so zu vereinfachen, daß wir es verstehen und beschreiben können, teilen Forscher die Symptome der Schizophrenie häufig in mehrere große Gruppen ein [ANDREASEN 1982a und b]. Eine Gruppe umfaßt die verschiedenen positiven Symptome. Auch wenn die definierten Schemata unterschiedlich sind, so besteht doch eine gewisse Übereinstimmung darin, daß positive Symptome am besten als ein Exzeß oder eine Verdrehung der normalen Funktionen aufzufassen sind. Dazu gehören Halluzinationen (oder abnormale Wahrnehmungen), Wahn (oder abnormales Folgerungsdenken), positive formale Denkstörungen (oder abnormale Sprache und Kommunikation) und bizarres Verhalten (oder ein abnormales Verhaltensmuster und eine abnormale Verhaltenskontrolle). Die negativen Symptome stellen eine Verminderung oder einen Verlust der normalen Funktionen dar. Sie schließen Alogie (Verlust der Fähigkeit, zu denken und flüssig zu sprechen), Affektverflachung (Verlust der Fähigkeit, Gefühle auszudrücken), Abulie (Verlust der Fähigkeit, bei einer Aufgabenstellung zu bleiben), Anhedonie (Verlust der Fähigkeit, Freude zu erfahren und zwischenmenschliche Bindungen herzustellen) und Konzentrationsstörungen (Verlust des Sich-konzentrieren-Könnens und der Aufmerksamkeit) ein. Zusätzlich zu diesen verschiedenen positiven und negativen Symptomen zeigen schizophrene Patienten auch eine Verminderung ihrer Fähigkeit, im sozialen Bereich zurechtzukommen. Ihre Arbeitsfähigkeit ist ebenfalls oft beeinträchtigt. Die Behandlung der Schizophrenie versucht, die pharmakologische Therapie mit dem Training sozialer Fertigkeiten, mit beruflicher Rehabilitation und mit unterstützender Psychotherapie zu kombinieren, um diese verschiedenen Arten von Symptomen zu reduzieren. Positive Symptome sprechen am wahrscheinlichsten auf die Medikationen an, während psychotherapeutische Strategien häufiger gegen die verbleibenden Symptome angewendet werden.

Die Erfassung der Behinderung

Vom rein klinischen Standpunkt aus ist man versucht, den Grad der Behinderung oder Besserung anhand eines unstrukturierten klinischen Gespräches zu beurteilen. Solche Interviews stellten über lange Jahre den Kern der psychiatrischen Beurteilung dar. Aber diese Gespräche haben den Nachteil einer fehlenden Standardisierung und Vergleichbarkeit bei einer größeren Zahl verschiedener Patienten. Folglich ging man mehr und mehr dazu über, den Grad der Therapieresistenz oder des Ansprechens des Patienten auf die Therapie mit standardisierten Instrumenten zu beurteilen.

Die „Brief Psychiatric Rating Scale" (BPRS) war die Grundlage der Beurteilung bei klinischen Prüfungen seit ihrer Einführung [OVERALL und GORHAM 1962]. Die BPRS deckt ein breites Spektrum von Symptomen ab, u. zw. von der Denkstörung über die Angst bis zum sozialen Rückzug. Die gebräuchlichsten Versionen führen entweder vierzehn oder achtzehn Items auf. Diese wurden durch eine Faktorenanalyse aus einer größeren Anzahl von Symptomen entwickelt, die angewendet wurden, um Patienten zu beurteilen, als die BPRS ursprünglich entwickelt wurde. Weil die BPRS eher Faktoren als Symptome erfaßt, finden die Kliniker die Anwendung manchmal schwierig, da einige der Items einen komplexeren Sachverhalt benennen, als man bei den konkreten Patienten im Klinikalltag beobachten kann. Trotzdem hat die BPRS über viele Jahre einem nützlichen Zweck gedient.

In letzter Zeit sind verschiedene neue Skalen zur Beurteilung der Psychose entwickelt worden. Darunter sind die „Scale for the Assessment of Negative Symptoms" (SANS) [ANDREASEN 1983] und die „Scale for the Assessment of Positive Symptoms" (SAPS) [ANDREASEN 1984]. Diese Skalen lehnen sich sehr eng an die objektive Beobachtung des Patienten an, besonders bei der Beurteilung der negativen Symptome. Sie erlauben eine umfassende Auswertung der geläufigsten Symptome, die bei schizophrenen Patienten beobachtet werden. Ihre Reliabilität hat sich bei einer Vielzahl von Testreihen in der ganzen Welt erwiesen, und sie sind in vielen Sprachen erhältlich, einschließlich in Deutsch [DIETERLE et al. 1986]. Die Daten bezüglich ihrer Reliabilität sind in Tab. 2 zusammengefaßt [OHTA et al. 1984, MOSCARELLI et al. 1987, HUMBERT et al. 1986, PHILLIPS 1987 und 1988].

In bezug auf den Gebrauch von standardisierten Beurteilungsskalen, wie der BPRS, SANS oder SAPS, können jedoch mehrere Einwände gemacht werden. Wenn sie benutzt werden, um das Ansprechen auf die Therapie zu beurteilen, werden solche Skalen gewöhnlich wöchentlich angewendet. Die Ausgangswerte werden typischerweise mit den Werten nach einer bestimmten Therapieperiode, oft vier bis sechs Wochen, verglichen. Ein „gutes" Ansprechen auf die Therapie in einem Forschungsprojekt wird oft als eine 30prozentige Reduktion des Ausgangswertes definiert. Auch wenn solche Symptomreduktionen statistisch in hohem Maße signifikant sein mögen, so ist es doch wichtig, sich darüber im klaren zu sein, daß sie kaum eine bemerkenswerte Besserung aus der Sicht des Patienten oder dessen Familie darstellen. Eine klinisch bemerkenswerte Veränderung bedeutet nicht notwendigerweise auch eine statistische Signifikanz. Wie die oben genannte Beschreibung des Konzeptes der Therapieresistenz zeigt, ist es wichtig, a priori festzulegen, was eine klinisch signifikante Besserung sein soll.

Ein zweiter Einwand betrifft die Beurteilung der negativen Symptome. Da sich unsere Erkenntnisse bezüglich der Entwicklung der Psychopathologie der Schizophrenie im Laufe der Zeit vertieft haben, sind wir uns bewußt geworden, daß die negativen Symptome wahrscheinlich diejenigen sind, die bei der Schizophrenie am meisten behindern, auch wenn sie weniger schillernd, interessant und offensichtlich weniger unangenehm sind als die positiven Symptome. Die negativen Symptome persistieren oft, wenn die positiven Symptome bereits remittiert sind, und sie scheinen ein Prädiktor für eine schlechte Prognose zu sein, wenn sie während der Indexepisode vorhanden sind. Andauernde negative Symptome führen häufig zu substantiellen sozialen Problemen und Beeinträchtigungen bei der Arbeit, da sie einen Verlust der kognitiven und affektiven Lebendigkeit, der Fähigkeit, Freude zu empfinden, und einen Verlust der Willenskraft und Dynamik darstellen. Bis zur Entwicklung der SANS waren standardisierte Skalen zur Beurteilung der negativen Symptome nicht verfügbar, und folglich wurden diese bei klinischen Prüfungen, die das Ansprechen auf eine Therapie messen sollten, selten diskutiert.

Jetzt, da standardisierte Methoden zur Beurteilung der negativen Symptome zur Verfügung stehen, ist klar, daß die Beurteilung immer noch relativ komplex bleibt. Relativ chronische negative Symptome stellen wahrscheinlich eine Art Kerntypus eines neuronalen Defektes dar. Es gibt einige Hinweise, daß sie mit verschiedenen Anzeichen struktureller Abnormitäten des Gehirns, wie abnormaler Ventrikel-Hirn-Koeffizient oder abnormaler Frontalhirngröße, zusammenhängen, obwohl diese Befunde in keiner Hinsicht konsistent sind. Negative Symptome, die man auf eine Art Kerntypus eines neuronalen Defektes zurückführen könnte, scheinen jedoch durch eine Reihe anderer

Tab. 2: Interrater-Reliabilität negativer und positiver Symptome in verschiedenen kulturellen Settings

	Intraclass R (Weighted K)			
Negative Symptome*	Italien	Spanien	Japan	China
Alogie				
Verarmung der Sprechweise	.632	.870	.604	.801
Verarmung des Gesprächsinhaltes	.615	.935	.571	.771
Gedankenabreißen	.269	.907	-.014	.825
Erhöhte Antwortlatenz	.803	.939	.591	.824
Subjektive Bewertung der Alogie		.802	.864	.837
Globale Beurteilung der Alogie	.694	.945	.628	.989
Summenwert		.971		
Affektverflachung oder Affektstarrheit				
Starrer Gesichtsausdruck	.786	.930	.805	.847
Verminderte Spontanbewegungen	.782	.940	.728	.835
Armut der Ausdrucksbewegungen	.757	.886	.671	.772
Geringer Augenkontakt	.873	.897	.676	.722
Fehlende affektive Auslenkbarkeit	.714	.774	.641	.787
Unangemessener Affekt	.774	.805	.294	.034
Mangel an sprachlicher Ausdrucksfähigkeit	.827	.963	.720	.835
Subjektive Bewertung der Affektverflachung		.831	.553	.581
Globale Beurteilung der Affektverflachung	.688	.844	.721	.903
Summenwert		.926		
Abulie - Apathie				
Pflege und Hygiene	.624	.759	.744	.516
Unstetigkeit in Beruf u. Ausbildung	.715	.734	.752	.732
Körperliche Energielosigkeit	.755	.843	.513	.735
Subjektive Klagen über Abulie u. Apathie		.964	.607	.756
Globale Beurteilung von Abulie u. Apathie	.747	.860	.749	.817
Summenwert		.942		
Anhedonie - sozialer Rückzug				
Freizeitinteressen und Aktivitäten	.741	.875	.610	.761
Sexuelles Interesse und Aktivität	.605	.790	.742	.712
Fähigkeit, Intimität und Nähe zu fühlen	.587	.616	.552	.709
Verhältnis zu Freunden und Kollegen	.620	.768	.642	.790
Subjektives Bewußtsein von Anhedonie u. sozialem Rückzug		.841	.823	.798
Globale Beurteilung von Anhedonie u. sozialem Rückzug	.728	.769	.725	.864
Summenwert		.810		
Aufmerksamkeit				
Berufliche Unaufmerksamkeit	.321	.870	.711	.550
Unaufmerksamkeit während der psychologischen Testung	.854	.937	.987	.925
Subjektive Klagen über Unaufmerksamkeit		.857	.462	.672
Globale Beurteilung der Unaufmerksamkeit	.659	.892	.788	.832
Summenwert		.938		

* Anmerkung der Herausgeber: Die Übersetzung entspricht weitestgehend der „Münchner Version" [DIETERLE et al. 1986] der SANS.

	Intraclass R (Weighted K)		
Positive Symptome*	Italien	Spanien	China
Halluzinationen			
Akustische Halluzinationen	.942	.953	.904
Kommentierende Stimmen	.944	.876	.862
Sich unterhaltende Stimmen	.896	.889	.013
Körperliche oder Berührungshalluzinationen	1.000	.827	.451
Geruchshalluzinationen	.948	.861	.726
Visuelle Halluzinationen	.712	.701	.713
Subjektive Beurteilung der Halluzinationen		.870	.304
Globale Beurteilung der Halluzinationen	.862	.927	.837
Summenwert		.895	
Wahnideen			
Verfolgungswahn	.906	.964	.934
Eifersuchtswahn	.357	.789	.307
Schuld- oder Versündigungswahn	.600	.768	.870
Größenwahn	.936	.752	.782
Religiöser Wahn	.886	.673	.954
Körperbezogener (somatisierter) Wahn	.738	.860	.906
Beziehungswahn	.768	.826	.776
Gefühl des Kontrolliertwerdens	.889	.869	.914
Wahnhafte Idee, daß Gedanken gelesen werden	.890	.678	.864
Gedankenausbreitung	.664	.698	.879
Gedankenübertragung	.877	.839	-.016
Gedankenentzug	.828	.854	.901
Subjektive Beurteilung des Wahns		.954	.232
Globale Beurteilung des Wahns	.878	.896	.420
Summenwert		.893	
Ausgefallene/bizarre Verhaltensweisen			
Kleidung und äußerliche Erscheinung	.796	.775	.920
Gesellschaftliches und Sexualverhalten	.734	.665	.235
Aggressivität und Agitiertheit	.750	.777	.751
Sich wiederholendes oder stereotypes Verhalten	.849	.849	.657
Subjektive Beurteilung des ausgefallenen Verhaltens		.884	.745
Globale Beurteilung des ausgefallenen Verhaltens	.834	.867	.993
Summenwert		.914	
Positive formale Denkstörungen			
Entgleisen	.855	.766	.825
Flüchtigkeit (Tangentialität)	.693	.599	.727
Mangel an Zusammenhang/Inkohärenz	.814	.666	.807
Folgewidrigkeit (fehlende Logik)	.492	.836	.159
Umständlichkeit	.525	.560	.423
Redeschwall	.761	.617	.363
Ablenkbarkeit beim Reden	.637	.844	.757
Hohles, aber wohlklingendes Reden	.441	.564	.858
Subjektive Beurteilung der positiven formalen Denkstörungen	.870		
Globale Beurteilung der positiven formalen Denkstörungen	.818	.989	.942
Summenwert		.881	

*   Anmerkung der Herausgeber: Die Übersetzung entspricht weitestgehend der „Münchner Version" [DIETERLE et al. 1986] der SANS.

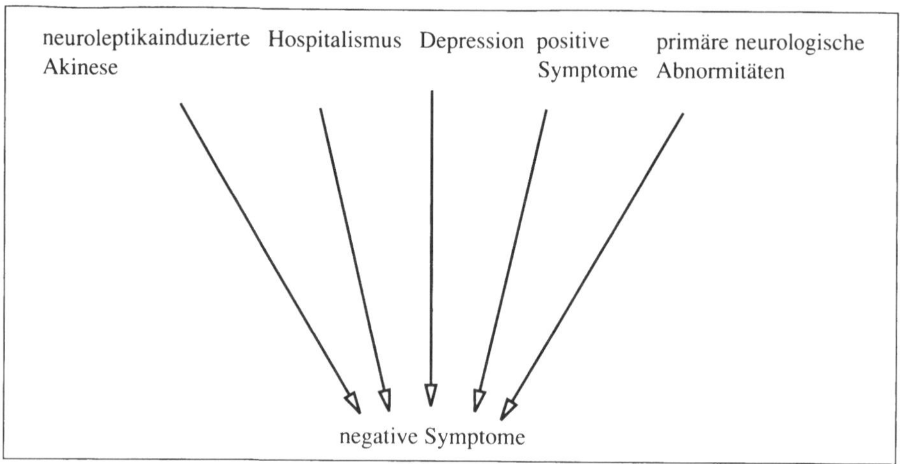

Abb. 1: Verschiedene Faktoren, die zu der gemeinsamen Endstrecke "negative Symptome" beitragen

Faktoren hervorgerufen oder nachgeahmt zu werden. Diese Faktoren sind schematisch in Abb. 1 aufgeführt. Sie beinhalten positive Symptome, Depression, eine durch Medikamente hervorgerufene Akinese und Hospitalismus. Ein florid psychotischer Patient, der Stimmen hört, die ihm sagen, daß er nicht nach draußen gehen soll, weil die Leute versuchen, ihm etwas anzutun, wird eine Vielzahl negativer Symptome aufweisen, insbesondere Abulie, Anhedonie und Unaufmerksamkeit. Doch diese negativen Symptome, die auf die positiven Symptome zurückgeführt werden können, werden in typischer Weise remittieren, wenn die positiven Symptome auf die Therapie ansprechen. Ebenso wird ein Patient, der unter depressiven Symptomen leidet, oft eine Vielzahl negativer Symptome, wie Alogie, Abulie, Anhedonie oder Unaufmerksamkeit, aufweisen; und auch diese Symptome werden zurückgehen, wenn die depressive Symptomatik verschwindet. Patienten, die mit Neuroleptika behandelt werden, zeigen die verschiedensten Anzeichen einer Akinese, einschließlich eines maskenhaften Gesichtsausdruckes und einer physischen Immobilität. Diese Effekte der Neuroleptika sehen aus wie negative Symptome und beeinträchtigen deren Beurteilung. Ihre Abgrenzung von den negativen Symptomen kann nur durch die Applikation von Anticholinergika oder durch eine Dosisreduktion der Neuroleptika erreicht werden. Schließlich führt die Hospitalisierung zu einer Vielzahl negativer Symptome, was an der Reduktion der sozialen und intellektuellen Stimuli liegt. Negative Symptome sind besonders schwer zu beurteilen, wenn ein Patient über viele Jahre ständig hospitalisiert war. In allen diesen Fällen kann man sekundäre negative Symptome von den primären oder Kernsymptomen nur trennen, wenn man die mögliche Beeinträchtigung durch diese Störfaktoren im zeitlichen Verlauf der negativen Symptome beobachtet und so den Einfluß der Störfaktoren quasi abzuschätzen vermag. Persistieren negative Symptome, wenn keine Störfaktoren mehr vorhanden sind, dann kann man schließen, daß es sich um primäre negative Symptome handelt.

Ein letzter Einwand bezüglich der Beurteilung von Therapieresistenz betrifft Störfaktoren, die eine ganze Reihe von Symptomen beeinflussen können. Diese sind in Tab. 3

Tab. 3:   Andere Überlegungen bezüglich der Beurteilung der Therapieresistenz

<table>
<tr><td>

Akutzustand versus chronischer Zustand

Nebenwirkungen der Neuroleptika:
- Akathisie
- Akinese und andere extrapyramidale Nebenwirkungen
- Spätdyskinesien

Compliance mit den verschriebenen Behandlungen

Familiäre Unterstützung

Lebensumstände

</td></tr>
</table>

zusammengefaßt. Das Krankheitsstadium des Patienten (z. B. akut versus chronisch) ist von entscheidender Bedeutung. Im großen und ganzen kann man sagen, je länger die Krankheit bereits andauert, um so schwieriger ist die therapeutische Aufgabe. Ein Medikament, das seine Wirksamkeit bei einer Gruppe von relativ akut psychotischen Patienten bewiesen hat, muß bei einer mehr chronischen Population nicht ebenso wirksam sein. Ebenso dürften andere therapeutische Strategien, wie soziale Rehabilitation oder soziale Lernprogramme, wesentlich geeigneter für chronische Patienten und relativ unzweckmäßig für akute Patienten sein. Die verschiedenen Nebenwirkungen der Neuroleptika machen eine Beurteilung der Wirksamkeit der Behandlung ebenfalls schwierig. Während die Neuroleptika eine negative Symptomatik durch eine Akinese und andere extrapyramidale Nebenwirkungen hervorrufen können, können sie ebenso eine vorhandene Unruhe durch eine Akathisie steigern. Eine Akathisie ist natürlich klinisch besonders schwer zu beurteilen, und es ist noch schwieriger, sie quantitativ zu messen. Andere Faktoren, die die Beurteilung des Ansprechens der Therapie erschweren und die Beurteilung beim einzelnen Patienten oder bei verschiedenen Patientengruppen unterschiedlich ausfallen läßt, betreffen die Therapietreue hinsichtlich der verschriebenen Behandlungen, die familiäre Unterstützung und andere Lebensumstände. Stationäre Patienten sind normalerweise kooperativ, wenn auch nicht immer, während ambulante Patienten spontan ihre Medikamente absetzen können, was sie auch häufig tun, und/oder ungenau über die Einnahme der Medikamente berichten. Patienten, die die verschiedenen Behandlungen in einer unterstützenden Umgebung mit sicheren Lebensumständen erhalten, machen im allgemeinen bessere Fortschritte als Patienten, die keine familiäre Unterstützung haben und sich nicht in sicheren Lebensumständen befinden. Im Idealfall ist für die Feststellung einer Therapieresistenz eine Beurteilung des ganzen Patienten nötig, und man muß all die genannten Variablen berücksichtigen, um den Verlauf der Krankheit verstehen und abschätzen zu können.

Mechanismen, die das Ansprechen auf eine Therapie beeinflussen

Wenn wir versuchen zu verstehen, warum manche Patienten auf die Therapie ansprechen und andere nicht, sind wir aufgrund der vielen Variablen, die berücksichtigt werden müssen, hilflos. Eine entscheidende Variable ist die Heterogenität der Schizophrenie selbst. Es wurden Versuche unternommen, das Konzept der Schizophrenie durch die Identifizierung einzelner Subtypen zu vereinfachen. Bis jetzt konnte jedoch kein völlig überzeugendes Raster für die Erstellung solcher Subtypen entwickelt werden. Wahrscheinlich wird momentan die Untergliederung der Schizophrenie in zwei oder drei einzelne Gruppen, die auf dem Überwiegen der positiven oder negativen Symptome basiert, am meisten akzeptiert. Wie ursprünglich von Crow [1980] vorgeschlagen, gibt es vielleicht zwei Subtypen der Schizophrenie. Ein Subtyp ist durch überwiegend positive Symptome, normale kognitive Fähigkeiten, einen relativ akuten Ausbruch der Krankheit, eine unauffällige prämorbide Persönlichkeit und eventuell durch eine dopaminerge Überaktivität in einigen entscheidenden Hirnregionen, wie dem limbischen System, gekennzeichnet. Man nimmt an, daß die Patienten dieses Subtyps eher auf Neuroleptika ansprechen, die die Dopaminrezeptoren blockieren, und daß diese Patienten daher eher jene Form der Schizophrenie haben, die auf eine pharmakologische Behandlung anspricht. Die zweite Form der Schizophrenie ist, nach Crow, durch ein Mehr an negativen Symptomen gekennzeichnet, d. h. durch eine schlechte prämorbide Anpassung, einen eher schleichenden Ausbruch der Krankheit, kognitive Behinderungen und durch strukturelle Abnormitäten des Gehirns nach computertomographischen oder MRI-Befunden. Patienten mit dieser Form der Schizophrenie neigen dazu, schlechter auf Neuroleptika anzusprechen, und sie zeigen im Trend eine eher irreversible Abnormität, da diese strukturell begründet ist. Es spricht einiges für diesen Ansatz einer Untergliederung, aber seit der Vorstellung durch Crow im Jahre 1980 hat sich herausgestellt, daß dieser Ansatz höchstens eine nützliche grobe Vereinfachung darstellt [Andreasen 1982a und b, 1985]. Einige der Probleme dieses Untergliederungsversuches sind das Vorhandensein einer gemischten Phänomenologie in großen Patientengruppen, die Tatsache, daß Symptome sich über einen langen Zeitraum entwickeln, die Schwierigkeit, primär negative Symptome von sekundär negativen Symptomen zu unterscheiden, die Wahrscheinlichkeit, daß es mehr als zwei Subtypen der Schizophrenie gibt, und die Schwäche der Annahme, daß die Gehirnstruktur und die chemische Gehirnfunktion als voneinander unabhängig aufgefaßt werden können.

Wenn wir versuchen herauszufinden, warum manche Patienten schlechter ansprechen als andere, wie auch immer wir das Ansprechen auf eine Therapie messen, sehen wir uns mit der Tatsache konfrontiert, daß wir noch immer sehr wenig über einige fundamentale Fragen der Neurowissenschaften wissen, die uns helfen könnten zu verstehen, warum Patienten nicht ansprechen. Wenn wir unser Wissen mit unserem Glauben über die Wirkungsweise der Neuroleptika im menschlichen Gehirn vergleichen, wird das Ausmaß unserer Unwissenheit offensichtlich.

Die Standardlehre der Psychopharmakologie betont, daß die klinische Wirksamkeit der Neuroleptika in hohem Maße ihrer Fähigkeit, D_2-Rezeptoren zu blockieren, entspricht, wohingegen sich ihre Wirksamkeit und ihre Hemmwirkung auf D_1-Rezeptoren nicht entsprechen [Creese et al. 1976, Seeman et al. 1976]. Dies führte viele Psychopharmakologen zu der Vermutung, daß Abnormitäten des Dopaminsystems ein primäres und fundamentales Defizit bei der schizophrenen Erkrankung sein könnten. Da mehrere Postmortem-Untersuchungen bei an Schizophrenie erkrankten Patienten im Vergleich zu nichtschizophrenen Patienten oder normalen Menschen eine Zunahme der D_2-Rezeptoren gezeigt haben, entstand eine Arbeitshypothese, die davon ausgeht, daß eine vergrößerte D_2-Rezeptorendichte in entscheidenden limbischen Gehirnregionen zu einer dopaminergen Überfunktion im Gehirn führt und wenigstens für die positiven Symptome verantwortlich sein könnte [SEEMAN et al. 1984].

Vor einiger Zeit haben Untersuchungen mittels PET einige Zweifel an der Dopaminhypothese der Schizophrenie aufkommen lassen, auch wenn diese der Dopaminhypothese des Wirkmechanismus der Neuroleptika nicht unbedingt widersprechen. Während eine PET-Studie der Arbeitsgruppe Hopkins bei einer kleinen Gruppe von Patienten, die noch nie Neuroleptika erhalten hatten, eine gesteigerte D_2-Dichte gezeigt hat [WONG et al. 1986], sagt eine zweite Studie, durchgeführt am Karolinska-Institut, daß Schizophreniepatienten keine gesteigerte D_2-Dichte aufweisen [FARDE et al. 1987]. Die Karolinska-Arbeitsgruppe hat außerdem gezeigt, daß eine relativ geringe Dosis verschiedener Neuroleptika eine totale Rezeptorblockade hervorruft, ein Ergebnis, das mit der klinischen Beobachtung, neuroleptische Medikamente benötigen oft mehrere Wochen, um ihre klinische Wirkung zu entfalten, nicht im Einklang steht [FARDE et al. 1988]. So bedarf wahrscheinlich sogar die Dopaminhypothese der Neuroleptikawirkung einer Revision.

Weiterhin scheint die Darstellung von Rezeptorsystemen im menschlichen Gehirn durch PET darauf hinzudeuten, daß D_2-Rezeptoren in den Gehirnregionen nicht besonders hervortreten, von denen man annimmt, daß sie am wichtigsten für die Entstehung der Schizophreniesymptome sind, d. h. in der präfrontalen Großhirnrinde oder in den temporal-limbischen Regionen [SEDVALL et al. 1986]. Diese Areale weisen jedoch eine erhebliche Konzentration von D_1-Rezeptoren auf. Neue Erkenntnisse, die auf die Wirksamkeit von Clozapin bei Schizophrenie hinweisen, was ebenso stark auf den D_1- wie auf den D_2-Rezeptor wirken dürfte, deuten darüber hinaus darauf hin, daß D_1-Rezeptoren bei der Entstehung von Schizophreniesymptomen ebenfalls von Bedeutung sein können [KANE et al. 1988]. Schließlich gibt es Aussagen, die darauf hindeuten, daß neben Dopamin auch andere Transmittersysteme von Wichtigkeit sein können (z. B. Serotonin, Norepinephrin, GABA, Glutamat und Peptide) [CARLSSON 1988, FRIEDHOFF 1988, MELTZER 1988, SNYDER 1988]. Es scheint klar zu sein, daß manche Patienten nicht auf die Therapie ansprechen, weil es ein Mißverhältnis zwischen dem pharmakologischen Mechanismus des verschriebenen Medikamentes und der spezifischen neurochemischen Abnormität eines bestimmten Patientengehirns gibt.

Eine kleine Untergruppe von Patienten ist vielleicht aufgrund des Vorhandenseins struktureller Defekte schwierig zu behandeln. In einer der sehr wenigen bis zum heutigen Tage durchgeführten Studien, die das Verhältnis zwischen Ventrikelvergrößerung und Therapieansprechen untersuchten, fanden WEINBERGER et al. [1980], daß Patienten mit einem normalen Ventrikel-Hirn-Verhältnis (VBR) im allgemeinen gut auf Neuroleptika ansprachen und Patienten mit vergrößerten Ventrikeln ziemlich unterschiedlich reagierten. Viele sprachen nicht an, bei einigen verschlechterte sich der Zustand sogar, wenn sie mit Standarddosen von Neuroleptika behandelt wurden. Dies scheint darauf hinzuweisen, daß Patienten mit strukturellen Hirnabnormitäten wahrscheinlich schwieriger zu behandeln sind und daß sie wesentlich heterogener sind. In einer Reihe von 100 schizophrenen Patienten, die wir mit MRI-Scans untersucht haben, fanden wir zwei Patienten, die eine relativ spezifische strukturelle Abnormität aufwiesen: partielle Agenesie des Corpus callosum [ANDREASEN 1988]. In dieser Untersuchung hatten zwei von 100 Patienten diese Abnormität, während eine solche bei nur 17 von ungefähr 4 000 Patienten auftrat, die in den letzten Jahren mit MRI-Scans untersucht worden waren.

Interessanterweise haben diese beiden Patienten klassische positive Schizophreniesymptome, und beide sind völlig therapieresistent; Neuroleptika zeigten wenig oder gar keine Wirkung auf ihre positiven Symptome. Es scheint also, daß eine kleine Untergruppe von Patienten neuronale Defizite aufweist, die relativ unzugänglich sind. Da die zentralen limbischen grauen Areale, wie Amygdala und Hippocampus, von den gleichen medianen Neuralsubstraten stammen wie das Corpus callosum, scheinen die persistierenden positiven Symptome dieser Patienten darauf hinzudeuten, daß eine temporo-limbische Abnormität für diese anhaltenden Symptome verantwortlich ist.

Die Behandlung der therapieresistenten Patienten

Die Patientenpopulation, die wir als Schizophrene bezeichnen, dürfte sich tatsächlich um so mehr als heterogen erweisen, je besser wir die neuronalen Mechanismen zu verstehen beginnen, die die charakteristischen Symptome dieser Krankheit verursachen. Manche dürften eine Schizophrenie haben, die primär auf spezifischen strukturellen Abnormitäten basiert, wie in dem Fall der oben beschriebenen zwei Patienten, während die Mehrheit der Patienten einen gewissen Typ einer neurochemischen Abnormität aufweist. Weiterhin können auch die neurochemischen Abnormitäten selbst heterogen sein und sich von einer zur anderen Patientengruppe unterscheiden. Die pharmakologische Behandlung der Schizophrenie, besonders der therapieresistenten Schizophrenie, muß also eher empirisch als rational betrachtet werden. Der Kliniker, der auf einem Gebiet arbeitet, in dem nur wenig wirklich gesichert ist, muß nach dem Prinzip Versuch und Irrtum vorgehen und das unvoreingenommen, mit gesundem Menschenverstand und gutem Urteilsvermögen.

Da positive und negative Symptome durchaus unterschiedliche zugrundeliegende Mechanismen haben können, wird die Behandlung dieser beiden Symptomgruppen getrennt diskutiert.

Die Behandlung auffälliger positiver Symptome beginnt mit der Erkenntnis, daß die meisten Neuroleptika verschiedene Wirkungsprofile haben, d. h., die meisten haben gewisse Wirkungen auf D_1- und D_2-Rezeptoren, 5 HT-Rezeptoren und auf Azetylcholin. Im allgemeinen wurden diese Profile bei Tiergehirnen erstellt, und die Forscher sind noch immer damit beschäftigt, Neurotransmittersysteme im normalen menschlichen Gehirn abzubilden. Deshalb sind die Neurotransmittermechanismen, die eine Psychose hervorrufen, noch nicht definitiv bestimmt.

Ausgehend von dieser Situation ist die erste logische Vorgehensweise bei schlechtem Ansprechen eines Patienten auf eine verschriebene Dosis die Änderung der Dosishöhe. Wenn der Patient eine hohe Dosis erhält, sollten niedrige Dosierungen versucht werden. Erhält er niedrige Dosen, sollten hohe gegeben werden. In manchen Fällen kann es angebracht sein, die Neuroleptika insgesamt abzusetzen. Manche Patienten nehmen ihre Neuroleptika vielleicht nicht, und wenn dies vermutet wird, sollten flüssige oder parenterale Medikamente benutzt werden. Einzelne Patienten unterscheiden sich im Grad ihrer Sensibilität auf ein bestimmtes Neuroleptikum. Nach diesem Vorgehen sollten verschiedene Typen klassischer Neuroleptika in der Hoffnung ausprobiert werden, mit einem anderen psychopharmakologischen Profil vielleicht doch den neuronalen Mechanismus zu treffen, der durch die vorherigen Medikamente nicht erfaßt wurde.

Wenn diese Vorgehensweise immer noch fehlschlägt, sollten atypische Neuroleptika verschrieben werden, sofern sie erhältlich sind. Eine Untergruppe von Schizophreniepatienten zeigte ein Ansprechen auf Benzamidderivate oder auf Clozapin. Eine andere Strategie besteht darin, die laufende Verordnung um Benzodiazepine und verwandte Wirkstoffe zu ergänzen, die GABA beeinflussen; schließlich können Benzodiazepine auch allein verabreicht werden.

Die oben genannten Verfahrensweisen basieren alle auf der Annahme, daß der Patient an einer Psychose leidet, die klar dem Spektrum der Schizophrenie zuzuordnen ist. Da die Phänomenologie psychischer Erkrankungen relativ komplex und verwirrend ist, kann es sein, daß Patienten, die an einer klassischen Schizophrenie erkrankt zu sein scheinen, auf Medikamente ansprechen, die im Einsatz gegen affektive Krankheiten als wirksamer betrachtet werden. So könnte vielleicht der Einsatz von Lithium oder Carbamazepin bei einer kleinen Patientengruppe helfen. Behandlungsstrategien dieser Art sind entweder ganz am Anfang der akuten Psychose oder sehr spät bei einer chronischen Psychose zweckmäßig, wenn kein Ansprechen auf klassische Neuroleptika festzustellen ist. Anschließend kann auch eine EKT versucht werden.

Wenn ein Patient weiterhin andauernde positive Symptome zeigt, sollte eine therapeutische Maßnahme ergriffen werden, die sich sowohl an die Familie als auch an den Patienten richtet. Das Leben mit einer chronisch psychotischen Person ist extrem schwierig und verlangt Geduld und Mut. Deshalb benötigen Familienmitglieder, die versuchen, einen psychisch kranken Angehörigen innerhalb der familiären Umgebung zu halten, unterstützende Beratung, Ermutigung sowie Informationen und eine Schulung über die Krankheit ihres Angehörigen. Wenn der Streß für die Familie zu groß wird, sollte der Kliniker nicht zögern, den Patienten in ein Krankenhaus einzuweisen (oder sogar in ein Pflegeheim). In dieser Situation ist es besonders wichtig, die Familie zu unterstützen und ihr zur Seite zu stehen, damit sie sich nicht schuldig fühlt und glaubt, für die Verschlimmerung oder den Fortbestand der Symptome des Patienten verantwortlich zu sein. Man muß auch der Auffassung entgegentreten, die Familie habe den Patienten „fallengelassen".

Die Behandlung der negativen Symptome richtet sich nach einem ähnlichen Entscheidungsmuster. Die von Will Carpenter [CARPENTER et al. 1985] vor mehreren Jahren entwickelte Methode ist bisher unübertroffen. Sie ist auf der Abb. 2 dargestellt.

In diesem Fall beginnt man damit, sich den verschiedenen Alternativen zuzuwenden, die sekundäre negative Symptome hervorrufen könnten, in der Hoffnung, daß durch die Beseitigung der primären Abnormität die negativen Symptome remittieren oder reduziert werden. Falls sie im Krankheitsbild dominieren, sollte man hart arbeiten, um sie zu reduzieren, da negative Symptome, wie oben erörtert, oft als Folge von Wahn oder Halluzinationen auftreten können und sich der Patient deshalb sozial isoliert und zurückzieht. Zweitens muß man die Möglichkeit in Betracht ziehen, daß die negativen Symptome auf eine neuroleptikainduzierte Akinese zurückzuführen sind. In diesem Fall setzt man zusätzlich Anticholinergika ein oder reduziert die neuroleptische Dosierung. Wenn dann die negativen Symptome noch andauern, besteht die Möglichkeit, daß depressive Symptome die negativen Symptome kopieren, und man beginnt, den Patienten mit Antidepressiva, Anxiolytika oder einer unterstützenden Psychotherapie zu behandeln. Wenn die negativen Symptome nach wie vor andauern, zieht man die Möglichkeit in Betracht, daß der Patient reagiert, indem er sich zurückzieht, weil er sich

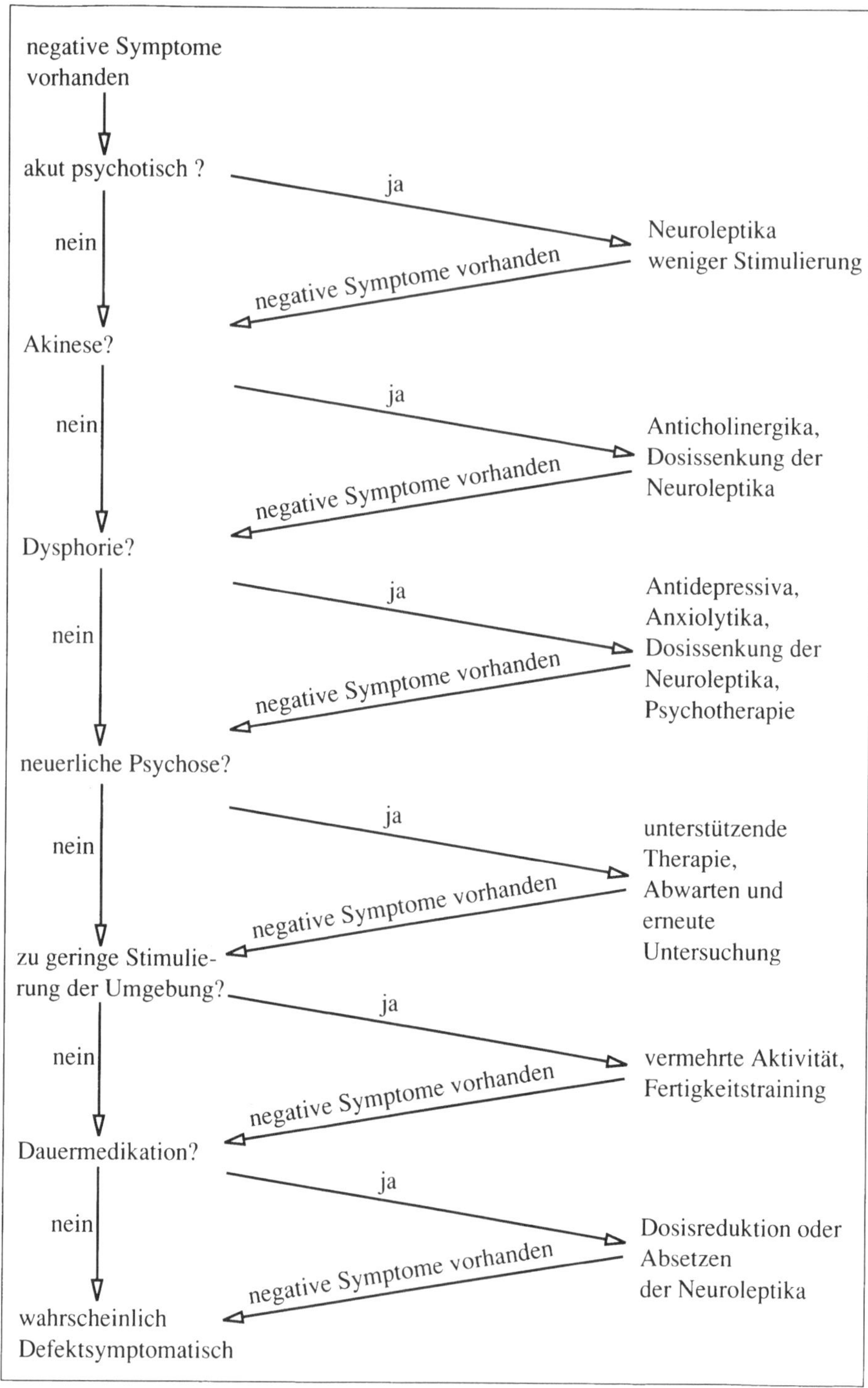

Abb. 2: Modell für die Erfassung und Behandlung negativer Symptome

seiner Psychose bewußt wird. In diesem Stadium sorgt man für zusätzliche Unterstützung, wartet und beurteilt die Fakten. Wenn die negativen Symptome weiterhin andauern, fragt man sich, ob der Patient nicht zu sehr behütet und umsorgt wurde und sich aufgrund einer zu gering stimulierenden Umgebung zurückzieht. In diesem Stadium kann man soziale Lernprogramme und eine berufliche Rehabilitation intensivieren. Wenn die negativen Symptome weiterhin andauern, bedenkt man erneut die Möglichkeit, daß die Neuroleptika die negativen Symptome auf irgendeine Weise verschlimmern und setzt die Dosierung herab. Wenn die negativen Symptome noch immer andauern, hat man im wesentlichen alle therapeutischen Möglichkeiten ausgeschöpft. Wie im Fall der Behandlung der positiven Symptome ist an diesem Punkt eine psychologische Unterstützung des Patienten und seiner Familie vielleicht das beste, was ein guter Kliniker anbieten kann.

Zusammenfassung und Schlußfolgerung

Wie die vorstehende Betrachtung der therapieresistenten Patienten zeigt, ist die Behandlung der Therapieresistenz komplex. Die Behandlungsstrategien hängen teilweise davon ab, was man unter „Therapieresistenz" versteht. Wie auch immer die Definition ausfällt, die Lösungen sind oft nicht leicht. Es ist jedoch wichtig, zu dem Patienten und seiner Familie zu stehen und eine umfassende Anzahl von Behandlungsstrategien zu erforschen, die unterschiedliche Medikamentendosen und unterschiedliche Medikamentenklassen miteinander verbinden. Man sollte laufend die Diagnose überprüfen und zu gegebener Zeit affektive Symptome behandeln, auch wenn das Ergebnis relativ bescheiden ausfällt. Es ist wichtig, die pharmakologische Behandlung mit einer familiären Unterstützung und einer psychologischen Hilfe für den Patienten zu verbinden.

Literatur

ANDREASEN NC. Negative symptoms in schizophrenia: definition and reliability. Arch Gen Psychiatry 1982a; 39: 784-788.

ANDREASEN NC. Negative vs. positive schizophrenia: definition and validation. Arch Gen Psychiatry 1982b; 39: 789-794.

ANDREASEN NC. The Scale for the Assessment of Negative Symptoms (SANS). Iowa City, Iowa: The University of Iowa, 1983.

ANDREASEN NC. The Scale for the Assessment of Positive Symptoms (SAPS). Iowa City, Iowa: The University of Iowa, 1984.

ANDREASEN NC. Positive vs. negative schizophrenia: a critical evaluation. Schizophr Bull 1985; 11: 380-389.

ANDREASEN NC. Brain imaging: applications in psychiatry. Science 1988; 239: 1381-1388.

CARLSSON A. The current status of the dopamine hypothesis of schizophrenia. Neuropsychopharmacology 1988; 1: 179-186.

CARPENTER WT, HEINRICHS DW, ALPHS LD. Treatment of negative symptoms. Schizophr Bull 1985; 11: 440-452.

CREESE I, BURT DR, SNYDER SH. Dopamine receptor binding predicts clinical and pharmacological potencies of antipsychotic drugs. Science 1976; 192: 481-483.

CROW TJ. Molecular pathology of schizophrenia: More than one disease process? BMJ 1980; 280: 66-68.

DIETERLE DM, ALBUS MI, EBEN E, ACKENHEIL M, ROCKSTROH W. Preliminary experiences and results with the Munich version of the ANDREASEN Scale. Pharmacopsychiatry 1986; 19: 96-100.

FARDE L, WIESEL FA, HALL H, HALLDIN C, STONE-ELANDER S, et al. No D_2 receptor increase in PET study of schizophrenia. Arch Gen Psychiatry 1987; 44: 671-672.

FARDE L, WIESEL FA, HALLDIN C, SEDVALL G. Central D_2 dopamine receptor occupancy in schizophrenic patients treated with antipsychotic drugs. Arch Gen Psychiatry 1988; 45: 71-76.

FRIEDHOFF AJ. Dopamine as a mediator of a central stabilizing system: comments on the current status of the dopamine hypothesis of schizophrenia. Neuropsychopharmacology 1988; 1: 189-191.

HUMBERT M, SALVADOR L, SEGUI J, OBIOLS J, OBIOLS JE. Estudio interfiabilidad version espanola evaluacion de sintomas positivos y negativos. Rev Dpto Psiquiatria Facultad de Med, University of Barcelona, 1986; 13: 28-36.

KANE J, HONIGFELD G, SINGER J, MELTZER H, and the Clozaril Collaborative Study Group. Clozapine for the treatment-resistant schizophrenic: a double-blind comparison with chlorpromazine. Arch Gen Psychiatry 1988; 45: 789-796.

MELTZER HY. New insights into schizophrenia through atypical antipsychotic drugs: comments on „The Current Status of the Dopamine Hypothesis of Schizophrenia". Neuropsychopharmacology 1988; 1: 193-196.

MOSCARELLI M, MAFFEI C, CESANA BM, BOATO P, FARMA T, et al. An international perspective on assessment of negative and positive symptoms in schizophrenia. Am J Psychiatry 1987; 144: 1595-1598.

OHTA T, OKAZAKI Y, ANZEI N. Reliability of the Japanese version of the Scale for the Assessment of Negative Symptoms (SANS). Jpn J Psychiatry Neurol 1984; 13: 999-1010.

OVERALL J, GORHAM D. Brief Psychiatric Rating Scale. Psychol Rep 1962; 10: 799-812.

PHILLIPS M. Scale for the Assessment of Negative Symptoms and Scale for the Assessment of Positive Symptoms, Chinese version. National Center for Psychiatric Training, Shashi Psychiatric Hospital, Shashi Hubei, People's Republic of China. Personal Communication, 1987, 1988.

SEDVALL G, FARDE L, PERSSON A, WIESEL FA. Imaging of neurotransmitter receptors in the living human brain. Arch Gen Psychiatry 1986; 43: 995-1005.

SEEMAN P, LEE T, CHAU-WONG M, WONG K. Antipsychotic drug doses and neuroleptic/dopamine receptors. Nature 1976; 261: 717-719.

SEEMAN P, ULPIAN C, BERGERON C, RIEDERER P, JELLINGER K, et al. Bimodal distribution of dopamine receptor densities in brains of schizophrenics. Science 1984; 225: 728-731.

SNYDER SH. Psychotogenic drugs as models for schizophrenia: comments on „The Current Status of the Dopamine Hypothesis of Schizophrenia." Neuropsychopharmacology 1988; 1: 197-199.

WEINBERGER DR, BIGELOW LB, KLEINMAN JE, KLEIN ST, AOSENBLATT JD, et al. Cerebral ventricular enlargement in chronic schizophrenia: an association with poor response to therapy. Arch Gen Psychiatry 1980; 37: 11-13.

WONG DF, WAGNER HN, TUNE LE, DANNALS RF, PEARLSON GD, et al. Positron emission tomography reveals elevated D_2 dopamine receptors in drug-naive schizophrenics. Science 1986; 234: 1558-1562.

Periodische stationäre Versorgung chronisch schizophrener Patienten: Verhindert sie krisenbedingte Krankenhausaufnahmen?*

D. P. van Kammen, J. Galanter, W. B. van Kammen, P. Nealon, G. Dougherty, J. Peters

Zusammenfassung

Die Autoren beschreiben eine periodische stationäre Versorgung („respite care") chronisch psychiatrischer Patienten in einem Veterans Administration Hospital, die sie „Ambulantes Langzeitprogramm" (ALP) nennen (engl. „Community Maintenance Program" = CMP). Das ALP ist ein Programm, das kurzfristig festgelegte Krankenhausaufnahmen für entlassene chronisch kranke psychiatrische Patienten vorsieht, um das Rückfallrisiko zu senken. Das ALP zielt darauf ab, daß die Patienten weiterhin in der Gesellschaft verbleiben können, indem der Familie die schwere Aufgabe, für einen chronisch kranken Angehörigen zu sorgen, von Zeit zu Zeit abgenommen wird. Die vorläufigen Daten zeigen, daß das ALP die Anzahl der Akutaufnahmen reduziert. Zukünftige kontrollierte Studien sind notwendig, um zu bestätigen, daß die periodischen Aufnahmen, ohne daß eine Krise oder ein Rückfall vorliegt, die Rückfallquote entlassener Patienten tatsächlich verringern, die Lebensqualität der Patienten und ihrer Betreuer verbessern und die Kosten des Krankenhausaufenthaltes senken können.

Einleitung

Die Entinstitutionalisierung chronisch psychisch Kranker begann in den 60er Jahren nach der Einführung wirksamer antipsychotischer Medikamente. Bis in die 80er Jahre war dieser Prozeß in vollem Gange. Das Ende der chronischen Hospitalisierung brachte viele Patienten zu ihren Familien zurück, und das in der Annahme, daß die Patienten ambulant besser versorgt würden, als es in den großen Institutionen des Bundes oder Staates möglich sei [Goldman et al. 1986]. Vor kurzem hat der Entinstitutionalisierungsprozeß auch die Krankenhäuser der Veterans Administration (VA) erreicht, die traditionell für eine große Anzahl psychisch kranker Veteranen, insbesondere schizophrener Patienten, eine langfristige stationäre und ambulante Versorgung sicherstellten. Der derzeitige Trend in den VA-Krankenhäusern geht dahin, die Patienten bei ihren Angehörigen oder in von der Gemeinde getragenen Wohnalternativen, wie Privatkliniken, Pflegeheimen, Pensionen oder in Wohnungen, unterzubringen [Talbott et al. 1987].

Die Literatur, die sich mit der Anpassung des Patienten nach seiner Entlassung beschäftigt, deutet darauf hin, daß die Deinstitutionalisierung den an sie gestellten Erwartungen nicht entspricht [Kenny 1985, Talbott et al. 1987, Wyatt und Clark

---

* Für die Übertragung aus dem Englischen verantwortlich: Dr. F. Kulhanek, München, und Oberärztin Dr. R. Neumann, Innsbruck.

1987]. Manche Patienten können nie entlassen werden, auch nicht mit der besten Behandlung, weil eine adäquate Unterstützung außerhalb des Krankenhauses fehlt. Viele kommen aufgrund von Rückfällen ins Krankenhaus zurück, während andere, die das beschützte Leben innerhalb der Grenzen des Krankenhauses vielleicht als angenehm empfunden haben, draußen unter übelsten Umständen enden. Auch wenn einige Autoren zu der Auffassung gelangen, daß akut kranke Patienten wirkungsvoll in kürzeren Zeiträumen und wirtschaftlicher ambulant behandelt werden können als in einer Institution, sagen andere, daß diese Behandlung oft eine fragmentarische und unwirksame Betreuung zur Folge hat, was zu wiederholten Rückfällen und zu einer andauernden Zustandsverschlechterung führt [GOLDMAN et al. 1986]. Die Erkenntnis, daß die Misere der Patienten nicht gelöst wird, indem man sie entläßt, erreicht allmählich das öffentliche Bewußtsein, und in den USA entwickelt sich eine veränderte Einstellung gegenüber der Betreuung chronisch psychisch Kranker. Dies hat zu neuen Ansätzen geführt, die Patienten mit Hilfe von Normalisierungs- und Rationalisierungsprogrammen in die Gesellschaft zu reintegrieren.

Die Sorgen der Kliniker wegen der Unzulänglichkeiten der ambulanten Patientenbetreuung und der veränderten finanziellen Richtlinien in den VA Medical Centers - von einem Rückerstattungsmodell bezüglich der Bettenbelegung hin zu einem Unkostenumverteilungsmodell, das auf den Entlassungszahlen basiert (Diagnostic Related Groupings) - haben uns dazu gezwungen, sowohl die Notwendigkeit einer stationären Unterbringung als auch das Scheitern der außerstationären Betreuung zu überprüfen, um häufige Rückfälle zu vermeiden.

Während langfristige Krankenhausaufenthalte ohne klar definierte Behandlungsziele für die Patienten sicher nicht von Vorteil sind, sind kurzzeitige Aufnahmen akut psychotischer Schizophreniepatienten in sehr frequentierten und beschäftigten Aufnahmestationen wahrscheinlich auch nicht besser. Kurzfristige Notaufnahmen bringen nicht die klinische Stabilisierung, die notwendig ist, um mit den alltäglichen Anforderungen nach der Entlassung fertig zu werden [LINN et al. 1979]. Auch genügen kurze stationäre Aufnahmen nicht für eine gründliche Beurteilung der Leistungsfähigkeit der Patienten, ihrer Lebensumstände und ihres Fürsorgesystems. Kurzfristige Aufnahmen bedeuten, die Patienten in das Milieu zurückzuschicken, das vielleicht zu ihrem gegenwärtigen Krankenhausaufenthalt beigetragen hat, d. h. sie setzen die „Drehtürpsychiatrie" in Gang. Auch steht zu wenig Zeit zur Verfügung, etwas über Pharmakotherapie, Streßbewältigung, Prodromalsymptome [DOCHERTY et al. 1978] oder angemessenes hilfesuchendes Verhalten zu lernen, was notwendig ist.

Wir glauben, wie viele Kliniker auch, daß chronisch stationäre Patienten entlassen werden könnten und nicht so häufig Rückfälle erleiden würden, wenn ein unterstützendes Milieu gefunden werden könnte. Viele Patienten sind für die Entlassung nicht genügend vorbereitet und verfügen nicht über die sozialen Fertigkeiten, die notwendig sind, um in der Welt außerhalb der Klinik zu überleben. Das hat zur Folge, daß viele Patienten in der „Drehtür" steckenbleiben. Außerdem kann die Unfähigkeit der Familien, ihren kranken Angehörigen zu betreuen, und die Frustration und Entfremdung, die mit wiederkehrenden Krisen verbunden sind, das Unterstützungssystem vieler Patienten zerstören. Mehr und mehr dieser Patienten wurden als Folge davon obdachlos, leben in Gefängnissen, in Einzelzimmern billiger Hotels oder in Pflegeheimen. Der Zusammenbruch des Unterstützungssystems ist wiederum oft mit dem Wiederauftreten psychiatrischer Symptome und von Verhaltensstörungen verbunden, was wesentliche Gründe für eine Wiederaufnahme in ein Krankenhaus sein können [TALBOTT et al. 1987, SOMMERS 1988].

Die langfristigen Wirkungen eines Rückfalls auf den Patienten können nur beurteilt werden, wenn man das Fortschreiten der Krankheit bedenkt und auch das gegenwärtige und frühere Sozialverhalten beurteilt. Wir haben festgestellt, daß viele Patienten, die wegen Halluzinationen und Selbstmordgedanken um stationäre Aufnahme nachsuchen, auch von streßgeladenen Situationen zu Hause berichten; schlechtes Verhalten und Benehmen führt zum Streit mit ihren Betreuern [SCHULZ et al. 1982]. Nach einer kurzen stationären Unterbringung, während der die psychiatrischen Symptome vielleicht vermindert werden oder nicht und die Krise vorübergeht, kehren die Patienten gewöhnlich in das gleiche Milieu zurück, in dem sie den Rückfall erlitten haben.

Rückfallpatienten zeigen für gewöhnlich schwere Verhaltensstörungen, bevor sie in fachgerechte Betreuung kommen. JOHNSON [1981] fand heraus, daß sogar 12 Monate nach Abklingen der akuten psychiatrischen Symptome nur 40 % der Patienten das soziale Funktionsniveau, das sie vor dem Rückfall hatten, wiedererlangten, auch wenn dieses Niveau vor dem Rückfall unter ihrem prämorbiden Niveau lag. HOGARTY et al. [1974] berichteten, daß es nach Abklingen der Akutsymptome bis zu 12 - 18 Monaten dauern kann, bis das prämorbide Funktionsniveau erreicht wird, was zeitlich lange nach der Entlassung der meisten Patienten liegt. Manche Patienten erreichen das Funktionsniveau, das sie vor der Hospitalisierung hatten, nie wieder, und etwa 3 - 5 % der Patienten bleiben nach ihrer Dekompensation 12 Monate lang im Krankenhaus [JOHNSON 1981].

Daher kann ein Rückfall außerhalb des Krankenhauses nicht leicht genommen werden, und die Prävention einer Dekompensation nach einer Entlassung ist zu einem Hauptziel in der Therapie psychiatrischer Patienten geworden. Wenn das Milieu das Rückfallrisiko erhöhen kann, wird umgekehrt eine Verbesserung des Milieus das Rückfallrisiko vermindern. Mehrere Forschergruppen [VAUGHN und LEFF 1976, HOGARTY et al. 1988] haben gezeigt, daß eine Verhaltensänderung bei den Familien der Patienten das Risiko einer Dekompensation mindert. Sie identifizierten Familien mit hohen EE-Werten (expressed emotion = engagierte Emotionen) und zeigten, daß eine Modifizierung der EE bei den Familienmitgliedern (durch Unterweisungsprogramme und Familieninterventionen) zu einer Verminderung des Wiederauftretens akuter psychiatrischer Symptome bei dem Patienten führte. Andere haben auf die Möglichkeit hingewiesen, daß das Verhalten des Patienten zur Äußerung zu vieler engagierter Emotionen durch die betreuende Person beitragen kann [PARKER et al. 1988]. Schizophrene Patienten sind eben meistens nicht leicht zu betreuen [SCHULZ et al. 1982].

Wir schlagen einen weiteren Ansatz vor, die Lebensqualität der Patienten und ihrer Betreuer zu verbessern:
1. Durch eine Trennung der Patienten von ihren Familien in regelmäßigen Zeitabständen kann Streß verringert werden.
2. Durch die Möglichkeit einer vorgeplanten periodischen stationären Versorgung der Patienten verschafft man den Familienmitgliedern von Zeit zu Zeit eine Entlastung in bezug auf die Verantwortung in der Betreuung des Patienten [SCHULZ et al. 1982].

Diese Methode dürfte Rückfällen vorbeugen und die soziale und klinische Stabilität des Patienten stärken.

Definition der periodischen stationären Versorgung

Die periodische stationäre Versorgung oder auch entlastende Versorgung ist als eine geplante episodische Aufnahme chronisch kranker ambulanter Patienten definiert. Die periodische stationäre Hospitalisierung gibt es seit einiger Zeit bei der nichtstationären Versorgung älterer Patienten mit Demenzen und chronischen somatischen Erkrankungen [DUNN et al. 1983, ELLIS und WILSON 1982]. Bei Patienten mit Psychosen wurde sie weniger häufig angewandt.

Die periodische stationäre Versorgung verfolgt zwei Ziele:
1. den Angehörigen eine gelegentliche Pause in der Versorgung eines chronisch kranken Familienmitgliedes zu verschaffen und
2. die Kosten der Behandlung eines chronischen Patienten zu senken, indem man Patienten in der Gesellschaft hält und sie so lange wie möglich nicht in Pflegeheime einweist.

Das ambulante Langzeitprogramm (ALP)*

Im Herbst 1983 hatten wir im Highland Drive VA Medical Center in Pittsburgh/PA ein Programm entwickelt, das schizophrenen und anderen chronisch psychiatrischen ambulanten Patienten eine Krankenhausaufnahme in regelmäßigen Zeitabständen ermöglicht, statt einer Einweisung, wenn es klinisch angezeigt ist. Wir nannten dieses Programm das psychiatrische oder ambulante Langzeitprogramm (ALP), weil wir hofften, daß das Programm dazu beitragen könnte, die Patienten in der Gesellschaft zu belassen, indem eine präventive Versorgung sichergestellt wird.

Das ALP bietet chronisch psychiatrischen Patienten im voraus geplante Krankenhausaufnahmen mit dem Ziel an, sowohl dem Patienten als auch der betreuenden Person zu Hause Erleichterung bezüglich der Spannungen und der Nöte zu verschaffen, die mit einer chronischen psychiatrischen Erkrankung verbunden sind. Im Durchschnitt werden die Patienten alle zwei Monate aufgenommen, und die Dauer des Aufenthaltes beträgt gewöhnlich sieben Tage. Die Patienten sind auf einer chronischen Station untergebracht, d. h. einer Station mit einem niedrigen Patienten-Personal-Verhältnis. Sie beteiligen sich an Aktivitäten im Krankenhaus und treffen sich mit anderen ALP-Patienten dreimal pro Woche bei Gruppenzusammenkünften. Dem Programm sind zehn Betten zugeteilt. Es wird von einem Sozialarbeiter koordiniert (J.G., MSW), der Auswertungen vornimmt, die Krankenhausaufnahmen plant und das Bindeglied zwischen Patienten, Familien und dem Krankenhaus ist. Der Sozialarbeiter sorgt auch für die fortlaufende umfassende persönliche Behandlung, um die Kontinuität der Versorgung des ambulanten Patienten zu gewährleisten und direkt auf Spannungs- oder Streßeskalationen zu Hause reagieren zu können. Ein Psychiater beurteilt die Psychopathologie und die Medikation der Teilnehmer. Das für die Versorgung chronischer stationärer Patienten zuständige Personal der Station, in der das Programm durchgeführt wird, überwacht die Patienten lediglich und steht für den Bedarfsfall zur Verfügung. Wöchentlich finden drei ALP-Gruppentreffen statt, die sich mit Problemlösungen, Lernen, dem Trainieren von Fertigkeiten

---

* Community Maintenance Program (CMP)

und den zwischenmenschlichen Beziehungen beschäftigen. Wenn es scheint, daß sich die Zustände der Patienten verschlechtert haben, oder wenn sie einen Rückfall erlitten haben, entweder in dem Zeitraum zwischen den ALP-Aufnahmen oder während einer ALP-Aufnahme, werden sie in eine Abteilung für Akutbehandlung eingewiesen.

In unserem Krankenhaus sind gegenwärtig 93 Patienten in dem ALP-Programm. Das Programm akzeptiert zwei Gruppen von Patienten:
1. Patienten, die das Krankenhaus nutzen, um Krisen außerhalb des Krankenhauses zu bewältigen.
2. Patienten, die lange Krankenhausaufenthalte benötigen, um sich von Rückfällen zu erholen.

Schließlich nehmen wir nur Patienten auf, die einen Ehegatten, Verwandten oder Freund haben, der bereit ist, für den Patienten zu sorgen. 44 % der Patienten sind Schizophrene und 24 % leiden an affektiven Störungen. Zwei Drittel der Veteranen leben in der Zeit zwischen den Krankenhausaufnahmen bei ihrer Ehegattin oder bei ihren Eltern. Die meisten haben eine lange Krankheitsdauer hinter sich, die durch wiederkehrende akute Aufnahmen in psychiatrische Krankenhäuser gekennzeichnet ist. Viele Patienten hatten häufige oder langfristige Krankenhausaufenthalte hinter sich, bevor sie in das Programm eintraten, und wohnen jetzt außerhalb des Krankenhauses.

Der Hintergrund des ALP

Im Laufe der Jahre haben wir festgestellt, daß für viele Schizophrene eine Hospitalisierung erforderlich wurde, weil ihr Unterstützungssystem zusammenbrach oder nicht mehr vorhanden war [LAMB und GOERTZEL 1971]. Es schien uns jedoch, daß, wenn die Patienten klinisch stabilisiert wären und eine kontinuierliche Versorgung und Unterstützung der Patienten [ZUBIN et al. 1983] gewährleistet werden könnten, das Leben außerhalb des Krankenhauses eher eine annehmbare Alternative als ein fortwährender Alptraum für sie und ihre Familien werden könnte [KRUZICH und KRUZICH 1985, LAMB und GOERTZEL 1971].

Wir hypothetisierten, daß durch die Aufnahme der Patienten in regelmäßigen Zeitabständen ihr Leben streßfreier würde und sie besser mit ihrer Umgebung zurechtkommen würden. Während einer ALP-Aufnahme können sich die Familie oder andere betreuende Personen eine Erholungsphase gönnen und sich um eigene Bedürfnisse kümmern, wie z. B. Urlaub machen. Die Erfahrung zeigt, daß viele Aspekte des Lebens der Patienten, wie tägliche Aktivitäten, aufgrund der klinischen Verfassung des Patienten nicht genügend Beachtung finden, u. zw. nicht nur bei einer akuten Aufnahme, sondern auch während der ambulanten Behandlung. Wenn also Patienten in krisenfreien Situationen unter optimalen Bedingungen und in regelmäßigen Zeitabständen im Krankenhaus leben könnten, wären sie vielleicht weniger anfällig für Rückfälle.

Kurzfristige Krankenhausaufnahmen sollen das soziale Netz des Patienten nicht gefährden, sondern festigen. Eine krisenfreie Aufnahme hat den Vorteil, dem Patienten eine Erholung von einem potentiell toxischen Milieu außerhalb des Krankenhauses zu verschaffen und den betreuenden Personen eine Erholung von dem gestörten Verhalten des Patienten zu bieten. Mit der Hilfe des ALP kann das soziale Netz in festgelegten

Zeitabständen durch das Erkennen wiederkehrender Probleme und deren Lösungen während der periodischen stationären Aufnahme gefestigt werden.

Die ALP-Pilotstudie

In dieser Studie analysierten wir die Hospitalisierungsdaten von 20 männlichen schizophrenen Patienten über den Zeitraum von vier Jahren (zwei Jahre vor und zwei Jahre während des ALP-Programms). Alle Patienten begannen in der Zeit zwischen Dezember 1984 und Dezember 1986 mit dem ALP. Drei Patienten haben das zweite Jahr des Programms noch nicht abgeschlossen. Bei allen Patienten lag eine DSM-III-Diagnose für Schizophrenie vor, und alle lebten zum Zeitpunkt des Programmbeginns bei ihrer Ehefrau oder bei einem Familienmitglied.

Tab. 1: Aufnahmen ein Jahr vor und ein Jahr nach dem Beginn des ALP

	1 Jahr vorher	1 Jahr danach	t	df	p
Akutaufnahmen					
	$1,3 \pm 0,86$	$0,2 \pm 0,53$	5,39	19	$< .0001$
Akuthospitalisierung (in Tagen)					
	$65 \pm 74,9$	$9,2 \pm 30,7$	3,19	19	$< .005$
Aufnahmen insgesamt (Akut- + ALP-Aufnahmen)					
	$1,3 \pm 0,86$	$7,4 \pm 2,98$	- 10,06	19	$< .0001$
Hospitalisierungsdauer insgesamt (in Tagen) (Akut- + ALP-Aufnahmen)					
	$65 \pm 74,9$	$59 \pm 37,4$	0,34	19	n.s.
Tage pro Aufnahme (Aufnahmen insgesamt)					
	$60 \pm 75,5$	$8 \pm 3,3$	281	16	$< .013$

Tab. 2: Aufnahmen zwei Jahre vor und zwei Jahre nach dem Beginn des ALP

	2 Jahre vorher	2 Jahre danach	t	df	p
Akutaufnahmen					
	$2,2 \pm 1,09$	$0,9 \pm 1,43$	3,93	16	$< .001$
Akuthospitalisierung (in Tagen)					
	$126 \pm 82,6$	$33 \pm 76,1$	3,25	15	$<.006$
Aufnahmen insgesamt (Akut- + ALP-Aufnahmen)					
	$2,2 \pm 1,09$	$10,4 \pm 5,83$	- 5,76	16	$< .0001$
Hospitalisierungsdauer insgesamt (in Tagen) (Akut- + ALP-Aufnahmen)					
	$126 \pm 82,6$	$109 \pm 79,9$	0,55	15	n.s.
Tage pro Aufnahme (Aufnahmen insgesamt)					
	$73 \pm 47,5$	$7 \pm 0,5$	5,42	14	$< .0001$

Keiner der Patienten ging einer Vollzeitbeschäftigung nach. Das Durchschnittsalter betrug 55±13,1 (35-76) Jahre mit durchschnittlich 10,7±2,13 (7-15) Ausbildungsjahren. Außerdem wurden die Anzahl der Akutaufnahmen bis zu einem Zeitpunkt von zwei Jahren vor Beginn des ALP und die akuten sowie die ALP-Aufnahmen während des Programms erfaßt. Die Gesamtzahl der Tage, die ein Patient nach einer Akutaufnahme und nach einer ALP-Aufnahme im Krankenhaus verbrachte, wurde für die gleichen Zeiträume berechnet.

Ergebnisse

Die Ergebnisse sind für die Spiegeluntersuchungen „1 Jahr vorher und nachher" und „2 Jahre vorher und nachher" in Tab. 1 und 2 dargestellt. Die Anzahl der Akutaufnahmen nach dem Eintritt in das Programm ging signifikant zurück (Abb. 1), während die Anzahl der kombinierten Aufnahmen (ALP und akut) anstieg. Die Aufenthaltsdauer nach Akutaufnahmen ging jedoch während der Teilnahme an dem Programm signifikant zurück (Abb. 2). Die Gesamtdauer der Krankenhausaufenthalte verringerte sich ebenfalls, jedoch nicht signifikant.

Nicht allen Patienten ging es während des Programms besser. Um herauszufinden, welche Patienten potentiell von dem Programm profitierten, unterteilten wir die Gruppe in Patienten, die Fortschritte machten, und Patienten, die keine Fortschritte machten, basierend auf dem Vergleich Anzahl von Tagen im Krankenhaus vor und nach Eintritt in das Programm. In demographischen Größen wie Alter, Bildungsgrad und Anzahl der mit dem Patienten lebenden Angehörigen konnten zwischen den beiden Gruppen keine

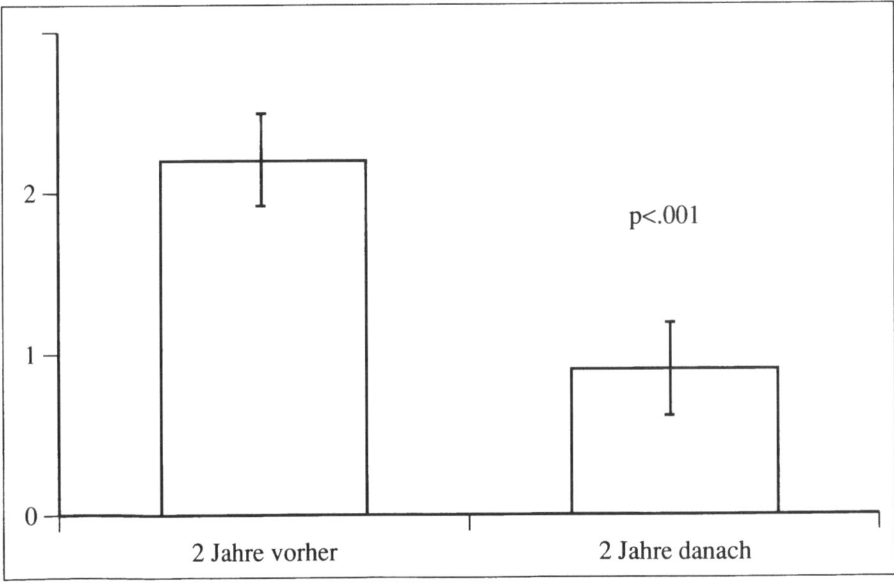

Abb. 1: Akutaufnahmen vor und nach Beginn des ALP (N = 17)

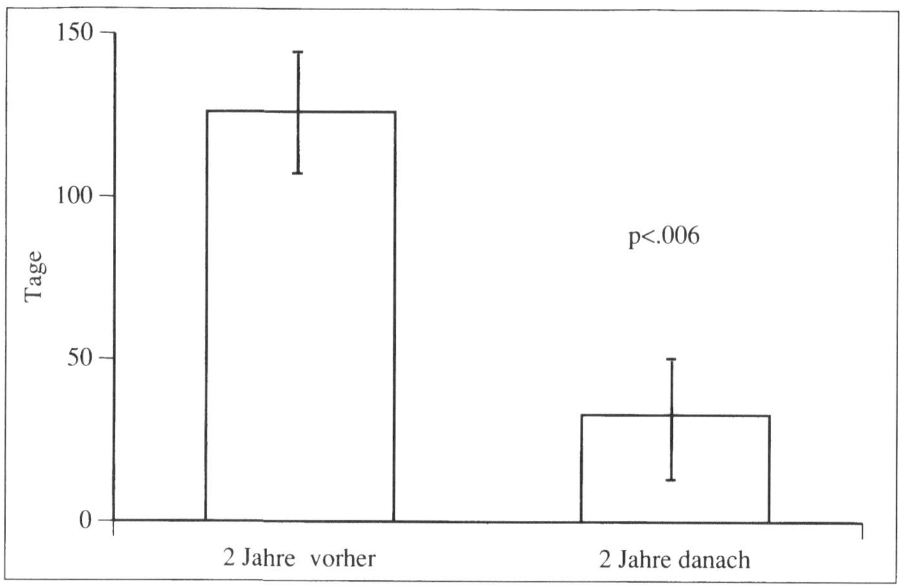

Abb. 2: Anzahl der Krankenhaustage nach Akutaufnahmen vor und nach Beginn des ALP (N = 16)

signifikanten Unterschiede festgestellt werden. Die Dauer der Zeit, die der Patient mit der ihn hauptsächlich betreuenden Person verbrachte, schien sich jedoch bei den von dem Programm profitierenden Patienten und den Patienten, die keine Fortschritte machten, zu unterscheiden. Die Patienten, bei denen sich ein Fortschritt abzeichnete, lebten mehr als doppelt so lange mit der sie hauptsächlich betreuenden Person zusammen. Bis zum Abschluß dieses Berichtes war es uns nicht möglich, quantifizierbare Informationen über den klinischen Status und das soziale Funktionieren der Patienten vor und nach Beginn des ALP zu erhalten. Diese wichtigen Beurteilungsgrößen müssen zur abschließenden Bewertung der Nützlichkeit des Programms noch berücksichtigt werden.

Diskussion

Auf der Grundlage unserer begrenzten Daten ist anzunehmen, daß das Programm in bezug auf das Ausmaß der Akuthospitalisierungen und vermutlich auf die Anzahl der Rückfälle während des Krankheitsverlaufes des Patienten als ein Erfolg betrachtet werden kann. Im folgenden stellen wir die Krankengeschichten von zwei Patienten mit einem schweren chronischen Krankheitsverlauf vor, die das ALP erfolgreich durchlaufen haben.

Krankengeschichten

Fallbericht 1

Herr D. ist ein 62 Jahre alter, lediger, weißer Patient mit einer DSM-III-Schizophreniediagnose. Er ist der mittlere Sohn einer Familie mit drei Söhnen. Als Kind war er ruhig und ein Einzelgänger. Er verließ die Schule im 9. Schuljahr, nachdem er zwei Klassen wiederholt hatte. Einer seiner Brüder starb schon als Kind, und sein Vater starb, als der Patient fünf Jahre alt war. Von August 1944 bis Juli 1946 war er im Militärdienst. Nachdem er die Armee verlassen hatte, lebte er wieder zu Hause bei seiner Mutter. Er wurde als asozial, zurückgezogen und ängstlich beschrieben, er weinte oft und rannte um das Haus. Erstmals wurde er im Alter von 23 Jahren in ein Krankenhaus aufgenommen und blieb mit schweren Halluzinationen und Wahnvorstellungen 26 Monate dort.

Als Herr D. im November 1951 entlassen wurde, kehrte er in das Haus seiner Mutter zurück, wo sich sein Zustand aber nicht besserte. Er fuhr fort, Wahnvorstellungen zu äußern, er habe nur einen halben Kopf, keine Füße, keine Hände und keine Augen. Er bediente sich einer obszönen Sprache, und sein Verhalten war feindlich und destruktiv. Herr D. erklärte, daß er sich gut fühle, wenn er die Gasbrenner in seinem Schlafzimmer anschalte, und daß er sich die Kehle durchschneiden wolle. Eine „Stimme" befahl ihm, seine Mutter zu schlagen. Zwei Monate später, im Dezember 1951, wurde er wieder hospitalisiert und anschließend in das VA-Krankenhaus in Lebanon/PA überwiesen. Zwei Jahre später, im August 1954, wurde er in das Pittsburgh Highland Drive VA-Krankenhaus überwiesen und blieb dort kontinuierlich bis Juni 1973 - insgesamt waren das 6790 Tage. Vor seiner Aufnahme in das Pittsburgh VA-Krankenhaus hatte Herr D. sich einer Vielzahl von Behandlungen unterzogen, einschließlich einer Insulinkomatherapie, einer EKT, Heiß- und Kaltwassergüssen und einer Wasserstrahltherapie. Keine der Therapien zeigte eine bemerkenswerte Wirkung, da der Patient weiterhin akute Wahnvorstellungen hatte, fortwährend akustische und optische Halluzinationen auftraten und er häufige Anfälle von Feindseligkeit hatte.

Im Verlauf seiner langen Hospitalisierungsphase von 1954 bis 1973 zeigte der Patient eine langsame und marginale Besserung. Als er für einen Kurzurlaub nach Hause durfte, nahm er seine Medikation nicht ein, und sein Verhalten war bizarr. Seine Wahnvorstellungen bezüglich fehlender Körperteile und eines Doppelgängers blieben unverändert; die akustischen und optischen Halluzinationen dauerten an, und es kam weiterhin zu Situationen, in denen er zuschlug. Als er am 1. Juni 1973 aus der Pittsburgh VA-Krankenhaus entlassen wurde, kehrte er in das Haus seiner Mutter zurück.

Seit seiner Entlassung im Jahre 1973 wurde der Patient wiederholt eingewiesen, insgesamt für einen Zeitraum von viereinhalb Jahren. Jeder Wiederaufnahme ging üblicherweise eine Unterbrechung der Medikation und eine daraus resultierende Eskalierung seines feindseligen und bedrohlichen Verhaltens mit dem Ergebnis einer Zwangseinweisung voraus. Der Patient betrieb eine Art Mißbrauch mit freiverkäuflichen Medikamenten, wie Antazida, Aspirin, Koffeintabletten u. s. w.

Während seiner gesamten Krankheit blieb seine Mutter die ihn hauptsächlich unterstützende Person. Im Jahre 1948, als der Patient 22 Jahre alt war, heiratete sie wieder, aber ihr zweiter Mann starb im darauffolgenden Jahr. Als seine Mutter im Alter von 87 Jahren in einer Privatklinik untergebracht wurde, übernahm der überlebende Bruder die Verantwortung für den Patienten. Bis zu diesem Zeitpunkt war der Patient immer wieder zu seiner Mutter zurückgegangen, wenn er nicht im Krankenhaus war, obwohl die Ärzte der Mutter geraten hatten, ihren Sohn in ein Pflegeheim zu bringen oder andere strukturelle Lebensumstände für ihn zu schaffen.

Nach Herrn D.'s psychiatrischer Akutaufnahme vom 5. März bis zum 26. Juli 1985 wurde er in die Obhut seines Bruder und seiner Schwägerin entlassen, da seine alternde Mutter inzwischen die Klinik nicht mehr verlassen konnte. Neben seiner Teilnahme an einer regelmäßigen ambulanten Behandlung begann er jetzt auch mit dem ALP. Im Rahmen des ALP wurde er anfänglich im Abstand von drei bis vier Wochen für einen einwöchigen Aufenthalt aufgenommen, in letzter Zeit im Abstand von fünf bis sechs Wochen.

Seit Juli 1985 war keine Akutaufnahme erforderlich, obwohl sein bizarres Wahnsystem und seine Halluzinationen fortbestehen. Der Patient hatte keine feindseligen, gewalttätigen oder destruktiven Anfälle mehr. Hin und wieder war er in der Lage, sich in angemessener Weise an einer Unterhaltung zu beteiligen, und er blieb dem Behandlungsprogramm treu. Im Jahr vor seinem Eintritt in das ALP verbrachte er 143 Tage nach einer Akutaufnahme im Krankenhaus. Im ersten Jahr seiner Teilnahme wurde er für 91 Tage im Rahmen des ALP aufgenommen; während seines zweiten Jahres waren es insgesamt 58 Tage. Sein Verhalten machte keine Akutaufnahme mehr erforderlich.

Fallbericht 2

Herr F. ist ein 67 Jahre alter, verheirateter, weißer Patient. Während seiner Militärzeit vom 16. Dezember 1942 bis zum 1. Februar 1946 geriet der Patient in panikartige Zustände, als er nach Übersee geschickt wurde. Er hatte Angst davor, im Meer zu ertrinken, und mußte sich in psychiatrische Behandlung begeben. Nach seiner Entlassung im Jahre 1946 wurde er im University Psychiatric Hospital des Western Psychiatric Institute and Clinic (WPIC) und in der Pittsburgh VA Regional Outpatient Clinic behandelt. Im WPIC war er 1951 für sechs Monate hospitalisiert und im Chillicothe VA Hospital 1953 für acht Monate. Obwohl er fortdauernd wegen seiner „Nervosität" behandelt wurde, war er in der Lage, viele Jahre angemessen außerhalb des Krankenhauses zu leben.

In der Familie des Patienten kamen psychische Erkrankungen vor. Seine Mutter verbrachte viele Jahre wegen einer unbestimmten psychiatrischen Erkrankung im Krankenhaus, während der Patient und seine Geschwister von verschiedenen Verwandten großgezogen wurden. Der Bruder und die Schwester des Patienten waren ebenfalls zur Behandlung psychischer Störungen hospitalisiert gewesen. Herr F. heiratete 1946 und wurde 1954 geschieden, wobei seine Frau das Sorgerecht für die beiden gemeinsamen Kinder erhielt. Seine geschiedene Frau heiratete wieder; zu den Kindern hatte der Patient wenig Kontakt gehabt.

1962 eskalierte seine Krankheit akut. Der Patient kam spät in der Nacht, nachdem er seine Schicht als Taxifahrer beendet hatte, im VA-Krankenhaus an und bat um Hilfe. Diese Episode wurde dadurch ausgelöst, daß eine Frau dem Patienten den Laufpaß gegeben hatte, mit der er über fünf Jahre liiert war. Herr F. drückte intensive Angst- und Schuldgefühle aus, wie „Ich betrüge jemanden - es scheint, als ob ich versuche, perfekt zu sein oder so was." Er „fürchtete" sich, war „erschrocken und niedergeschlagen" und im Konflikt mit seiner religiösen Glaubensauffassung und seinem sexuellen Verhalten. Er beschrieb zwanghafte Handwaschungen, er hatte Angst, seinen Körper zu berühren, da dieser schmutzig sei, und er hatte einen zwanghaften Drang, um Vergebung zu beten. Obwohl er bestritt, akustische Halluzinationen zu haben, gab er zu, „Dinge" zu sehen, die an der Wand herumliefen - Hasen, Gorillas, Monster usw. Er fühlte sich eingefangen und sah Gesichter, die höhnisch über ihn grinsten und ihn auslachten.

Herr F. war von März 1963 bis August 1966 stationär im VA-Krankenhaus. Während dieses Zeitraumes war er ängstlich, launisch, niedergeschlagen und geistesabwesend. Er gab weiterhin bizarre optische Halluzinationen, schwere Schuldgefühle und Angst vor Strafe an. Er äußerte häufig Selbstmordgedanken und machte Phasen durch, in denen er weinte und schrie. Wenn er seinen Willen nicht durchsetzen konnte, inszenierte er hysterische Wutanfälle, indem er sich auf den Boden warf. Paradoxerweise lehnte er Medikamente ab, wenn er sie bekam, und forderte sie, wenn er sie nicht bekam. Sein Jammern und Klagen war chronisch, und oft brachte er andere Patienten dazu, die ihnen angebotene Behandlung in Frage zu stellen und abzulehnen.

Nach seiner Entlassung im August 1966 war er bis zur Wiederaufnahme nach einem Rückfall im Oktober 1972 sechs Jahre nicht im Krankenhaus. Im Jahre 1973 heiratete Herr F. eine Frau, die aus ihrer ersten Ehe fünf Kinder hatte. Mit dieser Frau blieb er verheiratet. In der Folge kam es häufiger zu Krankenhausaufnahmen, gewöhnlich ausgelöst durch wachsende Angst- und Schuldgefühle oder durch Depressionen. Er beschrieb weiterhin bizarre Halluzinationen, starke sexuelle Konflikte und Suizidgedanken. Seine verbalen Interaktionen waren durch Jammern und Klagen gekennzeichnet, und er bestand auf der Behauptung, daß seine Medikamente unwirksam seien. In den folgenden 14 Jahren hatte Herr F. 18 psychiatrische Akutaufnahmen.

Im Oktober 1986 wurde der Patient dem ALP zugewiesen. Dabei wurde er zu Anfang in Abständen von vier bis sechs Wochen und jetzt in Abständen von acht Wochen stationär aufgenommen. Er hat kein akutes Angst- oder Schuldempfinden und keine Depressionen mehr. Sein Jammern und chronisches Klagen sind zurückgegangen, und er verlangt nicht mehr eine Erhöhung der Dosis seiner Medikation. Seine Frau, die ihn früher routinemäßig im VA-Krankenhaus absetzte und anwies, sich aufnehmen zu lassen, hält nun seine vorgeplanten ALP-Aufnahmetermine ein. In den beiden Jahren vor seiner Teilnahme am ALP war Herr F. 312 Tage Patient einer psychiatrischen Akutstation. Während seiner zweijährigen ALP-Teilnahme war keine Akutaufnahme erforderlich. Im Rahmen des ALP wurde er 119 Tage stationär aufgenommen.

Schlußfolgerungen

Wir glauben, daß das Konzept der periodischen stationären Versorgung für die chronisch psychiatrische Patienten betreuenden Personen ein klinisch vernünftiger und humaner Weg ist, sowohl Patienten als auch ihren Familien beizustehen. In einer Zeit steigender Kosten in der psychiatrischen Versorgung sind außerdem die reduzierten Kosten für die Hospitalisierung ein wichtiger Aspekt des Programms. Wenn zukünftige Studien unsere Ergebnisse bestätigen, daß ALP-Patienten weniger Zeit in einer akut psychotischen Verfassung im Krankenhaus verbringen, sollte Verbindung mit einer dritten sich an den Kosten beteiligenden Partei aufgenommen werden, um über die Unterstützung eines solchen Programms zu verhandeln, das sich als kosteneffektiver Weg in der Behandlung chronisch kranker Psychiatriepatienten darstellt. [WYATT und CLARK 1987, GOLDMAN

1987]. Ein anderer Schritt könnte die Suche nach einer Kooperation mit Arbeitgebern sein, die bereit sind, mit psychisch kranken Menschen zu arbeiten. Die Patienten könnten in geplanten Zeiträumen nicht arbeiten, da sie periodisch stationär aufgenommen werden. Diese zeitlich festgelegten Intervalle würden für die Arbeitgeber eine wesentlich unbedeutendere Unterbrechung darstellen als unerwartete Notaufnahmen in ein Krankenhaus.

Die Zukunftsperspektiven des ALP

Augenblicklich sind wir dabei, eine prospektive Studie zu entwickeln, die eine Kontrollgruppe vorsieht, um die potentiellen therapeutischen Effekte des Programms adäquater beurteilen zu können. Die Patienten werden randomisiert in das Programm aufgenommen. Die Dauer der Aufenthalte wird möglicherweise von sieben auf fünf Tage verkürzt, und die ALP-Aufnahmen werden seltener durchgeführt werden, wenn wir die Patienten besser kennen. Die periodische stationäre Aufnahme könnte auf einer Zwischenstation auf dem Krankenhausgelände erfolgen und wäre somit nicht an das Belegungsprogramm des Krankenhauses gebunden, was die Kosten weiter senken würde. Die Unterbringung auf einer chronischen Station könnte auch eine Regression bedeuten. Außerdem stellen die regulären Patienten eine beachtliche Quelle für Angst und Erregung bei den Programmteilnehmern dar. Eine Unterbringung in anderen nichtklinischen Einrichtungen käme einem Leben in der Gemeinschaft näher und würde einen angemesseneren Rahmen für das Lernen und das Praktizieren sozialer Fertigkeiten darstellen, die für eine erfolgreiche Eingliederung in die Gesellschaft notwendig sind. Selbstverständlich könnte das in Kombination mit anderen Programmen, die bereits Anwendung finden, durchgeführt werden, wie z. B. die Patient-Familien-Unterweisung und das Training sozialer Fertigkeiten. Zusätzlich könnte Familienmitgliedern oder anderen betreuenden Personen eine Unterstützung in Form von Selbsthilfegruppen angeboten werden [HATFIELD 1979]. Derartige Bemühungen können die Wahrscheinlichkeit erhöhen, daß psychiatrische Patienten in der Gesellschaft leben können.

Danksagung:

Die Autoren danken Mary Kelley für ihre Hilfe bei der Erstellung des Manuskriptes.

Literatur

DOCHERTY JP, VAN KAMMEN DP, SIRIS SG, MARDER SR. States of onset of schizophrenic psychosis. Am J Psychiatry 1978; 135: 420-426.

DUNN RB, MACBEATH L, ROBERTSON D. Respite admissions and the disabled elderly. J Am Geriatr Soc 1983; 31: 613-616.

ELLIS V, WILSON D. A model respite care program. Clin Gerontol 1982; 1: 100-101.

GOLDMAN HH. Financing the mental health system. Psychiatr Ann 1987; 17: 580-585.

GOLDMAN HH, FEDER J, SCANLON W. Chronic mental patients in nursing homes: reexamining data from the national nursing home survey. Hosp Community Psychiatry 1986; 37: 269-272.

HATFIELD AB. Help-seeking behavior in families of schizophrenics. Am J Community Psychol 1979; 7: 563-569.

HOGARTY GE, GOLDBERG SC, SCHOOLER NR, ULRICH RF. Drug and sociotherapy in the aftercare of schizophrenic patients: II. Two year relapse rates. Arch Gen Psychiatry 1974; 31: 603-608.

HOGARTY GE, McEVOY JP, MUNETZ M, DiBARRY AL, BARTONE P, et al. Dose of fluphenazine, familial expressed emotion, and outcome in schizophrenia. Arch Gen Psychiatry 1988; 45: 797-805.

JOHNSON DAW. Long term maintenance in chronic schizophrenia. Some observations on outcome and duration. Acta Psychiatr Belg 1981; 8: 161-172.

KENNY WF. Community services for the deinstitutionalized patients: the magnitude of the problem. Am J Soc Psychol 1985; 3: 23-28.

KRUZICH T, KRUZICH S. Milieu factors influencing patients' integration into community residential facilities. Hosp Community Psychiatry 1985; 36: 378-382.

LAMB HR, GOERTZEL V. Discharged mental patients - Are they really in the community? Arch Gen Psychiatry 1971; 24: 29-34.

LINN MW, CAFFEY EM, KLETT J, HOGARTY GE, LAMB R. Day treatment and psychotropic drugs in the aftercare of schizophrenic patients. Arch Gen Psychiatry 1979; 36: 1055-1066.

PARKER G, JOHNSTON P, HAYWARD L. Parental „Expressed Emotion" as a predictor of schizophrenic relapse. Arch Gen Psychiatry 1988; 45: 806-813.

SCHULZ PM, SCHULZ SC, DIBBLE E, TARGUM SD, VAN KAMMEN DP, et al. Patient and family attitudes about schizophrenia: implications for genetic counseling. Schizophr Bull 1982; 8: 504-513.

SOMMERS I. The influence of environmental factors on the community adjustment of the mentally III. J Nerv Ment Dis 1988; 176: 221-226.

TALBOTT JA, GOLDMAN HH, ROSS L. Schizophrenia: an economic perspective. Psychiatr Ann 1987; 17: 577-579.

VAUGHN C, LEFF J. The influence of family and social factors on the course of psychiatric illness: a comparison of schizophrenic and depressed neurotic patients. Br J Psychiatry 1976, 129: 125-137.

WYATT RJ, CLARK KP. Calculating the cost of schizophrenia. Psychiatr Ann 1987; 17: 586-591.

ZUBIN J, MAGAZINER J, STEINHAUER S. The metamorphosis of schizophrenia from chronicity to vulnerability. Psychol Med 1983; 13: 551-571.

Die neuen Langzeitpatienten in Psychiatrischen Abteilungen der Allgemeinen Krankenhäuser

K.-L. Täschner, H.-W. Lotz

In der psychiatrischen Krankenversorgung findet seit etwa zwei Jahrzehnten verstärkt eine Umstrukturierung statt. Großkliniken werden verkleinert, und nach dem Prinzip der gemeindenahen Versorgung entstehen immer mehr sogenannte psychiatrische Abteilungen in Allgemeinen Krankenhäusern. Die Dichte der Versorgung durch niedergelassene Nervenärzte nimmt zu, und der Ausbau ambulanter sozialpsychiatrischer Dienste schreitet voran. Die Träger der psychiatrischen Krankenversorgung haben erkannt, daß mehr komplementäre und ambulante Dienste und Institutionen benötigt werden, kurz: Das sogenannte psychosoziale Netz wird immer dichter geknüpft.

Dabei ist nicht nur ein humaner Geist am Werk. Auch der Nutzen durch die Gründung Psychiatrischer Abteilungen wird durchaus nicht aus dem Auge verloren: Sie arbeiten billig, sind gut belegt und haben (noch) gleiche Pflegesätze wie die organmedizinischen Abteilungen, die aber viel kostenintensiver arbeiten.

Dies alles wird möglich durch intensiver wirkende Behandlungsverfahren und eine dadurch bewirkte kürzere stationäre Aufenthaltsdauer der psychiatrischen Patienten. Allerdings sind davon nicht alle Patientengruppen gleichmäßig betroffen. Zugleich mit der Reduzierung der Zahl der alten Langzeitpatienten wuchs in den gemeindepsychiatrischen Versorgungsregionen eine kleine Gruppe neuer langfristig stationär behandlungsbedürftiger Patienten heran [MAGNUS 1967, HAILEY 1974, FREYERS 1979]. Mit anderen Worten: Trotz des intensiven Ausbaus extramuraler Versorgungssysteme mit wachsendem Angebot an Einrichtungen der Krisen- und Notfallversorgung sowie ambulanter und komplementärer Dienste gibt es eine kleine Gruppe von Patienten, die einer kontinuierlichen, mehr als einjährigen Hospitalisierung bedarf. Dabei handelt es sich um etwa 3 % aller psychiatrischen Aufnahmen [JAKUBASCHK et al. 1988]. Sie bilden die **„neuen Langzeitpatienten"**. Diese entstammen fünf Krankheitsgruppen, von denen wir wissen, daß sie im Verlauf vermehrt zur Chronifizierung neigen:

1. Schizophrene,
2. senil Demente,
3. Depressive,
4. psychosomatisch Kranke,
5. Suchtkranke, vor allem Alkoholiker.

Betrachtet man indessen die Langzeitpatienten einer Psychiatrischen Klinik, so findet man dort weder depressive noch psychosomatisch- oder suchtkranke Patienten, sondern stattdessen mehr als zwei Drittel der Patienten mit endogenen Psychosen, meist chronisch-schizophrene, und ein Drittel Patienten mit einer senilen Demenz.

Daß senil Demente einen ansehnlichen Anteil unter den neuen Langzeitpatienten darstellen, liegt sicher überwiegend daran, daß es zumindest in den großstädtischen Ballungsräumen - das gilt beispielsweise für Stuttgart - nicht genügend Heimunterbringungsplätze gibt. Die Dauer des Aufenthaltes in der Psychiatrischen Klinik bei senil Dementen wird so zum Parameter für die Ausstattung einer Region mit Heimplätzen und damit auch für die Qualität der psychosozialen Versorgung einer Region. Während Depressive anscheinend schon bei einer gewissen Remission ihren Platz in der Familie leichter wiederfinden, ist die Reintegration Schizophrener und Dementer viel schwieriger. Suchtkranke schließlich, vor allem Alkoholiker, finden immer wieder einen - meist vorübergehenden - Platz in allgemeinen sozialen Auffangsystemen oder auf der Straße. Aber der Gruppe der Schizophrenen und Dementen bleibt nur die Psychiatrische Klinik, und so werden sie hier zu den schon mehrfach erwähnten neuen Langzeitpatienten.

Zwar hat die Verfeinerung und Weiterentwicklung der Psychopharmakotherapie zu einer deutlichen Verringerung der Hospitalisationsdauer geführt [HEIMANN et al. 1987], aber das relativ neue Problem des vermehrten Auftauchens von Spätdyskinesien beispielsweise setzt unserem medikamentenorientierten Handeln doch wiederum enge Grenzen. Ambulante sozialpsychiatrische Dienste erhöhen zwar die Qualität der psychiatrischen Gesamtversorgung, verhindern aber kaum stationäre Aufnahmen und vermindern im Ergebnis nicht die Zahl psychiatrischer Krankenhausbetten einer Region [HÄFNER und AN DER HEIDEN 1982, RÖSSLER et al. 1987].

Wir wenden uns mehr und mehr der Frage zu, wie Rückfälle zu vermeiden sind und wie der Chronifizierung psychischer Krankheiten vorzubeugen ist. Zunächst aber müssen wir uns mit der folgenden Frage auseinandersetzen: Was macht eine Großstadtklinik mit etwa 200 Betten wie die unsrige, die von ihrem Konzept her keine Chroniker- oder Langzeitstation hat, wohl wissend, daß es Patienten mit chronischen Verlaufsformen der verschiedenen psychiatrischen Erkrankungen weiterhin gibt? Was geschieht mit diesen chronischen Patienten? Wie ist deren psychiatrische Versorgung unter oben angeführten Voraussetzungen zu gewährleisten?

Hier bieten sich prinzipiell drei Lösungswege an:

1. Die Verlegung dieser Patientengruppe in ein Landeskrankenhaus mit einer Chronikerstation.
2. Die Installation einer sogenannten Drehtürpsychiatrie, also frühe Entlassungen und häufigere Wiederaufnahmen.
3. Die Verkürzung der Verweildauer und Frühentlassung bei Sicherstellung eines intra- und extramuralen sozialen Netzwerkes.

Eigene Untersuchungen

Im Rahmen einer retrospektiven Untersuchung wurden an der Psychiatrischen Klinik des Bürgerhospitals in Stuttgart zunächst alle stationären Behandlungsepisoden (Krankenhausaufnahmen) des 1. und 2. Quartals 1985 erfaßt. Die Klinik trägt mit 206 Betten die Akutversorgung aller psychiatrischen Patienten Stuttgarts, einer Stadt mit 550 000 Einwohnern. Es existieren des weiteren eine ausschließlich offen geführte psychotherapeutisch orientierte 100-Betten-Klinik privater Trägerschaft und zwei kleinere Kliniken mit je etwa 15 Betten, die sämtlich keinen nennenswerten Beitrag zur

Akutversorgung der Stuttgarter Bevölkerung leisten. Die umliegenden Landeskrankenhäuser nehmen Stuttgarter Patienten in der Regel nicht auf.

Im Untersuchungszeitraum hatten wir 1125 Aufnahmen zu versorgen. Aus dieser Zahl haben wir anhand zweier Auswahlkriterien die potentiellen Langzeitpatienten herausgesucht.

Das **Auswahlkriterium I** beinhaltet die Erfassung aller Diagnosen mit der ICD-Nr. 295 (Diagnoseschlüssel und Glossar psychiatrischer Krankheiten 1980).

Das **Auswahlkriterium II** orientiert sich an der Definition der Chronizität nach den Forschungsdiagnosekriterien (RDC) [SPITZER et al. 1982] und des DSM-III (Diagnostisches und Statistisches Manual Psychischer Störungen 1984).

Danach muß der Erstkontakt mit einer stationären psychiatrischen Einrichtung zwei Jahre oder länger zurückliegen, und es sollen mehr als drei Voraufenthalte bestanden haben. Es kann aber auch eine Schizophrenie mit einem entsprechenden Residualzustand und einem zwei Jahre oder länger zurückliegenden Erstkontakt mit einer stationären psychiatrischen Einrichtung vorliegen.

Unter den Bedingungen dieser beiden Auswahlkriterien verbleiben von den 1125 Aufnahmen 211 zur weiteren Auswertung. Unter diesen 211 Aufnahmen waren 185 chronische psychiatrische Patienten aus dem schizophrenen Formenkreis.

Über die einzelnen Sozialdaten bei den Patienten wollen wir hier im Detail nicht berichten. Nur soviel: Die Hälfte der Patienten war unter 40 Jahre alt. 80 % waren alleinstehend, 20 % verheiratet, etwa 83 % der Patienten hatten kein Beschäftigungsverhältnis. Die Aufenthaltsdauer der Untersuchungsgruppe lag bei 44 Tagen, die Gesamtheit aller Patienten unserer Klinik bleibt im Durchschnitt 30 Tage stationär.

Untersucht man nun, wohin wir unsere Patienten entlassen haben, so ergibt sich folgendes Bild:

nach Hause: 63 %,
in rehabilitierende Einrichtungen: 10 %,
in Wohnheime: 8 %,
in therapeutische Wohngemeinschaften: 5 %,
in Hotelzimmern untergebracht bzw. entwichen: 9 %,
ins Psychiatrische Landeskrankenhaus verlegt: 3 %.

Zu dieser letzten Zahl ist zu erläutern, daß es sich dabei in sechs Fällen um Zurückverlegungen entwichener Patienten handelte und daß nur in einem Fall eine Verlegung durch **unsere** Klinik veranlaßt wurde, die einen chronisch kranken Patienten betraf.

Was die **Wiederaufnahmen** betrifft, so haben wir das gesamte Jahr 1985 betrachtet. In dieser Zeit wurden 42 Patienten **einmal** wieder aufgenommen, 12 Patienten **zweimal** und 6 Patienten **öfter als zweimal**.

Zusammenfassung

Die vorliegende Untersuchung stellt aus der Sicht einer sogenannten Psychiatrischen Abteilung eines Allgemeinkrankenhauses die Lage der größten Gruppe unter den neuen Langzeitpatienten dar. Nach den derzeit geltenden Kriterien wurden die chronisch kranken Schizophrenen aus den Aufnahmen eines halben Jahres ermittelt. Wir stellten sodann fest, ob und inwieweit eine Dauerhospitalisierung oder eine anderweitige Weiterbehandlung erfolgte. Es zeigte sich, daß im Untersuchungszeitraum nur ein Patient von 185 auf die Chronikerstation eines Landeskrankenhauses verlegt werden mußte, im Hause selbst blieb kein Patient über die Dauer eines Jahres hinweg.

Legt man diese Untersuchungsergebnisse zugrunde, so müssen aus unserer Sicht jährlich zwei schizophrene Patienten dauerhospitalisiert werden. 60 % aller potentiellen Langzeitpatienten gehen nach der Behandlung nach Hause und werden ambulant weiterbetreut. 20 % gehen in Bereiche beschützten und betreuten Wohnens, ein weiterer Teil wird Rehabilitationseinrichtungen zugeleitet. Ein anderer Teil wird vorübergehend in Hotels untergebracht bzw. entweicht aus der Klinik, ohne daß wir Näheres über sein weiteres Schicksal aussagen können. Ein Drittel der Patienten wird in einem Jahr meist einmal, seltener mehrfach wieder aufgenommen. Dieses Resultat ist eher als günstig zu bewerten, von Drehtürpsychiatrie kann unter diesen Umständen wohl keine Rede sein. Im übrigen sollte man die Bemerkung HÄFNERS im Ohr behalten, wonach eine Wiederaufnahme sich nur dann zu vermeiden lohnt, wenn das Leben für den Patienten außerhalb der Klinik besser eingerichtet ist als im stationären Bereich [HÄFNER und AN DER HEIDEN 1982].

Wir haben uns hier nur der größten Gruppe potentieller neuer Langzeitpatienten zugewandt, die senil Dementen blieben unberücksichtigt. Wir wissen auch nicht, ob ein Teil der potentiellen Langzeitpatienten an unserem Hause vorbeigeleitet wird und zum Beispiel direkt umliegende Landeskrankenhäuser aufsucht. Bei der klar geregelten Zuständigkeit unserer Klinik für alle psychiatrischen Patienten des Stadtgebietes von Stuttgart dürfte dies aber nur in einem kleineren Umfang der Fall sein.

Wir kommen so abschließend zu dem Ergebnis, daß sich bei extensivem Ausbau der komplementären und extramuralen Dienste selbst bei relativ geringer Bettenzahl in einer Großstadt das Neuentstehen und Anwachsen der Zahl dauerhospitalisierter Patienten offensichtlich in Grenzen halten läßt. Wo die für Mannheim beschriebenen sieben bis acht neuen Langzeitpatienten pro 100 000 Einwohner jährlich in Stuttgart geblieben sind, wird durch Einbeziehung weiterer Daten, vor allem aus den umliegenden Landeskrankenhäusern, zu überprüfen sein.

Literatur

Diagnosenschlüssel und Glossar psychiatrischer Krankheiten. Deutsche Ausgabe der internationalen Klassifikation der Krankheiten der WHO. ICD (= International Classification of Diseases) 9. Revision, Kapitel V. Berlin-Heidelberg-New York: Springer, 1980.

Diagnostisches und Statistisches Manual Psychischer Störungen. DSM-III. Deutsche Bearbeitung und Einführung. KOEHLER K, SASS H. Weinheim-Basel: Beltz, 1984.

FREYERS T. Estimation of need on the basis of case register studies: British case register data. In: HÄFNER H, ed. Estimating Needs for Mental Health Care. Berlin-Heidelberg-New York: Springer, 1979; 52-63.

HÄFNER H, AN DER HEIDEN W. Evaluation gemeindenaher Versorgung psychisch Kranker. Ergebnisse von 4 Jahren wissenschaftlicher Begleitung der Aufbauphase des Mannheimer Modells. Arch Psychiatr Nervenkr 1982; 232: 71-95.

HAILEY A. The new chronic psychiatric population. Br J Prev Soc Med 1974; 28: 180-186.

HEIMANN H, ZIMMER FT. Chronisch psychisch Kranke. Stuttgart-New York: Fischer, 1987.
JAKUBASCHK J, HUNZIKER R. Patienten mit seniler Demenz - eine Gruppe der neuen Langzeitpatienten. Psychiatr Prax 1988; 15: 115-121.
MAGNUS RV. The new chronics. Br J Psychiatry 1967; 113: 555-556.
RÖSSLER W, HÄFNER H, MARTINI H, AN DER HEIDEN W, JUNG E, et al. Landesprogramm zur Weiterentwicklung der außerstationären psychiatrischen Versorgung Baden-Württembergs - Analysen, Konzepte, Erfahrungen (Schlußbericht). Weinheim: Deutscher Studienverlag, 1987.
SPITZER L, ENDICOTT J, ROBINS E. Forschungs-Diagnose-Kriterien (RDC). Deutsche Bearbeitung: KLEIN HE. Weinheim-Basel: Beltz, 1982.

Lassen sich aus der Evaluation von Versorgungsdaten Prädiktoren für den Verlauf ableiten?

S. Rudas

Einleitung und Fragestellung

Aussagen über die wahre Häufigkeit psychiatrischer Erkrankungen in der Allgemeinbevölkerung divergieren sehr stark [Cooper et al. 1977, Häfner 1985] und sind von der Operationalisierung des Begriffes „Krankheit" abhängig. Entsprechende Untersuchungen werden meist getrennt für urbane Agglomerate und für ländliche Regionen [Hinterhuber 1984b, Weyerer et al. 1984] durchgeführt.

Die Verlaufsforschung erfaßt naturgemäß selten die „Spontanverläufe", sondern meist nur jene Personen, die bereits als psychiatrische Patienten klassifiziert, d. h. als „Fall" definiert wurden. Als „Fall" gelten dabei Personen, die bereits mit einer behandelnden Einrichtung Kontakt hatten [Wing et al. 1972]. Die Inanspruchnahme psychiatrischer Behandlungsangebote wird allerdings nicht nur von krankheitsbezogenen bzw. patientenbezogenen Merkmalen bestimmt [Rudas 1986b]; die so gebildeten Patientengruppen stellen bereits vorausgewählte Kollektive dar.

Jene Faktoren, die den Verlauf einer psychiatrischen Erkrankung prägen, sind keineswegs auf die pathophysiologischen Gesetzmäßigkeiten der jeweiligen Krankheit beschränkt. Der Verlauf wird vielmehr auch von den behandelnden und betreuenden Maßnahmen geprägt [Hinterhuber 1984a, Blumenthal et al. 1988]. Die pathoplastische Wirkung dessen, was **für** bzw. **mit** Patienten im Rahmen von Betreuungssystemen geschieht, wird besonders bei Veränderungen in diesen Systemen deutlich und unterstreicht die Bedeutung der Versorgungsforschung [Rudas 1986b].

Typische „Karrieren" sind vielfach für einzelne Patientengruppen beschrieben worden. So weisen Patienten mit der Diagnose „Polytoxikomanie" frequente, jeweils kurzdauernde Hospitalisierungen auf; bei stationär behandelten Alkoholkranken wird über eine hohe Mortalität in den Jahren nach der Enthospitalisierung berichtet [Lesch 1985]. Bei gerontopsychiatrischen Patienten ist die Hospitalisierungswahrscheinlichkeit höher, wenn sie in Einpersonenhaushalten leben [Gabriel 1981]. Selbst die geographische Entfernung von der nächstliegenen Psychiatrischen Abteilung ist dabei mitbestimmend. Die geringe Zahl stationärer Behandlungen bei Patienten mit affektiven Psychosen ist ebenfalls bekannt. Psychiatrische Erkrankungen allein führen keineswegs immer zur Behandlung in einer psychiatrischen Institution. Es müssen vielmehr besondere zusätzliche Merkmale bzw. Umstände vorliegen, die Hilfen auf einer so hohen Organisationsebene notwendig erscheinen lassen.

In stationären psychiatrischen Einrichtungen vom Typ „Großkrankenhaus" bietet sich meist ein „charakterisches" Bild der zur Aufnahme gelangenden Patientengruppen. Dabei stellen Patienten mit den Diagnosen „Alkoholkrankheit", „Schizophrenie" und „psychische Störungen im Alter" meist zwei Drittel bis drei Viertel aller Aufnahmen.

115

Auch unter Patienten, die extramurale sozialpsychiatrische Institutionen in Anspruch nehmen, ist ein zahlenmäßiges Überwiegen einzelner diagnostischer Gruppen zu beobachten [RUDAS 1986a und 1987].

Mit psychiatrischen Erkrankungen sind jeweils charakteristische Risiken für bestimmte „Patientenkarrieren" verbunden. Verlaufsbeeinflussende Maßnahmen der Behandlung, Betreuung und Rehabilitation sollen differenziert erfolgen und erwartete Risiken vermindern, also indikationsgebunden sein [ZAPOTOCZKY 1987]. Versorgungsdaten sind geeignet, Aussagen über die Art und über die Größenordnung solcher Risiken zu treffen.

In der vorliegenden Arbeit soll zur Frage Stellung genommen werden, ob aus der Sicht der Verlaufsforschung Prädiktoren für die Wahrscheinlichkeit einzelner Verlaufsvarianten („Patientenkarrieren") und damit Indikationen für bestimmte verlaufsbeeinflussende Maßnahmen gewonnen werden können.

Nach HELMCHEN [1983] richtet sich die Prädiktorforschung nach den Fragen: a) was soll prädiziert werden (Prädiktionskriterium), b) wodurch soll prädiziert werden (Prädiktor) und c) welche Beziehungen bestehen zwischen Prädiktor und Prädiktionskriterium.

Anhand von Daten über die psychiatrische Versorgung in Wien sollen hier einige angeführte Fragen diskutiert werden. Die vorliegenden Daten werden als für die Diskussion geeignet angesehen, da die Versorgung im geographisch geschlossenen System erfolgt (Versorgung der Patienten fast ausschließlich in Wiener Einrichtungen) und die institutionsgebundene intra- und extramurale Versorgung in einem hohen Grad ineinandergreifen (integrierte Versorgung) [RUDAS 1986b].

Es wurden die Häufigkeit institutionsgebundener psychiatrischer Behandlungsepisoden in der Bevölkerung, Zusammenhänge zwischen Diagnose und Inanspruchnahme (als angenommener Ausdruck eines Bedarfes) und die besondere Verlaufsform „Langzeithospitalisierung" untersucht.

Institutionsgebunde psychiatrische Versorgung

Neben der Psychiatrischen Universitätsklinik (140 Betten), die zusätzlich auch eine große Ambulanz mit sehr hoher Inanspruchnahmefrequenz betreibt, werden in Wien die stationären Aufnahmen von psychiatrischen Patienten an acht regionalisierten Psychiatrischen Krankenhausabteilungen durchgeführt.

Sieben dieser Abteilungen befinden sich im Psychiatrischen Krankenhaus Baumgartner Höhe, die achte in einem der Allgemeinen Krankenhäuser Wiens.

Im Jahre 1986 sind bei einer Bevölkerung von 1,53 Millionen Einwohnern insgesamt 6756 stationäre psychiatrische Aufnahmen erfolgt (alle stationären Einrichtungen). Dies entspricht 4,4 Aufnahmen im Jahr/1000 Einwohner. 4816 dieser Aufnahmen wurden im Großkrankenhaus durchgeführt. Im Jahr 1987 sank die Zahl der Aufnahmen in das Großkrankenhaus auf 4158, insgesamt 3192 Personen waren davon betroffen. Demnach werden zur Zeit jährlich 271 von je 100 000 Einwohnern zumindest einmal im Psychiatrischen Großkrankenhaus hospitalisiert. Etwa 40 % der Aufnahmen sind Ersthospitalisierungen.

Für die institutionsgebunde extramurale Versorgung bestehen acht sogenannte „Psychosoziale Stationen" (Ambulanzen mit Tagesklinik) des Psychosozialen Dienstes (PSD), die korrespondierend regionalisiert arbeiten.

Die extramuralen „Psychosozialen Stationen" des PSD-Wien wurden in den ersten acht Betriebsjahren von insgesamt 16 630 Patienten kontaktiert, das entspricht 10,9 Personen/1 000 Einwohner. (Gerechnet auf die über 15jährigen Einwohner bedeutet dies, daß jeder 57. Einwohner bereits im PSD-Kontakt war.)

„Patientenkarrieren" und Diagnose

Wir haben anhand von Versorgungsdaten Zusammenhänge zwischen möglichen „Patientenkarrieren" in Institutionen und der Diagnose untersucht.

Tab. 1 zeigt die diagnostische Zuordnung jener Patienten in % aller Aufnahmen, die 1986 im Großkrankenhaus (PKH) Baumgartner Höhe aufgenommen wurden (N = 4 816). Weiters wird der Anteil einzelner diagnostischer Gruppen an der Stichtagspopulation des PKH am 31.12.1987 dargestellt. Es zeigt sich, daß die Gruppe der schizophrenen Patienten und der Alkoholkranken gemeinsam die Hälfte (49,9 %) aller Aufnahmen

Tab. 1: Patienten des PKH-Wien nach Diagnosen. Aufnahmen 1986 (N = 4 816) und Stichtagsprävalenz Ende 1987 (N = 906). Anteil der Stichtagspatienten mit Aufenthaltsdauer > 1 Jahr („Langzeit") in den Diagnosegruppen in %. Patienten des PSD-Wien der Jahre 1980 - 1987 nach Diagnosen (N = 15 528). Anteil der PSD-Patienten mit stationärer Vorbehandlung in den Diagnosegruppen

Diagnose	(ICD)	% aller PKH-Aufnahmen 1986	% aller PKH-Patienten Ende 1987	Anteil "Langzeit" in dieser diagnostischen Gruppe Ende 87	% aller PSD-Pat.	% PSD-Pat. mit stationären Vorbehandlungen
affektive Psychosen	(296)	3,8	2,3	33,3	6,9	59,1
Schizophrenien	(295)	25,3	27,9	56,1	16,0	86,9
Alkoholismus	(703/291)	24,6	6,9	26,9	25,2	45,3
organ. Psychosen (senil und präsenil)	(290)	11,0	22,4	65,5	12,0	29,4
geistige Behinderung	(317, 318, 319)	2,2	23,9	88,4	3,5	67,9
andere	-	33,1	16,6	-	36,4	-
gesamt	-	100,0	100,0	59,5	100,0	49,8

ausmachte. Während die schizophrenen Patienten 27,9 % der Stichtagspopulation stellen, liegt der Anteil der Alkoholkranken hier nur bei 6,9 %. Der Anteil der Patienten mit geistigen Behinderungen (Oligophrenie) an allen Aufnahmen ist mit 2,2 % sehr gering, diese Diagnosegruppe hat aber mit 23,9 % einen sehr hohen Anteil an der Stichtagspopulation (Tab. 1).

Wie von den meisten Psychiatrischen Krankenhäusern berichtet, sind also auch im PKH-Wien frequente, aber kurzdauernde Hospitalisierungen für Alkoholkranke und seltene, dann aber überlange Hospitalisierungen für geistig Behinderte charakteristisch.

Die Verlaufsform „Langzeithospitalisierung" ist besonders im Hinblick auf die diskutierte Gruppe der „neuen Langzeitpatienten" von Interesse, worauf weiter unten nochmals eingegangen werden soll .

In Tab. 1 wird der Gesamtanteil der Patienten mit einer Hospitalisierungsdauer von über einem Jahr (also „alte" und „neue" Langzeitpatienten) in der jeweiligen Diagnosegruppe dargestellt. Wie aus der Tabelle ersichtlich, waren 56,1 % aller schizophrenen Patienten in der Stichtagspopulation des PKH-Wien Ende 1987 bereits länger als ein Jahr im Krankenhaus. Bei Patienten mit organischen Psychosen - es waren dies meist gerontopsychiatrische Patienten - beträgt dieser Anteil 65,5 %. 88,4 % aller geistig Behinderten hatten eine Aufenthaltsdauer von über einem Jahr aufzuweisen.

Um die einzelne Diagnosegruppen betreffenden Angaben besser vergleichen zu können, wurden in Tab. 1 auch Daten der Inanspruchnahme institutionsgebundener extramuraler Einrichtungen aufgenommen.

Es werden die Verteilung der Diagnosen der PSD-Patienten und der Anteil jener PSD-Patienten in den einzelnen Diagnosegruppen gezeigt, die stationäre Vorbehandlungen aufwiesen.

Die Diagnosen von 15 528 der insgesamt 16 630 Patienten, die in den Jahren 1980 - 1987 ambulante Leistungen der „Psychosozialen Stationen" des PSD in Anspruch genommen haben, wurden in die Aufstellung aufgenommen. Auch im extramuralen Bereich ist die Inanspruchnahme durch Patienten mit schizophrenen Krankheiten und Alkoholismus relativ hoch.

Stationäre Vorbehandlungen wiesen 86,9 % aller PSD-Patienten mit der Diagnose „Schizophrenie", aber nur 29,4 % der Patienten mit organischen Psychosen und 45,3 % der Alkoholkranken auf.

Tab. 2: Kontaktfrequenz der Patienten des PSD-Wien im Jahr 1986 nach Diagnosegruppen (N = 81 289 Kontakte)

Diagnosegruppe	Durchschnittliche Kontakte im Jahr
affektive Psychosen	12,5
paranoide Syndrome	14,8
Schizophrenien	25,6
gerontopsychiatrische Patienten	5,3
Alkoholismus	13,4
geistige Behinderung	37,6
neurotische Störungen	9,8
gesamt	16,4

Tab. 3: Einkommenssituation der Patienten des PSD-Wien. Patienten der Jahre
1980 - 1987 (N = 12 911)

Einkommen	% aller PSD-Patienten
Mindesteinkommen bzw. darunter	44,4
nicht wesentlich über Mindesteinkommen	35,3
wesentlich über Mindesteinkommen	20,3

Die Kontaktfrequenz der Patienten des PSD-Wien wird in Tab. 2 dargestellt. Es zeigt
sich, daß in der institutionellen extramuralen psychiatrischen Betreuung geistig
Behinderter und Schizophrener mit einer hohen Kontaktfrequenz zu rechnen ist. Dies
muß als Ausdruck kontinuierlich vorhandener Betreuungsbedürfnisse interpretiert
werden. Benötigt ein Patient mit diesen Diagnosen extramurale Hilfen, so benötigt er sie
im Vergleich zu anderen Patientengruppen in größerer Dichte (Tab. 2).

Die Inanspruchnahme hängt, wie Tab. 3 zeigt, offensichtlich auch von der Einkommenssituation der Patienten ab. Nur 20,26 % aller PSD-Patienten hatten Einkommen, die „wesentlich" über dem Mindesteinkommen lagen. Hierbei ist zu berücksichtigen, daß das Mindesteinkommen bei ca. einem Drittel des Durchschnittseinkom-
mens liegt (Tab. 3).

Untersucht wurde auch die Einkommenssituation der PSD-Patienten nach diagnostischen Gruppen. Nur 11,6 % der schizophrenen Patienten, 23,6 % der Patienten mit
neurotischen Störungen und 25,7 % der Alkoholkranken hatten Einkommen „wesentlich" über dem Mindesteinkommen. Mit 27,4 % lag dieser Anteil in der Gruppe der PSD-
Patienten mit affektiven Psychosen relativ am höchsten.

Zur Frage „neuer" Langzeitpatienten

Von den 906 Patienten des PKH-Wien am Stichtag 31.12.1987 waren insgesamt 539
(59,5 %) länger als ein Jahr im Krankenhaus. Von diesen 539 Langzeitpatienten waren
49,7 % älter als 60 Jahre.

205 der 539 Langzeitpatienten (38,04 %) wurden in den letzten fünf Jahren hospitalisiert und können als „neue" Langzeitpatienten bezeichnet werden.

Den größten Anteil mit beinahe der Hälfte aller „neuen" Langzeitpatienten (47,8 %)
weisen die gerontopsychiatrischen Patienten auf. Schizophrene Patienten stellen 16,5 %
und geistig Behinderte 17,0 % der Gruppe. Alkoholkranke sind mit 5,3 %, Patienten mit
affektiven Psychosen mit 1,9 %, alle anderen Diagnosen mit 11,5 % in der Gesamtheit
der „neuen" Langzeitpatienten vertreten.

Wir haben die jeweilige Wahrscheinlichkeit einer „neuen" Dauerhospitalisierung
untersucht und fanden eine deutliche Diagnoseabhängigkeit vor. Während gegenwärtig nur 0,23 % der Aufnahmen Alkoholkranker, 0,56 % der Aufnahmen mit affektiven Psychosen und 0,70 % der Aufnahmen wegen Schizophrenie als Dauerhospitalisierung verlaufen, münden 4,62 % aller Aufnahmen wegen dementieller Prozesse und sogar
8,06 % aller Aufnahmen geistig Behinderter in der stationären Dauerunterbringung.

Die Gesamtzahl aller „neuen" Langzeitpatienten mit der Diagnose „Schizophrenie" liegt demnach in Wien bei acht bis neun Patienten im Jahr, d. h. es ist mit einer Dauerhospitalisierung eines schizophrenen Patienten im Jahr pro 200 000 Einwohner zu rechnen. Auffallend ist dabei auch, daß die Wahrscheinlichkeit einer solchen, bei schizophrenen Patienten vielfach diskutierten Dauerhospitalisierung im Großkrankenhaus bei affektiven Psychosen, sobald eine stationäre Aufnahme notwendig geworden ist, in einem ähnlichen Wahrscheinlichkeitsbereich liegt.

Zusammenfassung

Anhand von Versorgungsdaten wurde zur Frage der charakteristischen „Patientenkarrieren" in Institutionen Stellung genommen. Da bestimmte „Patientenkarrieren" (Verlaufsvarianten) bei einzelnen Patientengruppen gehäuft auftreten, kann ihre Wahrscheinlichkeit als Prognosekriterium bzw. als Indikationskriterium für behandelnde und betreuende Maßnahmen herangezogen werden.

Institutionsgebundene psychiatrische Behandlungsepisoden sind im Vergleich zur diskutierten Gesamtzahl psychisch Kranker in der Allgemeinbevölkerung selten. Betreffen sie eine Person, so sind sie selbst bereits ein markanter Indikator für weiterbestehende bzw. erneut auftretende Behandlungsbedürftigkeit.

Langdauernde oder frequent erfolgte Vorhospitalisierung und geringes Einkommen erhöhen die Wahrscheinlichkeit langdauernder intra- oder extramuraler Betreuungen bzw. lassen solche Betreuungsbedürfnisse erwarten.

Die Wahrscheinlichkeit einer Dauerhospitalisierung ist bei stationär aufgenommenen Patienten mit der Diagnose Oligophrenie und bei Patienten mit dementiellen Prozessen am höchsten. Die Zahl stationär aufgenommener bzw. extramural dauerbetreuter schizophrener Patienten ist in Relation zu anderen Patientengruppen und auch zur vermuteten Gesamtzahl der Erkrankten in der Bevölkerung relativ hoch, die Wahrscheinlichkeit einer Dauerhospitalisierung eher gering, vor allem wenn extramurale Betreuungsangebote vorgehalten werden. Die Problematik des Langzeitaufenthaltes besteht auch bei affektiven Psychosen, sobald sie hospitalisiert werden.

Versorgungsdaten spiegeln, bezogen auf einzelne Patientengruppen, den Versorgungsbedarf und dessen Entsprechung durch Institutionen wider. Sowohl der Versorgungsbedarf als auch dessen Entsprechung kann mit „Patientenkarrieren" und damit mit Verlaufsformen in Zusammenhang gebracht werden. Anhaltspunkte für prognostische Aussagen und für allfällig notwendig werdende Betreuungsprogramme können abgeleitet werden.

Literatur

BLUMENTHAL S, BELL W, NEUMANN N, SCHÜTTLER R, VOGEL R. Die Wiedereinweisung ersthospitalisierter psychiatrischer Patienten - Verlauf und prädiktive Einflüsse nach 5 Jahren. Psychiatr Prax 1988; 15: 96-101.

COOPER B, MORGAN HG. Methodische Grundsätze der Epidemiologie. In: COOPER B, MORGAN HG, Hrsg. Epidemiologische Psychiatrie. München-Wien- Baltimore: Urban & Schwarzenberg, 1977: 25-60.

GABRIEL E. Die Situation der gerontopsychiatrischen Versorgung in Wien. Therapiewoche 1981; 31: 8594-8605.

HÄFNER H. Sind psychische Krankheiten häufiger geworden? Nervenarzt 1985; 56: 120-133.

HELMCHEN H. Prediction of course and therapeutic response in psychiatric diseases. Pharmacopsychiatry 1983; 6: 173-174.

HINTERHUBER H. Die Grenzen der sozialen Reintegration nach mehrjähriger psychiatrischer Hospitalisierung. Psychiatr Prax 1984a; 11: 50-53.

HINTERHUBER H. Psychiatrische Erkrankungen in einer alpinen Kleinregion - eine epidemiologische Feldstudie. Psychiatr Prax 1984b; 11: 183-189.

LESCH OM. Chronischer Alkoholismus. Stuttgart-New York: Thieme, 1985.

RUDAS S. Comprehensive mental health services: Who needs them. Acta Psychiatr Belg 1986a; 86: 630-635.

RUDAS S. Veränderung der psychiatrischen Versorgung - Ergebnisse einer Psychiatriereform aus der Sicht der Planung, Koordination und evaluierenden Verlaufsbeobachtung. Österr Krankenhauszeitung 1986b; 27: 349-366.

RUDAS S. Planning and evaluating of comprehensive psychiatric care systems. In: LECHNER H, et al., eds. Future strategies for Psychiatric Care. Neurologia et Psychiatria 1987; 10 (suppl 1): 51-53.

WEYERER S, DILLING H. Prävalenz und Behandlung psychischer Erkrankungen in der Allgemeinbevölkerung. Nervenarzt 1984; 55: 30-42.

WING JK, HAILEY M. Evaluating a Community Psychiatric Service. London- New York-Toronto: Oxford University Press, 1972.

ZAPOTOCZKY HG. Modernes Management in der Behandlung Schizophrener. In: RUDAS S, Hrsg. Neue Aspekte in der Therapie psychisch Kranker. Wien: Facultas, 1987: 22-23.

Veränderungen der Körperwahrnehmung als prognostisches Kriterium bei Schizophrenen

R. Danzinger

Bei einem großen Anteil schizophrener Patienten ist die Wahrnehmung des eigenen Körpers gestört. Beispielsweise fanden Huber et al. [1979] bei 39 % einer großen Gruppe Schizophrener koenästhetische Beeinflussungserlebnisse. Leibgefühlsstörungen im weiteren Sinn, wie Steifheit, Fremdheit, Leere etc., gaben sogar 73 % der 500 in dieser Studie untersuchten Patienten an.

In der Literatur sind für die vielfältigen Arten von Störungen der Körperwahrnehmung zahlreiche, unterschiedliche Ausdrücke vorhanden, weshalb zunächst eine Einteilung des großen Gebietes notwendig ist.

Wenn man es unternimmt, in vereinfachter Anlehnung an neuere Versuche den Gesamtkomplex Körpererfahrung zu gliedern [Bielefeld 1986], kann man drei große Teilgebiete unterscheiden:

1. Körperschema,
2. Körperbild,
3. Körpereinstellung.

Ad 1: Unter Körperschema versteht man in der Regel die bewußtseinsferne Integration peripherer Reize zur Orientierung über Oberfläche, Stellung und Bewegung des Körpers. Gewisse Störungen Schizophrener, wie etwa die Bewegungs- und Haltungsanomalien, Stereotypien und Manierismen, können unter diesem Begriff subsumiert werden. Auch die unwillkürlich und automatisch ablaufenden Bewegungsmuster der durch Neuroleptika bedingten Dyskinesien sind hier einzureihen.

Ad 2: Mit dem Terminus „Körperbild" wird oft die Vorstellung bezeichnet, die jemand vom eigenen Körper hat. Selbstverständlich kann man den Bereich des Körperbildes weiter in Teilgebiete, wie beispielsweise Körperausgrenzung oder Körperausdehnung, unterteilen.

Die bei schizophrenen Erkrankungen so häufigen Leibhalluzinationen mit ihren charakteristischen magnetischen, elektrischen oder chemischen Beeinflussungen und mit den Vorstellungen eingebauter Apparate sind hier anzuführen.

Ad 3: Unter Körpereinstellung verstehen wir die Zufriedenheit mit dem eigenen Aussehen, Schönheitsideale, aber auch Vitalgefühle und Konsistenzgefühle, wie sie Scharfetter [1986] als basale Ich-Dimensionen beschrieben hat. Man hat versucht, die Teilaspekte der Körperwahrnehmung mit verschiedenen Methoden empirisch zu erfassen. Es wurde eine Reihe von Fragebögen entwickelt, für die es teilweise auch geeichte deutsche Versionen gibt. Ebenso hat man bekannte projektive Tests zur Erfassung von Störungen der Körperwahrnehmung modifiziert. Auch die verschiedenen experimentellen Methoden auf diesem Gebiet wurden auf Stichproben von schizophrenen Patienten angewandt.

Beispielsweise fanden WECKOWICZ und SOMMER [1960] mit ihrer Methode der Spiegelabdeckung, daß Schizophrene konstant ihre Hände kleiner zeichnen als Kontrollpersonen. In einem gewissen Gegensatz dazu überschätzen die von CLEVELAND [1960] untersuchten schizophrenen Patienten im Vergleich mit Fotoserien die Größe ihrer eigenen Hand, ihres Fußes, Magens oder Herzens. Diese widersprüchlichen Ergebnisse wurden - nicht ganz befriedigend - als Kompensationsmechanismen gedeutet.

All diese älteren experimentellen Methoden müssen hier explizit erwähnt werden, da sie mit der Entwicklung der Videotechnik wahrscheinlich weitgehend überholt sind.

Mit der von uns modifizierten Videotechnik untersuchten wir nur einen sehr engen Teilbereich der Körperwahrnehmung, nämlich die Fähigkeit, ein in Höhe und Breite verzerrtes Videobild richtig einschätzen zu können. Etwas vereinfachter ausgedrückt wird mit diesem Verfahren geprüft, ob sich jemand für zu dick oder zu dünn hält. Es wird also nur die Fähigkeit gemessen, das Verhältnis Höhe zur Breite des Körpers zu beurteilen.

Methode

In unserer Versuchsanordnung werden die Patienten und die Kontrollpersonen aus 6 m Entfernung mit einer Farbvideokamera gefilmt.

Dabei können die Patienten ihr Bild auf einem Monitor erkennen. Durch Verdrehung eines Potentiometerknopfes können die Probanden das Bild bis zu 45 % in die Länge und gleichviel in die Breite verzerren. Die Längen- und Breitenverzerrung sind dabei in einem Doppelpotentiometer integriert, so daß die abgebildete Figur stets flächengleich bleibt. Durch Drehung nach rechts wird das Bild in die Länge gezogen und verschmälert, die Drehung nach links hat den gegenteiligen Effekt.

Durch eine optische Eichung kann das Ausmaß der Verzerrung direkt in Prozent abgelesen werden.

Die Stichprobe bestand aus 109 schizophrenen Patienten und 70 nach Gewicht, Größe, Alter und Geschlecht parallelisierten Kontrollpersonen.

In einem ersten Untersuchungsteil wurden 34 Patienten des paranoiden Subtypus [DSM-III 295.3] mit gleichviel Patienten des residualen Subtypus [DSM-III 295.6] sowie mit fünf Patienten des katatonen Typus [DSM-III 295.2] verglichen.

Die wichtigste Hypothese war, daß die Schizophrenen im Vergleich mit einer gesunden Kontrollgruppe (N = 34) ihre Körperbreite unterschätzen würden.

Infolge der auffallenden Ergebnisse bei den Frauen verglichen wir in einer 2. Serie auch die Idealvorstellung vom eigenen Körper mit der Realeinschätzung. Diese Versuchsanordnung wählten wir vor allem, weil in der Literatur [MINTZ und BETZ 1986] häufig über den Wunsch von Frauen berichtet wird, dünner zu sein. Dazu wurden 36 Patienten des paranoiden Typus [DSM-III 295.3] mit einer gleich großen, in den wichtigsten Variablen parallelisierten Kontrollgruppe verglichen.

Die zentrale Hypothese dabei war, daß bei schizophrenen Frauen die Diskrepanz zwischen Idealbild und Realbild kleiner wird.

Die Untersuchung der akut schizophrenen Patienten hinsichtlich der Selbsteinschätzung ihrer Körperproportionen wurde am 2. und am 10. Tag eines stationären Aufenthaltes durchgeführt, um erste Hinweise auf Veränderung der untersuchten Fähigkeit im Längsschnitt zu gewinnen.

Hinsichtlich der Brauchbarkeit der von uns erfaßten Störung des Körperbildes als Prädiktor verwendeten wir folgendes Untersuchungs-Design:

Eine Stichprobe von 73 hinsichtlich der Selbsteinschätzung der Dimensionen ihres Videobildes untersuchten schizophrenen Patienten wurde nach dem Ausmaß der Unterschätzung ihres Körpers median halbiert. Die beiden Hälften der Stichprobe wurden im auf die Untersuchung folgenden Jahr hinsichtlich der Zahl der Wiederaufnahmen verfolgt.

Ergebnisse und Interpretation

Zahlreiche Teilergebnisse hinsichtlich der speziellen Versuchsanordnung zum Ausschluß unspezifischer Wahrnehmungsstörungen und zur Unterscheidung von diagnostischen Untergruppen können hier nicht angeführt werden und werden an anderen Orten publiziert.

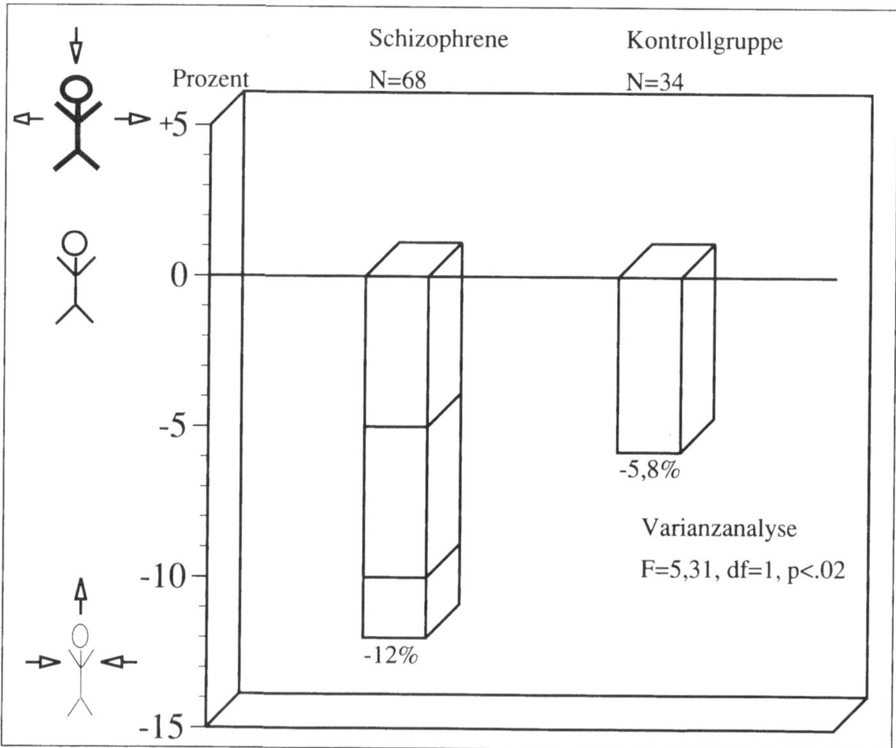

Abb. 1: Unterschätzung der Breite des eigenen Körpers im Videobild durch Schizophrene

Es sei nur erwähnt, daß wir keine signifikanten Unterschiede zwischen residualen, paranoiden und katatonen Schizophrenen fanden.

Unsere zentrale Hypothese fand allerdings signifikante Bestätigung, wie Abb. 1 zeigt.

Die schizophrenen Patienten schätzen sich um 12 % dünner ein, als sie tatsächlich sind, doppelt so viel wie die gesunde Kontrollgruppe. (Eine Unterschätzungstendenz bei Normalen ist aus den Untersuchungen mittels Videoverzerrung bei Eßstörungen lange bekannt).

Eine Wiederholung der Untersuchung nach 10 Tagen brachte dieselben Ergebnisse.

Eine erste Aufklärung über die Ursachen der starken Unterschätzung der Breite des eigenen Körpers durch Schizophrene ergab sich bei der Betrachtung der Wechselwirkungen in der Varianzanalyse. Es zeigte sich, daß der Unterschied in erster Linie durch die schizophrenen Frauen bedingt war, die sich viel zu dünn einschätzten. Ähnliche Ergebnisse fanden wir nicht nur bei der Einschätzung des Körpers, sondern auch bei der Einschätzung der Breite des eigenen Gesichtes.

Wie schon erwähnt, brachte uns dies auf die Idee, auch das Idealbild bei einer Stichprobe von Schizophrenen und einer Kontrollgruppe einschätzen zu lassen.

Dabei fanden wir, daß die Diskrepanz zwischen Idealbild und Realbild bei Schizophrenen wesentlich kleiner ist (- 0,8 %) als bei Gesunden (6,7 %).

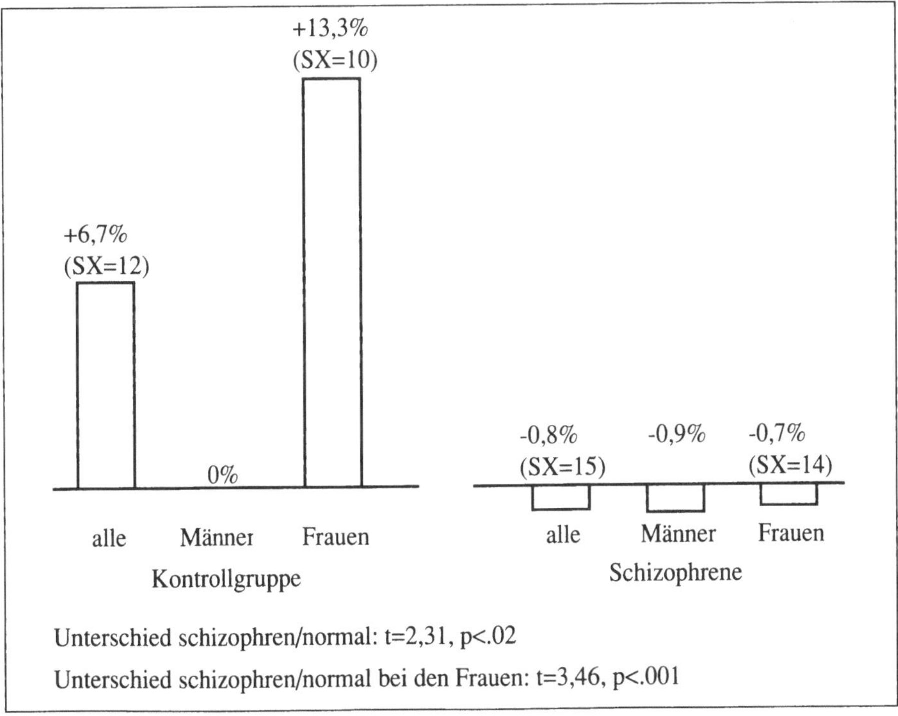

Abb. 2: Diskrepanzen zwischen Realbild und Idealbild vom eigenen Körper bei einer Gruppe schizophrener Patienten (N = 36) und einer Kontrollgruppe (N = 36)

Nach Geschlechtsgruppen aufgeteilt zeigte sich, daß der Unterschied durch die Frauen bedingt war (Abb. 2).

Es zeigt sich, daß bei gesunden Frauen zwischen dem Idealbild und dem Realbild eine Differenz von 13 % besteht. Bei Schizophrenen ist diese Differenz nahezu auf Null geschmolzen. Offensichtlich kommt dies dadurch zustande, daß schizophrene Frauen ihre Realeinschätzung wahnhaft der Idealvorstellung von ihrem eigenen Körper annähern. Die Dissonanz zwischen den Wünschen dieser Patientinnen, schlank zu sein, und ihren tatsächlichen Proportionen ist für sie offenbar nicht auszuhalten. Entsprechend der Neigung Schizophrener, die äußere Realität zu verleugnen, um das innere dynamische Gleichgewicht herzustellen, nehmen diese schizophrenen Frauen das Bild ihres Körpers anscheinend optisch so wahr, wie sie es gern hätten. Man könnte in diesem Zusammenhang von einer wahnhaften Wunscherfüllung sprechen.

Bezüglich der prognostischen Bedeutung der Fehleinschätzung der eigenen Körperproportionen bei Schizophrenen in der Videoverzerrung hatten wir 73 akut schizophrene Probanden in zwei gleichgroße Gruppen aufgeteilt. Die eine Hälfte hatte ihren Körper um mehr als 12 % zu schmal geschätzt, die andere Hälfte um weniger als 12 % (Streubreite - 40 % bis + 27 %).

Bezüglich der Aufenthaltsdauer im Krankenhaus unterschieden sich die beiden Hälften der Stichprobe nicht voneinander. Die Gesamtgruppe war im Mittel während der Erstuntersuchung 24 Tage (Sx = 23) in stationärer Behandlung. Zwischen der schlecht schätzenden und der besser schätzenden Untergruppe war hinsichtlich der Aufenthaltsdauer nur ein Unterschied von 1,5 Tagen.

Bei der Auszählung der Wiederaufnahmen während des auf die Untersuchung folgenden Jahres war die Gruppe, die die Körperproportionen stark unterschätzte, 1,8mal wiederaufgenommen worden, die in der Videoverzerrung besser schätzende Gruppe 1,5mal, was selbstverständlich keinen signifikanten Unterschied darstellt. Auch der leichte Trend zu mehr Aufnahmen bei den schlechter schätzenden Patienten ist im Hinblick auf folgende Fragen aus zwei Gründen nur sehr vorsichtig zu interpretieren:

1. Besteht die schlecht schätzende Gruppe aus Frauen, und könnten die tendenziell leicht vermehrten Wiederaufnahmen geschlechtsspezifisch sein?
2. Handelt es sich bei dem prognostischen Kriterium der Wiederaufnahmen lediglich um eine administrative Größe, welche nur beschränkte Aussagekraft hat?

Da die Neigung zur Unterschätzung des eigenen Bildes nach den ersten Befunden auch mit dem Abklingen der produktiven Symptomatik weiter fortbesteht, ist anzunehmen, daß die damit erfaßte Störung nicht den produktiven Symptomen zuzuordnen ist. Vielleicht handelt es sich doch eher um eine speziell den eigenen Körper betreffende Fehlwahrnehmung, die den bekannten Störungen der Informationsverarbeitung zuzuordnen ist. Eine unspezifische Wahrnehmungsstörung wurde allerdings ausgeschlossen, da die Patienten neutrale Vergleichspersonen gleich gut einschätzten wie die Kontrollgruppe.

Zusammenfassung

Mittels des selbstentwickelten Verfahrens der Videoverzerrung kann das Bild des eigenen Körpers auf einem Monitor kontinuierlich um bis zu 45 Grad in die Höhe und in die Breite verzerrt werden. Aufgefordert, mit einem Drehpotentiometer die Dimensionen ihres Bildes richtig einzustellen, schätzen schizophrene Patienten ihren Körper deutlich dünner ein (minus 12 %) als eine parallelisierte Kontrollgruppe (minus 5,8 %).

Dieser Unterschied wird in erster Linie durch die schizophrenen Frauen hervorgerufen, welche die Einschätzung ihres Videobildes in Richtung auf ihre Schlankheitsideale verändern. Mit dem Abklingen der akut produktiven Symptomatik bleibt die Fehleinschätzung bestehen, weshalb sie vielleicht eher den unspezifischen Wahrnehmungsstörungen zuzuordnen ist.

Hinsichtlich der Verwendung der Fehleinschätzung der eigenen Körperproportionen als prognostisches Kriterium wurde nur die Zahl der Wiederaufnahmen innerhalb eines Jahres herangezogen. Dabei fand sich kein Unterschied zwischen den sich stärker und den sich weniger unterschätzenden schizophrenen Patienten.

Literatur

BIELEFELD J. Körpererfahrung, Grundlage menschlichen Bewegungsverhaltens. Göttingen: Hogrefe, 1986.

CLEVELAND SE. Judgments of body size in a schizophrenic and a control group. Psychol Rep 1960; 7: 304.

HUBER G, GROSS G, SCHÜTTLER R. Schizophrenie. Eine verlaufs- und sozialpsychiatrische Langzeitstudie. Berlin-Heidelberg-New York: Springer, 1979.

MINTZ LB, BETZ NE. Sex differences in nature, realism, and correlates of body image. Plenum Publishing Corporations 1986; 36: 185-195.

SCHARFETTER C. Schizophrene Menschen. 2. Aufl. München-Weinheim: Urban & Schwarzenberg, 1986.

WECKOWICZ TE, SOMMER R. Body image and self-concept in schizophrenia. J Ment Sci 1960; 106: 17-39.

Neuroleptische Behandlung und Voraussage des Ansprechens[*]

S. DODDI, A. RIFKIN, B. KARAJGI, M. WACHSPRESS, V. BOPPANA

Zusammenfassung

72 neu aufgenommene schizophrene Patienten und 37 Patienten mit einer Manie wurden randomisiert mit fixen Dosen von 10, 30 oder 80 mg Haloperidol per os pro Tag therapiert. Sie wurden unter doppelblinden Bedingungen behandelt, bis ihre akuten Episoden remittierten oder aber über einen Zeitraum von sechs Wochen. Die Besserung am Ende der ersten Behandlungswoche wurde mit dem Endergebnis verglichen. Bei den schizophrenen Patienten sagte jede Besserung am Ende der ersten Woche auf der Clinical Global-Impression-Skala (CGI) oder eine Besserung um fünf oder mehr Punkte auf der Global-Assessment-Skala (GAS) oder eine Besserung des Schweregrades der Wahnvorstellungen (bewertet nach einem Item des Schedule for Affective Disorders and Schizophrenia) eine statistisch signifikante Veränderung in Richtung einer Remission voraus. Die Dosen von Haloperidol präjudizierten nicht den Verlauf. Bei Maniekranken hatten die Besserungen am Ende der ersten Behandlungswoche, gemessen anhand der CGI und der GAS, einen ähnlichen Vorhersagewert.

Einleitung

Obwohl die Neuroleptika vor rund vierzig Jahren in die klinische Praxis eingeführt wurden, sind wir noch immer nicht in der Lage vorauszusagen, welche Patienten auf diese Medikamente ansprechen. Der Kliniker bleibt mit der Frage, ob er die Behandlung fortsetzen soll, wenn nach den ersten Behandlungswochen kein Ansprechen festzustellen ist, allein.

Literaturübersicht

MAY und GOLDBERG [1977] haben in einem Übersichtskapitel, das sich mit der Vorhersage des Ansprechens auf Medikamente bei der Schizophreniebehandlung beschäftigt, dargelegt, daß die vor der Behandlung bekannten Fakten, wie demographische Daten, Anamnese und klinischer Zustand, nur unzureichende Prädiktoren sind. Sie schlugen vor, daß das frühzeitige Ansprechen auf die medikamentöse Behandlung als ein möglicher Vorhersagefaktor untersucht werden sollte.

In einer Pilotstudie haben MAY et al. [1976] stationären schizophrenen Patienten zu

[*]Für die Übertragung aus dem Englischen verantwortlich: Dr. F. Kulhanek, München.

128

Beginn sowie nach 26 und nach 36 Stunden drei Dosen Chlorpromazin gegeben. Die subjektiven Reaktionen der Patienten vier Stunden nach der ersten Dosis korrelierten bei den 30 untersuchten Patienten mit dem Ansprechen am Ende der Behandlung. Aus diesem Artikel geht jedoch nicht hervor, wie diese Patienten behandelt wurden (fixe oder variable Dosierung, Behandlungsdauer usw.).

MAY et al. [1980] berichteten über vorläufige Ergebnisse einer anderen ähnlichen Studie. In dieser Untersuchung wurden 48 neu aufgenommene schizophrene Patienten mit einer initialen Testdosis Chlorpromazin (2,2 mg/kg Körpergewicht) behandelt. Die gleiche Dosis wurde nach 24 Stunden erneut gegeben. Eine zusätzliche Dosis von 4,4 mg Chlorpromazin/kg Körpergewicht (KG) wurde 36 Stunden nach der Anfangsdosis verabfolgt. Dann wurde 28 Tage lang eine festgesetzte tägliche Dosis von 6,6 mg/kg KG verabreicht. Der klinische Status wurde anhand der Brief Psychiatric Rating Scale (BPRS) [OVERALL et al. 1962] und der MACC Behavioral Adjustment Scale [ELLSWORTH 1957] beurteilt. Die Autoren fanden eine hohe Korrelation zwischen der Veränderung nach 48 Stunden und dem jeweiligen Besserungsgrad am Ende der medikamentösen Behandlung für alle zehn Verlaufskriterien (BPRS-Summen-Score und vier Faktoren, MACC-Summen-Score und vier Untergruppen). Die Pearson-Korrelationen lagen zwischen 0,507 und 0,669, d. h. sie waren alle statistisch signifikant. Keiner der fünf Patienten, die nach 48 Stunden medikamentöser Behandlung bei den Items für „Denkstörungen" auf der BPRS schlecht abschnitten, erreichte am Ende ein gutes Ergebnis. Die Autoren schlußfolgerten, daß eine frühzeitige Veränderung ein nützlicher Vorhersagefaktor des Verlaufes ist.

BARTKO et al. [1987] untersuchten den Vorhersagewert einer frühzeitigen klinischen Besserung während einer 28tägigen Gabe einer fixen Haloperidoldosis bei 33 neu aufgenommenen schizophrenen Patienten. Sie stellten statistisch signifikante Korrelationen zwischen dem therapeutischen Ergebnis am 28. Tag und der klinischen Besserung am 2. Tag und ebenfalls zwischen dem Ergebnis bei der Entlassung und der Besserung am 5. und 6. Tag fest.

NEDOPIL und RÜTHER [1981] zeigten, daß eine anfängliche Besserung während der ersten fünf Tage einer Behandlung mit Haloperidol (14 mg/pro Tag bei 14 Patienten und 3 mg/pro Tag bei 10 Patienten) oder mit Benperidol (12 mg/pro Tag bei neun Patienten) eine Besserung nach 20 Tagen vorhersagt. Sie stellten fest, daß die Korrelationen zwischen anfänglicher Veränderung und Endergebnis denen von MAY et al. [1980] glichen.

Während einer fortlaufenden Studie über die relative Wirksamkeit von drei fixen Haloperidoldosen bei der Behandlung von neu aufgenommenen schizophrenen und manischen Patienten hatten wir die Möglichkeit, den Zusammenhang zwischen einer frühzeitigen Besserung und einer eventuellen Remission zu untersuchen.

Methode

Alle neu aufgenommenen stationären Patienten beim psychiatrischen Dienst des City Hospital Center in Elmhurst, einem Städtischen Krankenhaus in New York City, wurden erfaßt. Die Patienten, die die folgenden Kriterien erfüllten, wurden in die Studie aufgenommen:

1. Die Diagnose Schizophrenie oder Manie entsprechend den Research Diagnostic Criteria (RDC) [SPITZER et al. 1978b]. Alle Patienten wurden auch mit den DSM-III-Kriterien diagnostiziert. Der einzige Unterschied, der festgestellt wurde, war der, daß einige Patienten, bei denen nach den RDC eine Schizophrenie diagnostiziert worden war, nach den DSM-III-Kriterien eine schizophreniforme Störung hatten.
2. Alter über 17 Jahre und unter 60 Jahre.
3. Keine körperliche Erkrankung, die die Anwendung von Haloperidol gefährlich machen konnte oder die das klinische Bild beeinflussen und die Ergebnisse verzerren konnte.
4. Keine depotneuroleptische Therapie innerhalb von vier Wochen vor Beginn der Untersuchung.
5. Mehr als ein leichter Ausprägungsgrad der Erkrankung, was durch das Erreichen der Punktzahl 4 (mäßig) oder höher bei wenigstens einem der folgenden Items des Schedule for Affective Disorders and Schizophrenia (SADS) [SPITZER et al. 1978a] definiert war: Offenes Ausdrücken von Ärger, Hochstimmung, ungewöhnlicher Tatendrang, Anstieg zielgerichteter Aktivitäten, Grandiosität, Ausprägungsgrad von Wahn jedweder Art, Ausprägungsgrad von Halluzinationen, gestörtes Sprachverständnis, bizarres Verhalten.
6. Vorliegen einer schriftlichen Einverständniserklärung nach fachlicher Aufklärung.

Die Patienten jeder diagnostischen Kategorie, Schizophrenie oder Manie, wurden randomisiert den drei fixen Haloperidoldosen zugeteilt, d. h. 10, 30 oder 80 mg/pro Tag. Alle Patienten bekamen dreimal täglich 2 mg Benzatropin, um extrapyramidalen Nebenwirkungen vorzubeugen. Haloperidol wurde unter doppelblinden Bedingungen verabreicht. Endpunkt der Studie war eine Remission oder eine maximale Behandlungsdauer von sechs Wochen. Remission war durch das Erreichen einer Punktzahl unter vier (mäßig) bei den gleichen SADS-Items, die zu Beginn der Untersuchung für die Beurteilung der Schwere der Erkrankung zugrunde gelegt worden waren, definiert.

Als Endpunkt wurde der Zeitpunkt der Remission gewählt und nicht eine Veränderung der Punkte auf der Beurteilungsskala, da dies klinisch am relevantesten ist. Messungen, die auf Veränderungen vom Ausgangswert, wie der Subtraktion der Punktwerte nachher von den Punktwerten vorher, auf einer prozentualen Besserung oder auf einer Kovarianzanalyse basieren, führen oft dazu, Patienten als gleich anzusehen, die tatsächlich sehr unterschiedlich sind. Z. B. jemand, der sich vom Ausprägungsgrad „schwer" zu „mäßig" verändert, kann punktgleich mit jemandem sein, der sich von „mäßig" zu „leicht" bessert, auch wenn die beiden Patienten klinisch ganz unterschiedlich zu beurteilen sind.

Die Teilnehmer schlossen die Studie ab, wenn sie eine Remission erreicht hatten oder nach sechs Behandlungswochen. Die Veränderung wird hier daran gemessen, ob der Krankheitszustand des Teilnehmers innerhalb von sechs Wochen remittiert.

Beurteilungen

Zu Beginn der Untersuchung und danach wöchentlich wurden folgende Skalen angewandt:

1. Teile des SADS; es wurden Items benutzt, die für psychotische und affektive
   Symptome charakteristisch sind [SPITZER et al. 1978a].
2. Die „Global Assessment Scale (GAS)" [ENDICOTT et al. 1976].
3. Die „Modified Dosage Record Scale" und die „Treatment Emergent Scale (DOTES)"
   [GUY 1976].
4. Die „Clinical Global Impression Scale (CGI)" [GUY 1976].
5. Die „Simpson-Angus-Scale" zur Erfassung der extrapyramidalen Symptome [SIMP-
   SON et al. 1970] in modifizierter Form, u. zw. um Items für Akathisie und Akinese
   erweitert.

Tab. 1:   Patientencharakteristika

	Schizophrenie			Manie		
	Ansprechende	Nichtansprechende	Aussteiger	Ansprechende	Nichtansprechende	Aussteiger
N	38	14	20	18	8	11*
Geschlecht (m/w)	23/15	5/9	12/8	6/12	4/4	6/5
Durchschnittsalter (SD)	34,84 (9,61)	35,14 (10,01)	33,60 (9,62)	38,72 (11,43)	35,88 (9,67)	34,40 (8,22)
Durchschnittliche Krankheitsdauer in Jahren (SD)	9,52 (7,22)	10,82 (8,74)	10,20 (7,35)	15,39 (12,20)	13,13 (11,32)	11,89 (7,27)
Durchschnittliche Anzahl der Aufnahmen (einschl. der Indexepisode) (SD)	5,23 (2,85)	4,11 (2,52)	4,80 (2,91)	4,60 (2,53)	5,29 (3,45)	5,43 (1,99)
Durchschnittliche täglicheHaloperidoldosis in mg (SD)	36,05 (29,64)	42,14 (30,43)	40,00 (28,10)	35,56 (25,95)	32,50 (30,59)	40,91 (32,08)

* Vier Patienten mit Manie brachen die Studie nach drei Tagen ab und haben keine Beurteilung nach einer Woche.

Ergebnisse

Es handelt sich hier um eine fortlaufende Studie, und wir stellen hier Ergebnisse vor, die sich auf die Vorhersage einer Besserung durch frühzeitiges Ansprechen beziehen. Ergebnisse über das Verhältnis Dosis/Wirksamkeit, über Nebenwirkungen und Blutspiegel werden an anderer Stelle publiziert.

72 schizophrene und 37 manische Patienten wurden in die Studie einbezogen. 20 schizophrene und 11 manische Patienten fielen allerdings vor dem Ende der sechswöchigen Behandlungsphase aus der Studie heraus, ohne eine Remission erreicht zu haben. Vier der Patienten mit einer Manie, die die Untersuchung abbrachen, fielen innerhalb der ersten drei Tage aus. Zwei Patienten nahmen schon die erste Dosis der Studienmedikation nicht ein. Die charakteristischen Merkmale aller an der Studie teilnehmenden Personen sind in Tab. 1 zusammengefaßt. Zwischen ansprechenden und nichtansprechenden Personen gibt es keine statistisch signifikanten Unterschiede, unabhängig davon, ob die Aussteiger von der Analyse ausgeschlossen wurden oder als nichtansprechende Patienten eingeschlossen wurden.

Ein Patient erhielt ein Depotneuroleptikum innerhalb eines Zeitraums von drei Monaten vor Beginn der Studie. Dieser Patient mit einer Manie wurde aus der Studie ausgeschlossen. Drei Kranke mit einer Schizophrenie (zwei Responder und ein Nonresponder) hatten orale Neuroleptika innerhalb von zwei Wochen vor ihrer stationären Aufnahme erhalten. Alle anderen waren mindestens zwei Wochen lang vor ihrer Aufnahme nicht behandelt worden oder hatten die verordneten Medikamente nicht eingenommen.

Alle Patienten wurden innerhalb der ersten vier Tage nach stationärer Aufnahme in die Studie aufgenommen. Sie erreichten alle den Punktwert 4 (mäßig) oder höher bei dem Item „Ausprägungsgrad der Erkrankung" auf der CGI-Skala, 45 oder weniger auf der GAS und 4 (mäßig) oder mehr bei wenigstens zwei der neun aus der SADS ausgewählten Items.

Die Remission wurde als ein Grad der Besserung definiert, der den Patienten unter den Schweregrad der Erkrankung brachte, der für die Zulassung zu der Studie erforderlich war. Im Prinzip konnte dieses Kriterium schon durch eine geringfügige Besserung erfüllt werden, wenn sich der Zustand eines Patienten z. B. von gerade „über der Schwelle zur Zulassung" nach „leicht darunter" veränderte. Eine Veränderung dieser Art kam aber nicht vor. Alle ansprechenden Patienten besserten sich bei wenigstens zwei der Items, die zur Definition ihrer Zulassungskriterien bezüglich der Schizophrenie- oder Maniesymptome zugrunde gelegt worden waren. Bei den schizophrenen Patienten betrug die durchschnittliche Zahl der Items, bei denen sie unter die Zulassungsschwelle fielen, 3,2, und sie besserten sich um wenigstens vier Punktwerte: durchschnittlich um 9,5. Die entsprechenden Zahlen bei den Maniepatienten betrugen 5,3 Items und 15,8 Punktwerte. In fast allen Fällen, in denen wir die Patienten als remittiert einstuften, beurteilte der Stationsarzt den Patienten ebenso als remittiert und als entlassungsfähig.

38 schizophrene Patienten erreichten innerhalb von sechs Wochen eine Remission (Responder), 14 nicht (Nonresponder). Von den Maniepatienten erreichten 18 eine Remission innerhalb von sechs Wochen und acht nicht. Das frühzeitige Ansprechen wurde anhand von drei Items der Beurteilungsskalen nach einer Woche ermittelt:

1. Jegliche Besserung bei dem Item „Globale Besserung" auf der CGI-Skala, d. h. mit

Tab. 2:   Schizophrene Patienten (N = 72)

Besserung nach 1 Woche	Ansprechende	Nichtansprechende	Aussteiger	Statistische Analyse
CGI-Besserung *				
< 4	28	4	8	χ^2 (df 1) = 6,994, p < .005, 1T[a]
≥ 4	10	10	12	χ^2 (df 1) = 9,212, p < .005, 1T[b]
GAS-Besserung				
≥ 5	25	4	4	χ^2 (df 1) = 4,335, p < .025, 1T[a]
< 5	13	10	16	χ^2 (df 1) = 11,262, p < .0005, 1T[b]
Besserung des Schweregrades des Wahns um ≥ 1	23	3	6	χ^2 (df 1) = 5,212, p < .025, 1T[a]
keine Besserung oder Verschlechterung des Wahns	14	11	13	χ^2 (df 1) = 7,208, p < .005, 1T[b]

*) 1 = sehr deutlich gebessert, 2 = deutlich gebessert, 3 = minimal gebessert, 4 = keine Besserung,
5 = leicht verschlechtert, 6 = stark verschlechtert, 7 = sehr stark verschlechtert.

a) Chi-Quadrat-Analyse ausschließlich Aussteiger.
b) Chi-Quadrat-Analyse einschließlich Aussteiger als nichtansprechende Patienten.

Tab. 3:   Manische Patienten (N = 33)

Besserung nach 1 Woche	Ansprechende	Nichtansprechende	Aussteiger	Statistische Analyse
CGI-Besserung *				
< 4	15	3	1	χ^2 (df 1) = 3,522, p < .05, 1T[a]
≥ 4	3	5	6	χ^2 (df 1) = 8,561, p < .005, 1[b]
GAS-Besserung				
≥ 5	14	1	0	χ^2 (df 1) = 7,18, p < .005, 1T[a]
< 5	4	7	7	χ^2 (df 1) = 13,943, p < .0005, 1T[b]
Besserung des Schweregrades des Wahns um ≥ 1	10	2	0	χ^2 (df 1) = 2,152, p < .1, 1T[a]
keine Besserung oder Verschlechterung des Wahns	5	6	7	χ^2 (df 1) = 1,442, n.s., 1T[b]

*) 1 = sehr deutlich gebessert, 2 = deutlich gebessert, 3 = minimal gebessert, 4 = keine Besserung,
5 = leicht verschlechtert, 6 = stark verschlechtert, 7 = sehr stark verschlechtert.

a) Chi-Quadrat-Analyse ausschließlich Aussteiger.
b) Chi-Quadrat-Analyse einschließlich Aussteiger als nichtansprechende Patienten.

einem Punktwert unter 4. (Globale Besserung nach der CGI-Skala: 1 = sehr deutliche Besserung, 2 = deutliche Besserung, 3 = minimale Besserung, 4 = keine Veränderung, 5 = leichte Verschlechterung, 6 = deutliche Verschlechterung, 7 = sehr deutliche Verschlechterung).
2. Besserung von mehr als 5 Punkten auf der GAS (diese Skala hat 100 Punktwerte).
3. Besserung um wenigstens einen Punkt bei dem Ausprägungsgrad des Wahns, ein Item der SADS mit sechs Punkten.

Die statistische Analyse wurde mittels Chi-Quadrat erstellt. Um die statistische Signifikanz zu messen, wurden One-tailed p-Werte benutzt, da nur eine ungerichtete Hypothese bedeutungsvoll ist. Die Analysen wurden für jede Messung der Besserung in jeder diagnostischen Kategorie getrennt vorgenommen. Die Ergebnisse sind für die Schizophreniepatienten in Tab. 2 und für die Maniepatienten in Tab. 3 zusammengefaßt.

Die Analysen wurden getrennt, einmal unter Ausschluß der Aussteiger und dann unter Einbeziehung der Aussteiger als nichtansprechende Patienten, erstellt.

CGI-Besserung und Remission

Von 38 innerhalb von sechs Wochen remittierten schizophrenen Patienten erreichten 23 eine CGI-Besserung in Höhe von weniger als vier Punkten am Ende der ersten Woche, d. h. sie zeigten wenigstens eine minimale Besserung des Ausgangswerts. Von 14, nach sechs Wochen nicht remittierten Patienten, zeigten nur 4 eine gewisse Besserung. Dieser Unterschied ist statistisch signifikant: $p < .005$. Die Ergebnisse bleiben, auch nach Hinzurechnung der Aussteiger zu der Kategorie der nichtansprechenden Patienten, signifikant ($p < .005$).

Bei den Maniepatienten war der Vergleich der CGI-Besserung in der ersten Woche mit dem Endergebnis ebenfalls statistisch signifikant, u. zw. ohne Aussteiger und mit Aussteigern als nichtansprechende Patienten ($p < .05$ bzw. $< .005$).

Besserung auf der GAS und Remission

Wurde eine Besserung um wenigstens 5 Punkte auf der GAS am Ende der ersten Woche erreicht, sagte dieses bei den Schizophreniepatienten ein Ansprechen nach sechs Wochen voraus ($p < .025$). Die Ergebnisse bleiben signifikant ($p < .001$), wenn die Aussteiger als nichtansprechende Patienten gerechnet werden.

Bei den Maniepatienten sagte eine GAS-Besserung um fünf oder mehr Punkte am Ende der ersten Woche die Responder voraus, u. zw. ohne Aussteiger und mit Aussteigern als nichtansprechende Patienten ($p < .005$ bzw. $< .001$).

Besserung des Schweregrades des Wahns und Remission

70 schizophrene Patienten hatten zum Zeitpunkt ihres Eintritts in die Studie eine Wahnsymptomatik. Bei diesen Patienten sagte jede Besserung des Schweregrades des

Items „Wahnsymptomatik" der SADS am Ende der ersten Woche das spätere Ansprechen voraus (p < .025 ohne Aussteiger und p < .005 mit Aussteigern als Nonresponder).

30 Maniepatienten litten zum Zeitpunkt ihres Eintritts in die Untersuchung an Wahn. Bei 15 kam es nach sechs Wochen zu einer Remission. Zehn von ihnen zeigten eine Besserung des Schweregrades ihres Wahns am Ende der ersten Woche, wohingegen nur zwei von acht der nichtansprechenden Patienten am Ende der ersten Woche eine Besserung zeigten. Dieses Ergebnis mit p < .25 erreicht keine statistische Signifikanz, auch nicht, wenn die Aussteiger als Nonresponder mitgerechnet werden (p < .1).

Es wurden Analysen durchgeführt, um eine Korrelation zwischen Dosierungshöhe (10, 30 und 80 mg/pro Tag) und der Zeitdauer bis zu einer Remission zu ermitteln. Die Korrelationen (Pearson's r) beliefen sich bei den Schizophreniepatienten auf einen Wert von nur - 0,0011 und bei Manicpatienten auf 0,11.

Diskussion

Diese Ergebnisse zeigen, daß bei der Schizophrenie und am wahrscheinlichsten bei der Manie das Ausbleiben einer auch nur minimalen Besserung nach einwöchiger Behandlung mit Haloperidol andeutet, daß ein Ansprechen innerhalb der nächsten sechs Wochen sehr unwahrscheinlich ist. Für den klinischen Alltag bedeutet dies, daß der Kliniker, dessen Patient eine leichte Besserung zeigt, mit einiger Zuversicht erwarten kann, daß dieser anspricht.

Für Patienten, die innerhalb einer Woche keinerlei Besserung zeigen, stellt sich die Situation schwieriger dar. Von den schizophrenen Patienten wird etwa die Hälfte innerhalb von sechs Wochen ansprechen. Bei den Maniepatienten liegt die Erwartung niedriger, d. h. bei 38 %, wenn man die CGI-Skala als Maßstab nimmt. Die Erwartung bezüglich des Ansprechens ist erheblich niedriger, wenn die Aussteiger als nichtansprechende Patienten gerechnet werden.

Die Kliniker könnten die Wahrscheinlichkeit des Ansprechens bei den Patienten als zu niedrig einstufen, die nach einer Woche keine Besserung zeigen, und sie werden deshalb die Behandlung ändern wollen. Zur Zeit gibt es nur unzureichende Informationen, anhand derer diese Entscheidung mit angemessener Sicherheit gefällt werden kann. Über die Wahrscheinlichkeit des Ansprechens auf andere Behandlungen ist nichts bekannt. Die Ergebnisse sind entmutigend für Patienten, die nach einer Woche keine Besserungen zeigen, aber sie könnten bei anderen Behandlungsarten ebenso schlecht oder sogar schlechter sein. Zukünftige Untersuchungen sollten unsere Ergebnisse bestätigen (oder auch nicht), und wenn es sicher scheint, daß frühzeitiges Ansprechen eine hohe Ansprechquote voraussagt, sollte diese Patientengruppe für Untersuchungen anderer Behandlungsarten herangezogen werden.

Danksagung:
Wir danken der Fa. McNeil Pharmaceuticals, die die HALDOL- und Placebo-Tabletten zur Verfügung stellte, für die Unterstützung.

Literatur

BARTKO G, HERCZEG I, BEKESY M. PREDICTING outcome of neuroleptic treatment on the basis of subjective response and early clinical improvement. J Clin Psychiatry 1987; 48: 363-365.

ELLSWORTH RB. The MACC Behavioral Adjustment Scale. Santa Monica/CA: Western Psychological Service, 1957.

ENDICOTT J, SPITZER RL, FLEISS JL, COHEN J. The global assessment scale: a procedure for measuring overall severity of psychiatric disturbances. Arch Gen Psychiatry 1976; 33: 766-771.

GUY W. ECDEU Assessment Manual for Psychopharmacology, Revised, DNEW Publication, 1976.

MAY PRA, GOLDBERG SC. Prediction of schizophrenic patients' response to pharmacotherapy. In: LIPTON MA, DIMASCIO A, KILLAM KF, eds. Psychopharmacology: A Generation of Progress. New York: Raven Press, 1977.

MAY PRA, VAN PUTTEN T, YALE C, et al. Predicting individual responses to drug treatment in schizophrenia: a test dose model. J Nerv Ment Dis 1976; 162: 177-183.

MAY PRA, VAN PUTTEN T, YALE C. Predicting outcome of antipsychotic drug treatment from early response. Am J Psychiatry 1980; 137: 1088-1089.

NEDOPIL N, RÜTHER E. Initial improvement as predictor of outcome of neuroleptic treatment. Pharmacopsychiatry 1981; 14: 205-207.

OVERALL JE, GORHAM DR. The brief psychiatric rating scale. Psychol Rep 1962; 10: 799-812.

SIMPSON GM, ANGUS JSW. Rating scale for extrapyramidal side-effects. Acta Psychiatr Scand 1970; 212: 11-19.

SPITZER RL, ENDICOTT J. Schedule for Affective Disorders and Schizophrenia, SADS. Third edition, New York: Biometric Research, New York State Psychiatric Institute, 1978a.

SPITZER RL, ENDICOTT J, ROBINS E. Research Diagnostic Criteria for a Selected Group of Functional Disorders. Third edition, New York: Biometrics Division, New York State Psychiatric Institute, 1978b.

Akutbehandlung mit Neuroleptika: intravenöse versus orale Applikation

H. Rittmannsberger, H. Unterluggauer

Einleitung

Die Psychiatrie als Wissenschaft ist durch die oft widersprüchliche Vielfalt theoretischer und therapeutischer Konzeptionen gekennzeichnet. Selbst bei der Therapie mit Psychopharmaka - wohl jener Bereich innerhalb der Psychiatrie, wo „exakte" naturwissenschaftliche Methoden am häufigsten eingesetzt werden - gibt es sehr divergierende Behandlungsstrategien. Es ist immer wieder beeindruckend zu sehen, wie an verschiedenen Orten die unterschiedlichsten Behandlungsschemata mit der gleichen Selbstverständlichkeit und oft auch ohne erkennbaren Unterschied im Erfolg angewendet werden. Ein gutes Beispiel dafür ist die Frage der Dosierung der Neuroleptika, wobei die durchschnittlichen Tagesdosen in verschiedenen Kliniken um zwei Zehnerpotenzen variieren können.

Auch bei der Frage der Applikationsform sind derartige Diskrepanzen festzustellen. Insbesondere findet sich ein deutlicher Unterschied zwischen Europa und den USA, wobei die bei uns sehr populäre parenterale Therapie mit Psychopharmaka in Amerika eher selten durchgeführt wird, weil man der Meinung ist, daß sie gegenüber der oralen Therapie keine wesentlichen Vorteile hat, aber für den Patienten und damit auch für den Arzt ein zusätzliches Risiko darstellt. Sicherlich spiegelt dies auch die unterschiedlichen rechtlichen und sozialen Bedingungen des Arzt-Patienten-Verhältnisses wider.

Diese Diskrepanz motivierte uns zu überprüfen, wieweit die von uns routinemäßig und, wie wir meinen, mit gutem Erfolg durchgeführte Therapie akuter schizophrener Psychosen mittels intravenöser Dauertropfinfusionen von Neuroleptika tatsächlich Vorteile gegenüber einer oralen Therapie hat.

Grundsätzliche Überlegungen zur Frage der Applikationsform

Der Vorteil der parenteralen Therapie wird im allgemeinen darin gesehen, daß es gelingt, den Verlust an Wirkstoff 1. durch unvollständige Absorption und 2. durch den „Firstpass-Effekt" zu umgehen.

Das Ausmaß der Absorption eines Pharmakons im Gastrointestinaltrakt wird wesentlich von seinen lipophilen Eigenschaften bestimmt. Seine „biologische Verfügbarkeit", d. h. die Größe des Anteils der absorbierten therapeutisch wirksamen Substanz, ist aber auch von der Galenik (Lösungsgeschwindigkeit) und den Verhältnissen im Gastrointestinaltrakt selbst abhängig: pH-Wert, Enzymaktivität, Motilität, Durchblutung, Füllungszustand; Interaktionen mit anderen Nahrungsbestandteilen können die Absorption nachhaltig beeinflussen [GOODMAN ET AL. 1975, KURZ et al. 1984, KULHANEK et al. 1983, OPPELT 1971].

Als „First-pass-Effekt" bezeichnet man den Verlust an wirksamer Substanz durch enzymatischen Abbau des Pharmakons in der Darmwand und in der Leber (gelegentlich auch durch die Bakterien der Darmflora), noch ehe sie an ihren Wirkort gelangen kann. Das Ausmaß dieser „präsystemischen Transformierung" hängt nicht nur von der Art des Pharmakons, sondern auch von der individuellen Enzymausstattung und Enzymaktivität ab, wobei es große interindividuelle Unterschiede gibt und intraindividuell Änderungen auftreten können, etwa durch Enzyminduktion [KOCH 1985, KURZ et al. 1984, OPPELT 1971].

Die Vielzahl dieser auf das Pharmakon einwirkenden Faktoren bewirkt nicht nur, daß bei oraler Applikation zumeist ein niedrigerer Plasmaspiegel erreicht wird als bei einer gleich hohen intravenösen Dosis, sondern daß auch die interindividuelle Schwankungsbreite der Serumspiegel bei oraler Applikation wesentlich größer ist als bei intravenöser [DAHL 1988]. Der Verlust an Wirkstoff bei oraler Medikation wird in der Regel durch eine entsprechend höhere Dosierung ausgeglichen.

Ein weiterer Unterschied in der Wirksamkeit zwischen oraler und intravenöser Applikation besteht in der Geschwindigkeit der Anflutung am Wirkort, welche bei intravenöser Therapie wegen des höheren Konzentrationsgradienten wesentlich schneller erfolgt. Dies bewirkt einerseits einen rascheren Wirkungseintritt, bringt aber andererseits die Gefahr toxischer Reaktionen mit sich.

Es mag sein, daß bei der Gabe gleich großer Dosen oral und intravenös sehr unterschiedliche Serumspiegel auftreten; das bedeutet aber nicht zwingend, daß die klinische Wirkung differieren muß. Die tatsächliche Bedeutung dieses Unterschiedes kann man nur beurteilen, wenn man genaue Informationen über die Verhältnisse am Wirkort (am Rezeptor) hat. So bleiben zum Beispiel auch die größten Unterschiede in der Serumkonzentration für die Wirkungsqualität ohne Bedeutung, wenn die Affinität zum Rezeptor so groß ist, daß auch bei einer niedrigeren Konzentration des Wirkstoffes bereits alle Rezeptoren besetzt sind. Die höhere Serumkonzentration würde sich dann nur in Form einer verlängerten Wirkungsdauer bemerkbar machen (die Frage eventueller toxischer Nebenwirkungen und der Wirkung auf Rezeptorsysteme mit anderer Reaktionskinetik einmal ausgeklammert) [PETERS 1987]. Desgleichen ist die Stabilität der Bindung des Pharmakons an den Rezeptor, ausdrückbar in der „Drug-receptor-dissociation-rate", für die klinische Wirkung wichtig; es ist nicht gesagt, daß sich das Pharmakon im gleichen Maße vom Rezeptor löst, wie der Serumspiegel abfällt [LEYSEN et al. 1988]. Die Pharmakokinetik ist also nicht die alleinig entscheidende Determinante der Wirkung eines Medikamentes.

Untersuchungsplan

In die Untersuchung wurden akut psychotische Patienten mit der Diagnose „Schizophrenie" oder „schizophreniforme Störung" nach DSM-III einbezogen, die einer neuroleptischen Akutbehandlung bedurften. Eine Gruppe dieser Patienten wurde intravenös (N=15), die andere Gruppe peroral (N=15) mit Fluphenazindihydrochlorid behandelt. Auf die ansonsten abteilungsüblichen Differentialindikationen für die beiden Applikationsformen wurde verzichtet und der Patient nur bei Verweigerung der Zustimmung oder Vorliegen einer Kontraindikation anders als vorgesehen behandelt.

Da die Studie zunächst der Evaluation der gängigen Behandlungsschemata dienen sollte und offen durchgeführt wurde, verzichteten wir auch auf eine Festlegung fixer Dosierungen, deren Sinnhaftigkeit auch im Rahmen kontrollierter Studien nicht unumstritten ist [DEMISCH et al. 1987]. Die Dosishöhe wurde vom behandelnden Arzt aufgrund seiner Erfahrungen festgelegt und dem Verlauf entsprechend variiert. Als Medikament wählten wir wegen der häufigen Anwendung im klinischen Alltag Fluphenazin. In Anbetracht der Schwierigkeit, verläßlich äquipotente Dosen von Fluphenazin bei oraler und intravenöser Anwendung zu bestimmen (siehe weiter unten), haben wir uns entschlossen, bei der oralen Therapie, mit der wir infolge der bisherigen Präferenz der parenteralen Therapie weniger Erfahrung hatten, mit jenen Dosen zu beginnen, mit denen wir üblicherweise die intravenöse Therapie starteten. Sowohl peroral als auch intravenös wurde das Medikament in zwei Tagesdosen gegeben. Die orale Applikation erfolgte in Form einer Tropflösung, die intravenöse Applikation als Kurzinfusion, wobei das Medikament in 250 ml einer physiologischen Kochsalzlösung gelöst wurde. Anticholinergika wurden erst bei Bedarf gegeben. Erwies sich eine zusätzliche Sedierung als erforderlich, wurde zunächst Diazepam, und wenn sich dieses als ineffektiv erwies, ein niederpotentes Neuroleptikum (Chlorprothixen) verabfolgt.

Die Beurteilungen erfolgten vor Beginn der Behandlung und eine Woche danach. Auf einen Vergleich über längere Zeiträume wurde verzichtet, da insbesondere die Frage interessierte, inwieweit unter intravenöser Therapie ein schnelleres Ansprechen auf die neuroleptische Therapie zu verzeichnen ist. Es wurde erwartet, daß die Reduktion der psychopathologischen Scores innerhalb der ersten Woche in der parenteral behandelten Gruppe deutlicher ausfallen würde. An Instrumenten wurden BPRS [OVERALL et al. 1977], NOSIE [HONIGFELD et al. 1977], eine etwas vereinfachte Form der Begleitsymptomliste von DOTES [National Institute of Mental Health 1977] und zur Erfassung der extrapyramidalen Nebenwirkungen die Skalen von SIMPSON und ANGUS [1970] verwendet.

Tab. 1:   Patientendaten

	i. v.	p. o.
N	15	15
Geschlecht	13 F / 2 M	12 F / 3 M
Alter (Jahre)	37,7	36,7
Tagesdosis (mg Fluphenazin)	51,0*	35,7*
Zusatzmedikation**	8	9
Anticholingergika	8	8

  * p < .05 (t-Test)
** Diazepam oder Chlorprothixen

Tab. 2: Schizophreniediagnose nach DSM-III (N = 30)

	i. v.	p. o.
desorganisierter Typus	1	1
katatoner Typus	2	2
paranoider Typus	8	4
undifferenzierter Typus	3	6
residualer Typus	1	2

Ergebnisse

Sowohl die Gruppe der intravenös als auch die der peroral Behandelten umfaßte 15 Patienten, wobei es sich durch abteilungsbedingte Gegebenheiten zum überwiegenden Teil um Frauen handelte. Hinsichtlich des Alters (Tab. 1) und des Schizophrenietypus nach DSM-III (Tab. 2) bestanden keine signifikanten Unterschiede zwischen den beiden Gruppen. Die durchschnittliche Tagesdosis von Fluphenazin betrug bei der i.v.-Gruppe 51 mg, bei der p.o.-Gruppe 35,7 mg ($p < .05$, t-Test). In bezug auf die benötigte Zusatzmedikation mit Diazepam und/oder Chlorprothixen bzw. Anticholinergika ergaben sich keine Unterschiede (Tab. 1).

Beide Gruppen zeigten innerhalb der ersten Woche der Behandlung eine hochsignifikante Besserung ihres psychischen Zustandes, gemessen am Gesamt-Score der BPRS (Abb. 1). Die Mittelwerte des Gesamt-Scores lagen für die Gruppe der peroral Behandelten generell etwas niedriger (n. s.), das Ausmaß der Besserung, berechnet mittels eines

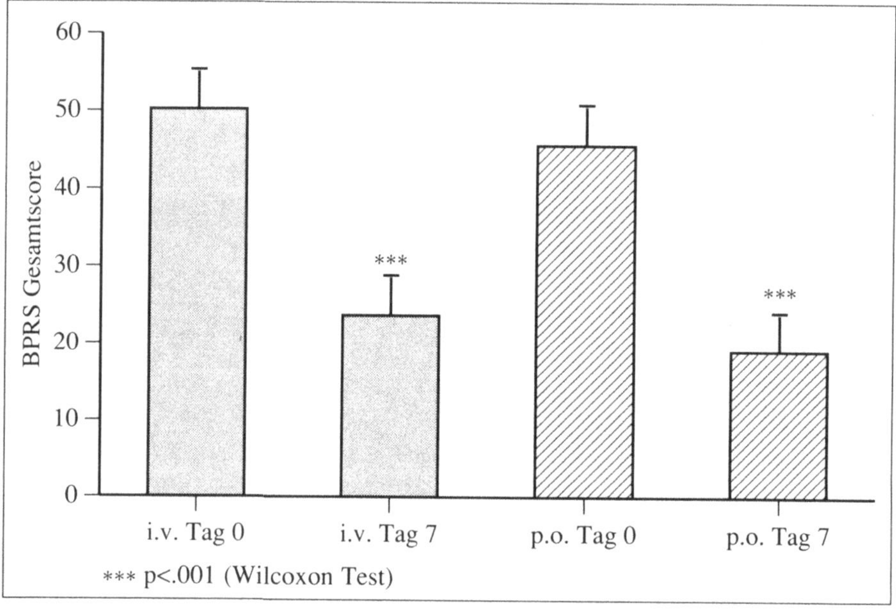

Abb. 1: BPRS-Gesamt-Score Tag 0 und Tag 7

„Besserungsquotienten" nach dem Schema (a-b)/a (entspricht der Angabe der Besserung in Prozent vom Ausgangswert), ist jedoch in beiden Gruppen fast identisch (i.v.: 0,541; p.o.: 0,573; n. s., t-Test).

Bei genauerer Aufschlüsselung in die fünf Faktoren der BPRS (Tab. 3) zeigt sich, daß in beiden Gruppen bei jedem Faktor statistisch signifikante Reduktionen des Punktewertes, d. h. Besserungen, eingetreten sind, nur beim Faktor 2 - Anergie - bei der Gruppe der intravenös Behandelten nicht. Bei diesen ist es auch signifikant häufiger als bei den oral behandelten zu Verschlechterungen bei einzelnen Patienten gekommen (p < .05, Chi-Quadrat-Test). Noch deutlicher wird dieser Umstand bei der Berechnung der „Besserungsquotienten" für die einzelnen Faktoren (Tab. 4). Während der Quotient überall ein positives Vorzeichen hat und damit in Richtung Besserung weist, ist er beim Faktor 2 der intravenös Behandelten negativ gepolt. Er unterscheidet sich damit als einziger statistisch signifikant vom „Besserungsquotienten" der peroral behandelten Gruppe (p < .05, t-Test).

Bei der Untersuchung der vegetativen Nebenwirkungen (DOTES) finden sich keine bedeutsamen Unterschiede zwischen den beiden Gruppen. Der Score für die extrapyramidalen Nebenwirkungen [SIMPSON und ANGUS 1970] liegt bei den intravenös Behandelten etwas höher, ohne den Bereich statistischer Signifikanz zu erreichen.

Diskussion

Bei der Beurteilung der Ergebnisse der vorliegenden Studie sollte man sich die ursprüngliche Zielsetzung vor Augen führen: Es ging darum, die, wie wir meinten, überlegene Wirkung der parenteralen Akuttherapie mit Neuroleptika zu dokumentieren.

Tab. 3: BPRS-Scores 1 - 5: Mittelwerte Tag 0 und Tag 7, Signifikanzniveau (Wilcoxon-Test)

	i. v.			p. o.		
	Tag 0	Tag 7	p <	Tag 0	Tag 7	p <
Faktor 1 (ANDP)	10,4	6,0	.05	8,3	5,2	.01
Faktor 2 (ANER)	7,4	5,5	n.s.	9,0	4,7	.05
Faktor 3 (THOT)	12,4	4,1	.001	12,9	4,2	.001
Faktor 4 (ACTV)	10,2	3,6	.01	6,9	2,3	.01
Faktor 5 (HOST)	8,9	3,6	.001	7,8	2,6	.01

Tab. 4: Besserungsquotienten (a -b)/a: Tag 0/Tag 7 (BPRS-Scores 1 - 5) (t-Test)

	i. v.	p. o.	p <
Faktor 1 (ANDP)	0,245	0,264	n.s.
Faktor 2 (ANER)	−0,566	0,228	.05
Faktor 3 (THOT)	0,667	0,707	n.s.
Faktor 4 (ACTV)	0,593	0,666	n.s.
Faktor 5 (HOST)	0,679	0,675	n.s.

Wir haben die Studie offen durchgeführt, was ihre Aussagekraft natürlich beeinträchtigt. Daß wir unsere Hypothese nicht bestätigen konnten und in beiden Untersuchungsgruppen ein fast identisches Profil der Besserung fanden, spricht dafür, daß die tendenziöse Apperzeption der Untersucher keinen gravierenden Einfluß hatte.

Die beiden untersuchten Gruppen erwiesen sich bezüglich Alter, Geschlechtsverteilung, Diagnose und psychopathologischem Ausgangsstatus als ausreichend homogen. Entgegen unseren Intentionen ist es nicht gelungen, die beiden Gruppen mit annähernd gleichhohen Neuroleptikadosen zu behandeln. Die oral Behandelten erhielten im Durchschnitt eine signifikant niedrigere Dosis. Wir haben von vornherein darauf verzichtet, eine „äquipotente" Dosierung von Fluphenazin anzustreben, da wir nach Durchsicht der vorliegenden Literatur eine solche nicht mit der gewünschten Genauigkeit festlegen konnten. HAASE et al. [1980] beschreiben ein Verhältnis intravenös/oral von 1:2, um die „neuroleptische Schwelle" zu erreichen. DENZEL und DENZEL [1984] halten intravenös und oral appliziertes Fluphenazin bei einem Dosisverhältnis von 1:3 für gleich wirksam. CURRY [1977] fand beim Vergleich der p.o.- und i.m.-Applikation 10mal höhere Plasmaspiegel nach der parenteralen Gabe bei jeweils gleicher Dosis. Auch für die Umstellung von einer oralen Medikation auf die Depotform gibt es keine verbindliche Umrechnungsformel, sondern unterschiedliche Empfehlungen [ERESHEFSKY et al. 1984, SCHOOLER et al. 1976] bzw. die Feststellung, daß sich eine solche überhaupt nicht angeben ließe [CHANG et al. 1985]. Diese Unterschiede sind dabei nicht auf eine unsichere Absorption, sondern auf die starke Metabolisierung zurückzuführen [CURRY et al. 1979] (d. h. ein großer Teil des Medikamentes wird im Zuge des First-pass-Effektes umgewandelt). Fluphenazin weist diesbezüglich bei oraler Applikation Schwankungen bis zum Faktor 40 auf [DYSKEN et al. 1981].

Daß in unserer Untersuchung entgegen unserer Absicht die Dosis der oral behandelten Patienten niedriger lag, ist wohl darauf zurückzuführen, daß wir hinsichtlich der oralen Akutbehandlung nur wenig eigene Erfahrungen und damit auch keine vorgegebenen Therapiegewohnheiten hatten, sondern nur der klinischen Wirksamkeit folgten. Bedenkt man, daß bei parenteraler Applikation bis zu 10mal mehr Wirkstoff als bei oraler systemisch verfügbar ist [CURRY 1977] und daß wir als zentrales Ergebnis unserer Untersuchung bei den niedriger dosierten, oral behandelten Patienten gleiche Erfolge sahen wie bei den höher dosierten, intravenös behandelten, drängt sich der Schluß auf, daß die bei uns übliche parenterale Dosierung weit über dem erforderlichen Ausmaß liegt. Dies stünde im Einklang mit dem Konzept der „neuroleptischen Schwelle": HAASE et al. [1980] geben die „neuroleptische Schwelle" für Fluphenazin mit 3,5 mg bei intravenöser bzw. 7,7 mg bei oraler Applikation an - in beiden von uns untersuchten Gruppen wurde die neuroleptische Schwelle somit um ein Vielfaches überschritten.

Die Ergebnisse unserer Arbeit decken sich weitgehend mit jenen, die wir in der Literatur zu dieser Fragestellung gefunden haben. MAURER [1979] konnte beim Vergleich von 40 mg Fluphenazin i.v., i.m. und p.o. nur beim Rating eine Stunde nach der ersten Verabreichung eine generelle Überlegenheit der intravenösen Applikation beobachten. Für Haloperidol fanden ERIKSEN et al. [1979] keinen Unterschied zwischen 60 mg i.v. und 15 mg p.o. MÖLLER et al. [1987] prüften Haloperidol in den Dosierungen 15 mg i.v. und 24 mg p.o., wobei die intravenöse Applikation nur in den ersten Stunden der Behandlung bessere Resultate zeigte.

Die Frage, ob die orale oder die parenterale Applikationsform die effektivere ist, mündet letztlich in die Frage nach der optimalen Dosishöhe ein. Berichten über die bessere Wirkung hoch dosierter Neuroleptikatherapie stehen Studien gegenüber, die beim Vergleich zwischen hoch und niedrig dosierten Patienten keine Unterschiede in der Effektivität feststellen konnten [Übersichten bei LEHMANN et al. 1987, PLATZ et al. 1981]. Die Frage der optimalen Dosis ist also weiterhin ungelöst.

Der einzige wirklich deutliche Unterschied zwischen den beiden von uns untersuchten Gruppen fand sich im Anergie-Score der BPRS, wobei die intravenös behandelte Gruppe eine höhere Punktezahl, häufigere Verschlechterungen und einen negativen „Besserungsquotienten" aufwies. Wir führten dies auf die wesentlich höhere wirksame Dosis, die die intravenös behandelten Patienten erhielten, und auf die damit verbundene stärkere Sedierung zurück. Es mag sein, daß dieser Umstand dazu beigetragen hat, die intravenöse Therapie für „wirkungsvoller" zu halten.

Auch wenn, wie bei unserer Untersuchung, keine Unterschiede in der Wirksamkeit zwischen peroraler und intravenöser Therapie zu finden sind und man somit der einfacheren peroralen Therapie im klinischen Alltag den Vorzug geben sollte, gibt es einige Umstände, die für eine parenterale Therapie sprechen.

1. Ganz kurzfristig, d. h. innerhalb der ersten Stunden nach Beginn der Behandlung, ist die intravenöse Applikation der oralen überlegen, wie mehrere Untersuchungen beweisen [MAURER 1979, MÖLLER et al. 1982]. Dies steht im Einklang mit der Pharmakokinetik von Fluphenazin, das bei oraler Gabe etwa drei Stunden bis zum Erreichen des höchsten Plasmaspiegels braucht [MIDHA et al. 1983].
2. Oft erleichtert die intravenöse Applikation auch aus psychologischen Gründen die Führung der Patienten: Manche reagieren positiv auf die vermehrte Aufmerksamkeit und Fürsorge, mit der die intravenöse Therapie verbunden ist. Mit der Infusionsbehandlung wird dem Patienten in augenfälliger Weise ein Krankenstatus verliehen, wodurch es leichter werden kann, im therapeutischen Bündnis störende psychotische Inhalte zu neutralisieren. (Allerdings kann auch das Gegenteil eintreten!) Die parenterale Applikation erspart dem Arzt des weiteren alle Unsicherheiten bezüglich der Compliance des Patienten.
3. Es muß damit gerechnet werden, daß bei manchen Patienten durch schlechte Absorption und/oder starke Metabolisierung nur relativ niedrige Plasmaspiegel erreicht werden. Offenbar war in unserer Untersuchung die Dosierung auch bei der oral behandelten Gruppe hoch genug, so daß sich dieses Handicap in der statistischen Auswertung nicht niederschlug. Für die Praxis bedeutet dies, daß es sinnvoll ist, bei erfolgloser oraler Therapie zur parenteralen Gabe überzugehen. Für künftige Untersuchungen zu dieser Frage würde man erwarten, daß nur dann eine Überlegenheit der parenteralen Therapie zu finden ist, wenn generell wesentlich niedriger dosiert wird und ein genügend großes Kollektiv untersucht wird.

Literatur

CHANG SS, JAVAID JI, DYSKEN MW, CASPER RC, JANICAK PG, et al. Plasma levels of fluphenazine during fluphenazine decanoate treatment in schizophrenia. Psychopharmacology 1985; 87: 55-58.

CURRY SH. Fluphenazin- und Fluphenazindekanoat-Plasmaspiegel beim Menschen. In: KRYSPIN-EXNER K, HAASE H-J, HINTERHUBER H, Hrsg. Klinik und Pharmakologie der Langzeitneuroleptika. Stuttgart-New York: Schattauer, 1977: 75-83.

CURRY SH, WHELPTON R, DE SCHEPPER PJ, VRANCKX S, SCHIFF AA. Kinetics of fluphenazine after fluphenazine dihydrochloride, enanthate and decanoate administration to man. Br J Clin Pharmacol 1979; 7: 325-331.

DAHL SG. Pharmacokinetics of neuroleptic drugs and the utility of plasma level monitoring. In: CASEY DE, CHRISTENSEN AV, eds. Psychopharmacology: Current Trends. Berlin-Heidelberg: Springer, 1988.

DEMISCH L, BOCHNIK HJ. Psychopharmakatherapie im Dilemma zwischen Regel und Individualität. In: HEINRICH K, KLIESER E, Hrsg. Probleme der neuroleptischen Dosierung. Stuttgart-New York: Schattauer, 1987: 69-82.

DENZEL HA, DENZEL L. Intravenöses Fluphenazin und dessen Wirkungsschwelle. Therapiewoche 1984; 34: 5110-5114.

DYSKEN MW, JAVAID JI, CHANG SS, SCHAFFER C, SHAHID A, et al. Fluphenazine pharmacokinetics and the therapeutic response. Psychopharmacology 1981; 73: 205-210.

ERESHEFSKY L, SAKLAD SR, DAVIS CM, JANN MW, RICHARDS AL, et al. Die klinische Bedeutung der Pharmakokinetik des Fluphenazins. Austin: University of Texas, 1984.

ERIKSON E, HURT S, CHANG C. Haloperidol dose, plasma levels and clinical response: a double-blind study. Psychopharmacol Bull 1979; 14: 177-190.

GOODMAN LS, GILMAN A. The Pharmacological Basis of Therapeutics. New York: Macmillan, 1975.

HAASE H-J, KAUMEIER S, SCHWARZ H, LINDE OK, STRIPF A, et al. Neuroleptische Schwellendosis des intravenös, intramuskulär und oral verabreichten Fluphenazins (vorläufige Mitteilung). In: KRYSPIN-EXNER K, HINTERHUBER H, SCHUBERT H, Hrsg. Therapie akuter psychiatrischer Syndrome. Stuttgart-New York: Schattauer, 1980: 51-53.

HONIGFELD G, GILLIS RD, KLETT CJ. NOSIE. Nurses' Observation Scale for Inpatient Evaluation. In: CIPS. Internationale Skalen für Psychiatrie. Weinheim: Beltz, 1977.

KOCH HP. Pharmaka - Biotransformation. Einführung in die Grundlagen des Arzneistoffmetabolismus. München: Ecomed, 1985.

KULHANEK F, LINDE OK. Oralneuroleptika: invasionskinetisch relevante Interaktion mit Tee und Kaffee. Psycho 1983; 9: 363-364.

KURZ H, NEUMANN H-G, FORTH W, HENSCHLER D, RUMMEL R. Allgemeine Pharmakologie. In: FORTH W, HENSCHLER D, RUMMEL W, Hrsg. Allgemeine und spezielle Pharmakologie und Toxikologie. Mannheim-Wien-Zürich: Bibliographisches Institut, 1984.

LEHMANN E, KLIESER E, WÖLLER W, QUADBECK H, TEGELER J, et al. Experimentelle Prüfung der Wechselwirkung von Haloperidol und Schizophrenietyp. In: HEINRICH K, KLIESER E, Hrsg. Probleme der neuroleptischen Dosierung. Stuttgart-New York: Schattauer, 1987: 37-58.

LEYSEN JE, GOMMEREN W, JANSSEN PFM, VAN GOMPEL P, JANSSEN PAJ. Receptor interactions of dopamine and serotonin antagonists: binding in vitro and in vivo and receptor regulation. In: CASEY DE, CHRISTENSEN AV, eds. Psychopharmacology: Current Trends. Berlin-Heidelberg: Springer, 1988.

MAURER YA. Vergleichende Untersuchung von Wirkung und Nebenwirkung bei intravenöser, intramuskulärer und oraler Applikation von Fluphenazin-Dihydrochlorid. Pharmakopsychiatry 1979; 12: 366-374.

MIDHA KK, MCKAY G, EDOM R, KORCHINSKI ED, HAWES EM, et al. Kinetics of oral fluphenazine disposition in humans by GC-MS. Eur J Clin Pharmacol 1983; 25: 709-711.

MÖLLER H-J, KISSLING W. Zur Frage der Beziehung zwischen Haloperidol-Serumspiegel und antipsychotischem Effekt. In: HEINRICH K, KLIESER E, Hrsg. Probleme der neuroleptischen Dosierung. Stuttgart-New York: Schattauer, 1987: 85-95.

MÖLLER H-J, KISSLING W, LANG C, DOERR P, PIRKE K-M, et al. Efficacy and side effects of haloperidol in psychotic patients: oral versus intravenous administration. Am J Psychiatry 1982, 139: 1571-1575.

National Institute of Mental Health: DOTES. Dosage Record and Treatment Emergent Symptom Scale. In: CIPS. Internationale Skalen für Psychiatrie. Weinheim: Beltz, 1977.

OPPELT W. Resorption, Verteilung und Ausscheidung von Arzneimittel. In: KUEMMERLE HP, GARRET ER, SPITZY KH, Hrsg. Klinische Pharmakologie und Pharmakotherapie. Wien-Berlin: Urban & Schwarzenberg, 1971.

OVERALL JE, GORHAM DR. BPRS. Brief Psychiatric Rating Scale. In: CIPS. Internationale Skalen für Psychiatry. Weinheim: Beltz, 1977.

PETERS T. Nebenwirkungen von Neuroleptika in Abhängigkeit von der Applikationsart. In: HEINRICH K, KLIESER E, Hrsg. Probleme der neuroleptischen Dosierung. Stuttgart-New York: Schattauer, 1987: 191-196.

PLATZ T, HINTERHUBER H. Die hochdosierte Neuroleptikatherapie. Pharmacopsychiatry 1981; 14: 141-147.

SCHOOLER NR, LEVINE J. NIMH-PRB Collaborative Fluphenazine Study Group. The initiation of long-term pharmacotherapy in schizophrenia: dosage and side effect comparisons between oral and depot fluphenazine. Pharmacopsychiatry 1976; 9: 159-169.

SIMPSON GM, ANGUS JSW. A rating scale for extrapyramidal side effects. Acta Psychiatr Scand 1970; 21: 11-19.

Wovon hängt der Mißerfolg der Psychopharmakotherapie ab?

E. Klieser, E. Lehmann

Im Rahmen von Arzneimittelprüfungen behandelten wir in den letzten fünf Jahren 495 akut schizophrene und 379 an vitalisierten Depressionen erkrankte Patienten. Dabei sprachen 69 % der schizophrenen und 62 % der depressiven Patienten auf die Behandlung an. Das heißt, ca. 30 % der schizophrenen und ca. 40 % der depressiven Patienten waren durch die gewählte Behandlung mit einem bestimmten Neuroleptikum oder Antidepressivum im spontanen Krankheitsverlauf nicht zu beeinflussen.

Diese Zahlenangaben bezüglich des therapeutischen Erfolges bzw. Mißerfolges entsprechen den Angaben von Klerman und Cole [1965], Klein und Davis [1969] und Woggon [1983].

Im Klinikalltag ist unter Umständen mit noch niedrigeren Erfolgsquoten zu rechnen. Es ist daher wichtig, möglichst frühzeitig einen Behandlungsmißerfolg voraussagen zu können, um andere Behandlungsverfahren, wie z. B. die neuroelektrische Behandlung, einzusetzen.

Von 21 schizophrenen Psychopharmakotherapie-Nonrespondern im Jahre 1987 z. B. remittierten unter der eingeleiteten neuroelektrischen Behandlung 13 Patienten, fünf Patienten erfuhren eine wesentliche Besserung ihres Zustandes, nur bei drei Patienten ließ sich der Krankheitszustand nicht beeinflussen.

Um mögliche Prädiktoren eines therapeutischen Mißerfolges vor der Behandlung oder kurz nach Behandlungsbeginn zu finden, führten wir eine prospektive Untersuchung an 120 Patienten einer geschlossenen Aufnahmestation durch. Entsprechend der DSM-III-Klassifikation litten 75 Patienten an einer schizophrenen Störung, 45 Patienten an einer Major-Depressive-Disorder.

Die Behandlung erfolgte doppelblind und diagnoseunabhängig für die Zeitdauer von 21 Tagen.

Entsprechend des Randomisierungsplanes wurden

30 Patienten mit 150 mg Amitriptylin pro Tag,
30 Patienten mit 400 mg Trazodon pro Tag,
30 Patienten mit 20 mg Haloperidol pro Tag und
30 Patienten mit Placebo

als Monotherapie behandelt.

Vor Behandlungsbeginn wurden die Anamnese mit dem AMDP-System erfaßt, das Persönlichkeitsprofil mit dem MMPI dokumentiert und die Intelligenz mit dem MWT-B gemessen. Die Körperkonstitution wurde entsprechend den Angaben Kretschmers [1967] bestimmt und gemessen.

Tab. 1: Patientenbeschreibung

Diagnosen:	75 Patienten mit schizophrenen Störungen (DSM-III)	
	45 Patienten mit Major-Depressive-Disorder (DSM-III)	
Geschlecht:	71 Frauen 49 Männer	
Alter (Jahre):	$\bar{x} =$ 42,6	s = 11,6
Größe (cm):	$\bar{x} =$ 165,2	s = 8,8
Gewicht (kg):	$\bar{x} =$ 68,6	s = 13,3
IQ (MWT-B):	$\bar{x} =$ 100,9	s = 14,2
Alter bei der Erstmanifestation:	$\bar{x} =$ 30,9	s = 11,9
Krankheitsexazerbationen:	$\bar{x} =$ 4,1	s = 2,9
Zahl der Klinikaufnahmen:	$\bar{x} =$ 3,68	s = 3,29
Monatliches Haushaltseinkommen	$\bar{x} =$ 2 174,-	s = 1 744,-
Psychopathologischer Ausgangsbefund		
AMDP-Gesamtwert:	$\bar{x} =$ 58,2	s = 25,7
BPRS-Gesamtwert:	$\bar{x} =$ 56,7	s = 10,8
HAM-A-Gesamtwert:	$\bar{x} =$ 18,3	s = 6,8
HAM-D-Gesamtwert:	$\bar{x} =$ 29,1	s = 10,5

Nach Erhebung der Ausgangslage wurden der psychopathologische Befund und das therapeutische Ergebnis mit dem AMDP-System, der BPRS, der HAM-A, der HAM-D und dem globalen Arzturteil an den Tagen 3, 7, 14 und 21 bestimmt. Die Nebenwirkungen wurden mit dem somatischen Befundteil des AMDP-Systems und der Simpson-Skala erfaßt.

Die Patientenbeschreibung ist in Tab. 1 dargestellt.

Mittels Cluster-Analyse der Differenzen zur Ausgangslage für die Skalen aus AMDP, BPRS, HAM-A und HAM-D wurde eine Unterteilung der Patienten in Responder und Nonresponder vorgenommen.

Danach wurden 67 Patienten als Responder und 53 Patienten als Nonresponder klassifiziert.

Ergebnisse

Um mögliche Zusammenhänge zwischen Behandlungsmißerfolg und den Ausgangs-daten aufzudecken, wurden zwischen Behandlungsergebnis - ausgedrückt durch die Änderung des AMDP-Gesamtbefundes am Tag 21 - und den Ausgangsdaten Pearson-Korrelationskoeffizienten berechnet.

Danach erscheint aufgrund der Anamnesedaten die Voraussage eines therapeutischen Mißerfolges kaum möglich. Aus der Vielzahl der ermittelten Variablen war lediglich das Item Kinderzahl mit dem therapeutischen Mißerfolg verbunden. Es reagierten Patienten mit geringer Kinderzahl ungünstiger auf die Psychopharmakotherapie. Außerdem bestand ein Zusammenhang (p < .05) zwischen früherem Mißerfolg der Psychopharmakotherapie und dem jetzigen Therapieversagen.

Als wenig hilfreich zur Prognosebeurteilung erwiesen sich auch die Patientenmerkmale, wie Tab. 2 zeigt.

Erkennbar ist, daß nur das Alter, der Manie-Score des MMPI und der Pignet-Index mit dem therapeutischen Mißerfolg in Zusammenhang stehen. Danach sprechen jüngere Patienten mit hohen Manie-Scores und pyknischer Konstitution schlechter auf die Behandlung an.

Auch der psychopathologische Ausgangsbefund kann, wie Tab. 3 zeigt, kaum die Frage beantworten, ob ein therapeutischer Mißerfolg zu erwarten ist.

Tab. 2: Korrelationen des Behandlungsmißerfolges am Tag 21 (Ausgangslagendifferenz des AMDP-Gesamtwertes) mit Patientenmerkmalen des Gesamtkollektivs (N = 120)

Alter:	$r = -.1741$	$p < .030$
Geschlecht:	n. s.	
Intelligenz:	n. s.	
MMPI-Skalen		
MMPI-L	n. s.	
MMPI-F	n. s.	
MMPI-K	n. s.	
MMPI-HS	n. s.	
MMPI-D	n. s.	
MMPI-HM	n. s.	
MMPI-PD	n. s.	
MMPI-MF	n. s.	
MMPI-PA	n. s.	
MMPI-PT	n. s.	
MMPI-SC	n. s.	
MMPI-MA	$r = .2054$	$p < .024$
MMPI-SI	n. s.	
Größe:	n. s.	
Gewicht:	n. s.	
Pignet-Index:	$r = .2048$	$p < .016$
Kretschmer-Index:	n. s.	
Kuehnel-Index:	n. s.	
Westphal-Index:	n. s.	

Tab. 3: Korrelationen des Behandlungsergebnisses (Ausgangslagendifferenz des AMDP-Gesamtwertes am 21. Tag) unter vier Präparatebedingungen mit dem psychopathologischen Ausgangsbefund

Tag 0	Placebo	Trazodon	Amitriptylin	Haloperidol
AMDP-Gesamtwert	n. s.	n. s.	n. s.	$r = .5494$
BPRS-Gesamtwert	n. s.	n. s.	n. s.	n. s.
HAM-A-Gesamtwert	n. s.	n. s.	$r = .4211$	n. s.
HAM-D-Gesamtwert	n. s.	$r = .3475$	$r = .4315$	n. s.

Es bestand eine Beziehung zwischen niedriger Ausprägung des Ausgangsbefundes im AMDP, in der BPRS, der HAM-A-, der HAM-D-Skala und dem schlechten Ansprechen auf die Therapie.

Kann eine Probetherapie einen Behandlungsmißerfolg anzeigen?

Um diese Frage zu beantworten, berechneten wir zwischen der Behandlungswirkung nach drei und sieben Tagen und der Behandlungswirkung nach 21 Tagen Pearson-Korrelationskoeffizienten.

Tab. 4 zeigt, daß deutliche Zusammenhänge zwischen der therapeutischen Wirkung nach drei und 21 Tagen bestanden, die sich zwischen dem 3. und 7. Behandlungstag noch verstärkten. Für die praktische Therapie bedeutet dies:

Tritt zwischen dem 3. und 7. Behandlungstag keine Befundbesserung ein, so ist mit keinem Therapieerfolg zu rechnen.

Geht man der Frage nach dem frühen Ansprechen oder Nichtansprechen der Patienten auf die Behandlung auf Diagnoseebene nach, so findet sich der Zusammenhang, wie in Tab. 5 und 6 dargestellt.

Tab. 4: Korrelationen des Behandlungsergebnisses am Tag 21 mit dem Ergebnis an den Tagen 3 und 7

Gesamtwert	Tag 3		Tag 7	
AMDP	r = .4180	p < .000	r = .8160	p < .000
BPRS	r = .3947	p < .000	r = .6172	p < .000
HAM-A	r = .2867	p < .001	r = .5953	p < .000
HAM-D	r = .2177	p < .008	r = .5706	p < .000

Tab. 5: Korrelationen des Behandlungsergebnisses nach 21 Tagen mit dem Ergebnis an den Tagen 3 und 7 für Patienten mit Major-Depressive-Disorder (N = 45)

	Tag 3		Tag 7	
AMDP	n. s.		r = .8392	p < .000
BPRS	n. s.		r = .5792	p < .000
HAM-A	r = .2802	p < .031	r = .5911	p < .000
HAM-D	n. s.		r = .5094	p < .000

Tab. 6: Korrelationen des Behandlungsergebnisses nach 21 Tagen mit dem Ergebnis an den Tagen 3 und 7 für die schizophrenen Patienten (N = 75)

	Tag 3		Tag 7	
AMDP	r = .4598	p < .000	r = .8159	p < .000
BPRS	r = .4556	p < .000	r = .7021	p < .000
HAM-A	r = .2936	p < .005	r = .5161	p < .000
HAM-D	r = .2269	p < .025	r = .5142	p < .000

Tab. 7: Vergleich von Respondern und Nonrespondern (AMDP somatischer Befund und Nebenwirkungen)

Tag	somatischer Befund	Responder $\bar{x}$	s	Nonresponder $\bar{x}$	s	t-Wert	Signifikanz
0	Gesamt	16.9	7.9	14.1	8.3	- 1.88	n. s.
	Neben-wirkungen	5.1	3.9	3.8	3.6	- 1.92	n. s.
7	Gesamt	9.9	6.3	26.2	16.1	6.98	p < .001
	Neben-wirkungen	3.2	2.6	6.0	4.7	3.94	p < .001
14	Gesamt	10.8	6.2	21.3	13.9	5.34	p < .001
	Neben-wirkungen	4.5	3.5	6.5	4.3	2.57	p < .001
21	Gesamt	12.6	6.1	26.3	12.5	7.52	p < .001
	Neben-wirkungen	3.8	2.1	7.1	4.3	5.16	p < .001

Tab. 8: Vergleich von Respondern und Nonrespondern (Dyskinesien)

Tag		Responder $\bar{x}$	s	Nonresponder $\bar{x}$	s	t-Wert	Signifikanz
0	Dyskinesien	0.02	0.12	0.00	0.00	- 0.89	n. s.
3	Dyskinesien	0.28	0.69	0.271	0.63	- 0.63	n. s.
7	Dyskinesien	0.28	0.57	0.94	1.25	3.57	p < .01

Eine Aussage über den Behandlungsmißerfolg erscheint nach diesen Daten nach drei Tagen bei den Schizophrenen besser möglich als bei den Depressiven. Bei den depressiven Patienten besteht erst nach sieben Tagen ein substantieller Zusammenhang zum Behandlungserfolg nach 21 Tagen.

In einer weiteren Fragestellung wollten wir den Zusammenhang zwischen dem Ausmaß der während der Behandlung auftretenden Nebenwirkungen und dem Therapieversagen untersuchen.

Vergleicht man die durch die Cluster-Analyse bestimmten Responder und Nonresponder an den Untersuchungstagen 0, 7, 14 und 21 bezüglich der Nebenwirkungen, so finden sich zwischen den Gruppen an allen Behandlungstagen bedeutsame Unterschiede. Dies gilt in gleicher Weise für den Gesamtwert des somatischen Befundes aus dem AMDP-System und die vegetativen Nebenwirkungen, die als Summe der Ausprägung von Müdigkeit, Mundtrockenheit, Magenbeschwerden, Obstipation, Schwindel, Herzklopfen, Herzdruck, Akkommodationsstörungen und Schweregefühlen in den Beinen definiert wurden (Tab. 7).

Zu erkennen ist, daß sich Responder und Nonresponder bezüglich der genannten Nebenwirkungen am Tag 0 nicht bedeutsam unterscheiden. Der Gesamtwert des somatischen AMDP-Befundes und die somatischen Nebenwirkungen nahmen bei den Respondern während der Behandlung fast kontinuierlich ab, während bei den Nonrespondern der Gesamtwert des AMDP-Befundes im Verlaufe der Behandlung anstieg.

Signifikante statistische Unterschiede fanden sich zwischen den Gruppen an den Tagen 7, 14 und 21. Bei der Beurteilung muß berücksichtigt werden, daß die mit den Nebenwirkungsmeßinstrumenten erfaßten Beschwerden teilweise auch Krankheitssymptome sind. Hieraus ist die Abnahme des Scores in der Respondergruppe zu erklären, die Zunahme des Scores in der Nonrespondergruppe muß allerdings als Nebenwirkung gedeutet werden.

Vergleicht man Responder und Nonresponder bezüglich der Dyskinesien, die zwischen dem 3. und 7. Behandlungstag auftraten, so ist zwischen den Gruppen ebenfalls ein statistisch bedeutsamer Unterschied festzustellen. Nonresponder zeigten deutlich mehr Dyskinesien als Responder (Tab. 8).

Praktische Schlußfolgerung

Unsere Untersuchung macht wahrscheinlich, daß aufgrund von Anamnesedaten, Patientenmerkmalen und psychopathologischen Ausgangsbefunden ein therapeutischer Mißerfolg bei der Behandlung mit Psychopharmaka in praktisch relevantem Ausmaß nicht vorherzusehen ist. Wir befinden uns hier in Übereinstimmung mit Autoren wie WOGGON [1983] und MÖLLER et al. [1983].

Dagegen läßt sich der Zusammenhang zwischen längerfristigem Behandlungserfolg und dem Ergebnis einer 3- bis 7tägigen Probetherapie nutzen, um den weiteren Behandlungsverlauf in der Akutbehandlung recht sicher vorherzusagen. Treten während der Behandlung erhebliche Nebenwirkungen auf, so ist mit einem Therapieversagen zu rechnen.

Empfehlenswert ist nach unseren Befunden, eine nebenwirkungsgeleitete Probetherapie zunächst für die Dauer von drei bis sieben Tagen einzusetzen, um danach über Fortführung oder Wechsel der Therapie zu entscheiden.

Literatur

KLEIN DF, DAVIS JM. Diagnosis and Drug Treatment of Psychiatric Disorders. Baltimore: Williams Wilkens, 1969.

KLERMAN GL, COLE JO. Clinical pharmacology of imipramine and related antidepressant compounds. Pharmacol Rev 1965; 17: 101-141.

KRETSCHMER E. Körperbau und Charakter. 25. ergänzte Auflage. Berlin- Heidelberg-New York: Springer, 1967.

MÖLLER HJ, KISSLING W, ZERSSEN D VON. Die prognostische Bedeutung des frühen Ansprechens schizophrener Patienten auf Neuroleptika für den weiteren stationären Behandlungsverlauf. Pharmacopsychiatry 1983; 16: 46-49.

WOGGON B. Prognose der Psychopharmakotherapie. Stuttgart: Enke, 1983.

Biologisch aktives Licht - ein Adjuvans in der Behandlung therapieresistenter endogener Depressionen

J. Schwitzer, C. Neudorfer, I. Schifferle, P. Schett, H. Blecha, U. Meise,
H. Hinterhuber

Zusammenfassung

15 an endogener Depression erkrankte Patientinnen mit therapieresistentem Verlauf, nach Definition von Kielholz, unterzogen wir zusätzlich zur medikamentösen Basistherapie mit Clomipramin/Maprotilin oder Dibenzepin/Amitriptylin einer Behandlung mit biologisch aktivem Licht. Alle Patientinnen zeigten nach Applikation von Licht eine deutliche Besserung in den Fremd- und Selbstbeurteilungsskalen. In der Patientengruppe, die während der Lichttherapie Clomipramin/Maprotilin erhielt, war die Besserung statistisch hochsignifikant, in der mit Dibenzepin/Amitriptylin behandelten Gruppe an der Signifikanzgrenze. Kein statistisch signifikanter Unterschied im Ansprechen auf die Lichttherapie bestand zwischen Patientinnen mit monopolarem und bipolarem Verlauf. Die Plasmaspiegel der Antidepressiva waren nach der Zugabe von Licht im Vergleich zur Vorphase nicht signifikant verändert. In den EEGs zeigte sich während der Lichttherapie außer einer Zunahme der Betawellen-Aktivität keine Veränderung.

Einleitung

In den letzten zwei Jahrzehnten konnte in zahlreichen Studien gezeigt werden, daß fast sämtliche psychischen und physiologischen Funktionen des Menschen einer biologischen Zirkadianrhythmik unterliegen [Aschoff 1973, 1981 a und b, Aschoff et al. 1981, Halberg 1969, Wever 1975, 1978, 1979, 1983]. Für die endogene Regulierung des menschlichen Zirkadiansystems wird eine Schrittmacherfunktion des im vorderen Hypothalamus gelegenen Nucleus suprachiasmaticus diskutiert. Seine besondere Bedeutung scheint in der Synchronisierung der zirkadianen Rhythmik externer Zeitgeber zu liegen. Während für die Mehrzahl der Tiere der Wechsel von Licht und Dunkelheit den wichtigsten äußeren Zeitgeber darstellt, sind beim Menschen soziale Signale, aber auch Lichteinflüsse für die externe Synchronisation entscheidend verantwortlich. Helles, weißes Licht einer Leuchtintensität von über 2500 Lux supprimiert die nächtliche Melatoninausschüttung im Corpus pineale völlig [Lewy 1983, Lewy et al. 1980, 1986, 1987]. Die Melatoninsekretion unterliegt bei allen Spezies einem ausgeprägten 24stündigen Zirkadianrhythmus mit sehr niedrigen Plasmaspiegeln während des Tages (kleiner 5 pg/ml) und Plasmakonzentrationsmaxima in der Nacht (25-120 pg/ml) [Wetterberg 1978]. Das in engem Zusammenhang mit den serotonergen und noradrenergen Neurotransmittersystemen stehende Indolamin Melatonin wird in den Parenchymzellen der Epiphyse aus Serotonin synthetisiert, in das pineale Kapillarsystem sezerniert und von dort weiter in den peripheren Blutkreislauf transportiert. Die Synthese sowie die Sekretion des Melatonins wird noradrenerg über die postganglionären sympathischen Fasern aus dem Ganglion cervicale superior gesteuert. Natürliches Tageslicht unterdrückt die Melatoninausschüttung [REITER 1981, 1985, WURTMAN et al. 1965, OZAKI 1978, LEWY et al. 1983, 1984] und beeinflußt damit das zirkadiane System. Der neuronale Weg führt dabei über den Tractus retinohypothalamicus, den Nucleus suprachiasmaticus, das Tegmentum, das obere Thorakalmark und das Ganglion cervicale superior des Grenzstranges zur Zirbeldrüse.

Verschiedene Forschergruppen haben sich, davon ausgehend, daß der zirkadiane Rhythmus bei depressiven Patienten gestört ist [WIRZ-JUSTICE 1986, PAPOUSEK 1975] und daß die bei Depressiven gegenüber Gesunden veränderte Ausschüttung von Melatonin durch genügend helles Licht unterdrückt werden kann, mit der Lichttherapie von saisonalen Depressionen (SAD = seasonal affective disorder) beschäftigt [ROSENTHAL et al. 1983, 1984, 1985, TERMAN et al. 1986, SKWERER et al. 1988, WEHR et al. 1986, WIRZ-JUSTICE et al. 1986, 1987, JACOBSEN et al. 1986]. In mehreren Studien wurde auch der Frage nach der optimalen Tageszeit und der wirksamsten Zeitdauer der Lichtexposition nachgegangen, wobei die besten Ergebnisse mit der Anwendung von biologisch aktivem Licht zwei Stunden am Morgen und zwei Stunden abends erzielt wurden [TERMAN et al. 1986]. Auf eine mögliche Wirksamkeit der Lichtbehandlung bei nicht saisonal endogen Depressiven wurde in der Fachliteratur zwar öfter hingewiesen, genauere Untersuchungen über diese weitere Indikationsstellung wurden bisher jedoch erst von drei Autorengruppen durchgeführt [KRIPKE et al. 1983, 1987, 1988, PETER et al. 1986, YEREVANIAN et al. 1986]. KRIPKE et al. sowie PETER et al. fanden eine mäßige, YEREVANIAN und Mitarbeiter beobachteten keinerlei Besserung der endogen depressiven Krankheitsbilder nach einer allerdings nur 1- bis 2stündigen Lichtexposition pro Tag. Während PETER et al. medikamentenfreie endogen depressive Patienten mit hellem Licht bestrahlten, erhielten die Patienten der anderen beiden Untersuchergruppen zusätzlich zum Licht eine unsystematische antidepressive Begleittherapie.

Wie alle klinisch tätigen Fachärzte sehen auch wir uns häufig mit dem Problem der Therapieresistenz endogener Depressionen konfrontiert. Dabei stehen uns bei diesem Krankheitsbild nach wie vor wenig adjuvante Maßnahmen (Schlafentzug, ECT, Psychotherapie) zur Ergänzung und Unterstützung der medikamentösen Basistherapie zur Verfügung. Aus dieser Praxiserfahrung heraus fanden wir es gerechtfertigt zu untersuchen, ob die vor allem im amerikanischen Raum bereits als psychiatrische Standardtherapie akzeptierte Biolichtapplikation neben der erwiesenen therapeutischen Wirksamkeit bei SAD auch bei anderen, schwereren Formen endogener Depressionen eine sinnvolle adjuvante Maßnahme darstellen könnte.

Methodik

In die derzeit noch laufende Studie fanden ausschließlich Patienten mit therapieresistenten Verläufen endogener Depressionen Aufnahme. Nach der im deutschen Sprachraum weithin akzeptierten Kielholzschen Definition der Therapieresistenz endogener Depressionen [KIELHOLZ 1973] bezeichneten wir Krankheitsverläufe dann als therapieresistent, wenn eine Behandlung mit zwei richtig gewählten und richtig dosierten

Antidepressiva nacheinander über jeweils drei Wochen verabreicht keine therapeutische Wirkung erbrachte. Bisher wurden 15 an unserer Klinik stationär aufgenommene Patientinnen untersucht. Das Durchschnittsalter dieser Patientengruppe betrug 42,7 (± 14) Jahre. Die diagnostische Klassifikation erfolgte nach den DSM-III- und ICD-9-Kriterien für Major Depressive Disorder bzw. für endogene Depression. Von allen untersuchten Patientinnen zeigten neun einen bisher monopolaren und sechs einen bipolaren Krankheitsverlauf.

Die Antidepressivamedikation wurde nach folgendem Behandlungsschema verabreicht: Während der ersten drei Wochen des stationären Aufenthaltes erhielt eine Patientengruppe 125 mg Clomipramin per infusionem morgens und 100 mg Maprotilin oral am Abend. Vor Beginn der stationären Aufnahme hatten die Patientinnen dieser Gruppe schon mindestens zwei Wochen lang die Medikamentenkombination Clomipramin/Maprotilin oral eingenommen. Falls sich nach drei Wochen Infusionstherapie kein Therapieerfolg (HAM-D um 10 Punkte gegenüber dem Ausgangswert gebessert) eingestellt hatte, erfolgte eine Umstellung auf 480 mg Dibenzepin per infusionem morgens in Kombination mit 100 mg Amitriptylin oral abends.

Die zweite Patientengruppe wurde während der ersten drei stationären Behandlungswochen umgekehrt zur ersten Gruppe zuerst mit 480 mg Dibenzepin per infusionem und 100 mg Amitriptylin per os behandelt. Bei Nichtansprechen wurde anschließend auf 125 mg Clomipramin per infusionem morgens und 100 mg Maprotilin oral abends umgestellt. Kam es auch nach der Therapieumstellung zu keiner wie oben definierten

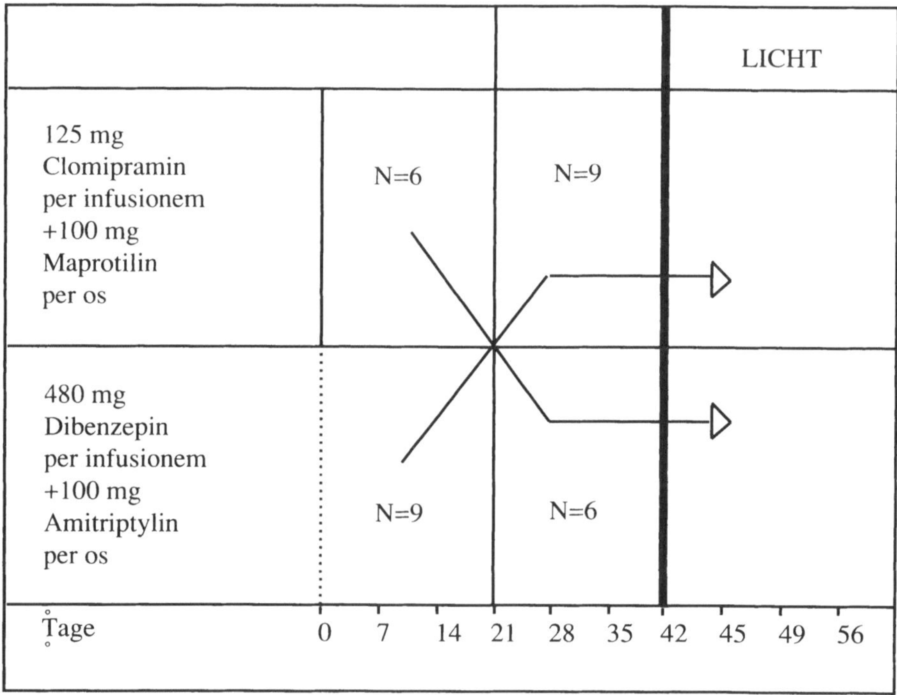

Abb. 1:   Therapeutisches Design

Verbesserung der depressiven Symptomatik, wurde unter Beibehaltung der zuletzt verabreichten Medikation biologisch aktives Licht über zwei Wochen zwei Stunden morgens und zwei Stunden abends adjuvant appliziert (Abb. 1).

Von dem Beginn der medikamentösen Infusionsbehandlung wurden die Patientinnen zum Ausschluß einer vielleicht bestehenden Kontraindikation für Trizyklika sowohl einer internistischen als auch einer neurologischen Untersuchung unterzogen. EEG-Ableitungen wurden vor Beginn der Antidepressivainfusionstherapie und anschließend in 14tägigen Abständen bis zum Beginn der adjuvanten Lichttherapie durchgeführt. Während der zweiwöchigen Lichttherapie wurden EEGs am Tag 3, 7 und 14 abgeleitet. Der klinische Verlauf wurde mit Hilfe der Depressions-Fremdbeurteilungsskala HAM-D [HAMILTON 1960], einer Selbstbeurteilungsskala (SDS) nach ZUNG [1965] und dem LINE-Test, einer Visual Analog Scale, in wöchentlichen Abständen aufgezeichnet. Während der Lichtbehandlung erfolgten die klinischen Beurteilungen am Tag 3, 7 und 14. Der klinische Gesamteindruck der Krankheitsverläufe wurde sowohl in der Antidepressivamonophase als auch in der Antidepressiva/Lichtphase mit der CGI-Skala festgehalten. Die Summen der freien und gebundenen Anteile der Plasmaantidepressivaspiegel wurden jeweils am 21. und 42. Tag der Antidepressivamonophase sowie sieben Tage nach Beginn und am Ende der adjuvanten Lichttherapie mittels HPLC (High Pressure Liquid Chromatography) bestimmt.

Die Lichtbestrahlungen führten wir in einem speziell dafür adaptierten Lichtzimmer durch. In diesem einfenstrigen Raum lieferten 72 an der Decke befestigte True-Lite-Vollspektrumfluoreszenzröhren mit je 40 Watt in Augenhöhe eine Beleuchtungsstärke von 2500 Lux. Die Helligkeitswerte wurden mittels eines Digitalluxmeters LX-101 der Fa. Lutron bestimmt und variierten zu den morgendlichen und abendlichen Bestrahlungszeiten nur unwesentlich.

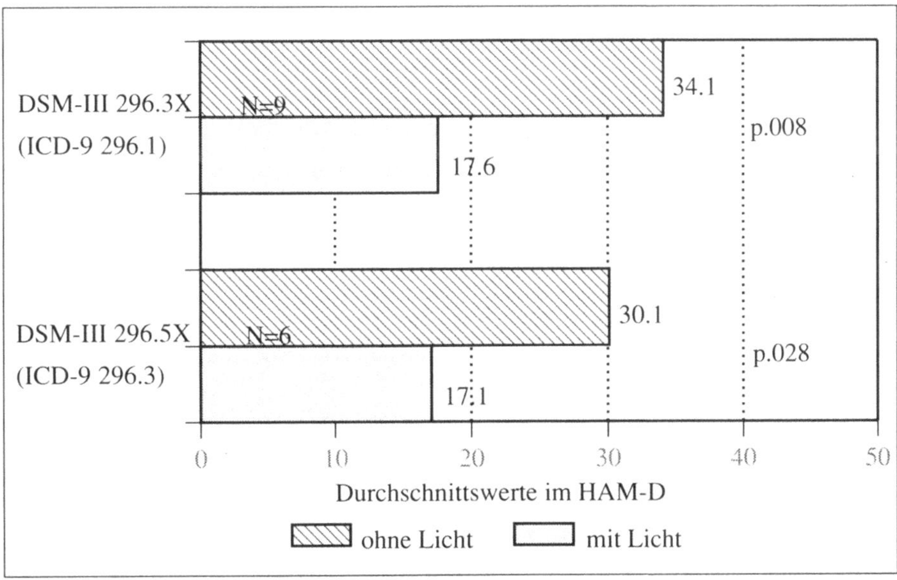

Abb. 2: Diagnosegruppenvergleich im HAM-D: ohne Licht (Meßintervalle Tage 28-42)vs. mit Licht (Meßintervalle Tage 45-56)

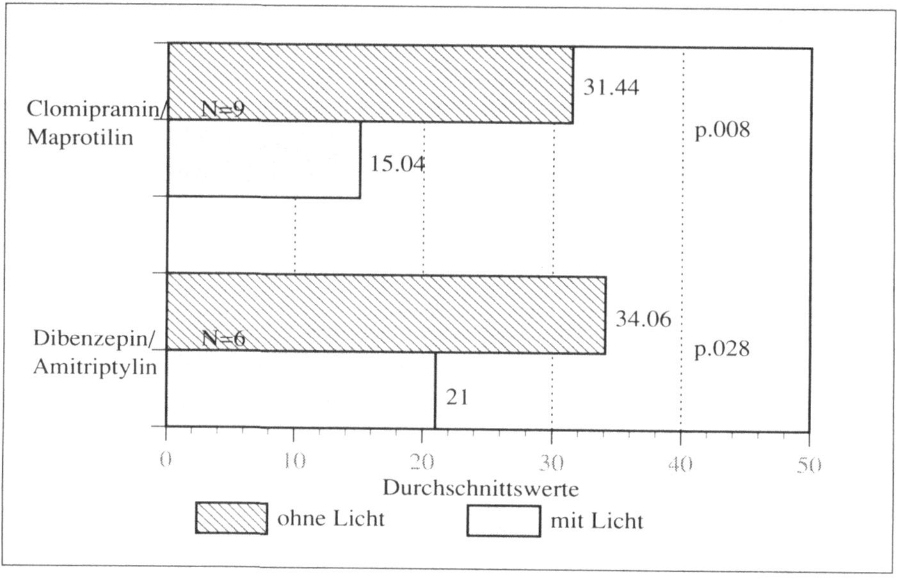

Abb. 3: Medikamentengruppenvergleich im HAM-D: ohne Licht (Meßintervalle Tage 28-42) vs. mit Licht (Meßintervalle Tage 45-56)

Ergebnisse

Die HAM-D-Fremdbeurteilungen ergaben nach Abschluß der adjuvanten Lichttherapie gegenüber der Antidepressiva-Monovorphase in beiden Diagnosegruppen DSM-III 296.3x und DSM-III 296.5x (ICD-9 296.1 und ICD-9 296.3) signifikant gebesserte Werte (Abb. 2). Bezüglich der beiden verschiedenen Medikamentengruppen Clomipramin/ Maprotilin und Dibenzepin/Amitriptylin waren die HAM-D-Werte nach adjuvantem Licht im Vergleich zur Antidepressivavorphase innerhalb der Clomipramin/Maprotilingruppe hochsignifikant und innerhalb der Dibenzepin/Amitriptylingruppe grenzwertig signifikant gesunken (Abb. 3). Der Vergleich der beiden Medikamentengruppen Clomipramin/Maprotilin versus Dibenzepin/Amitriptylin im Mann-Whitney-U-Test ergab bezüglich der HAM-D-Werte während der Antidepressivamonophase keine signifikanten Gruppenunterschiede, während sich im Laufe der adjuvanten Lichttherapie ein Trend zu einem Gruppenunterschied abzeichnete (Abb. 4). Die Selbstbeurteilung nach Zung zeigte nach der Zugabe von Licht ebenfalls eine hochsignifikante Besserung in der Clomipramin/Maprotilin-Gruppe und eine an der Signifikanzgrenze liegende Besserung in der Dibenzepin/Amitriptylin-Gruppe (Abb. 5). Sowohl mono- als auch bipolare Verläufe besserten sich in der Zungschen Selbstbeurteilungs-Depressionsskala während der Lichtphase im Vergleich zu der Antidepressivavorphase signifikant (Abb. 6). Die Ergebnisse der SDS-Gruppenvergleiche Clomipramin/Maprotilin versus Dibenzepin/Amitriptylin im Mann-Whitney-U-Test sind gleichfalls statistisch nicht bedeutsam, im Verlauf jedoch dem HAM-D angeglichen (Abb. 7). Auch die Beurteilungen im CGI und nach dem fielen in beiden Diagnosegruppen und beiden Medikamentengruppen während der Lichtphase im Vergleich zur medikamentösen Vorphase

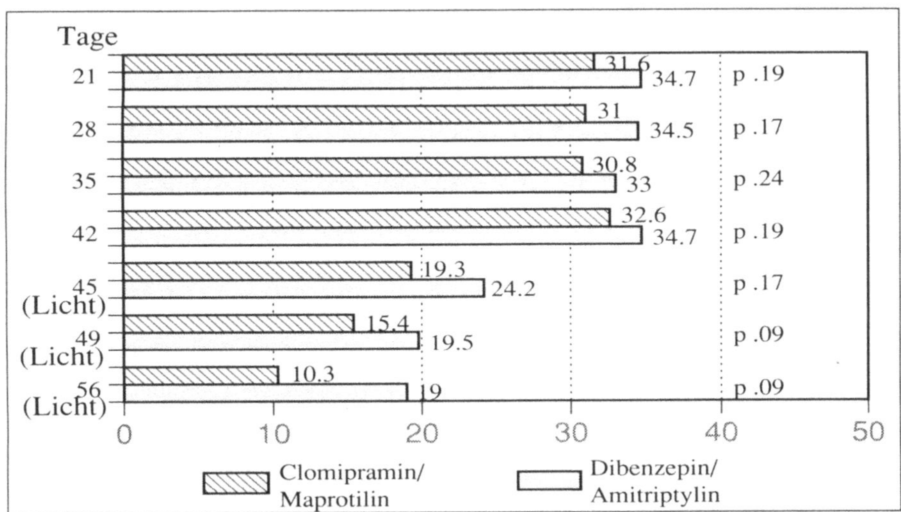

Abb. 4: Medikamentengruppenvergleich im HAM-D: Clomipramin/Maprotilin (N = 9) vs. Dibenzepin/Amitriptylin (N = 6) unter den angeführten Meßzeitpunkten

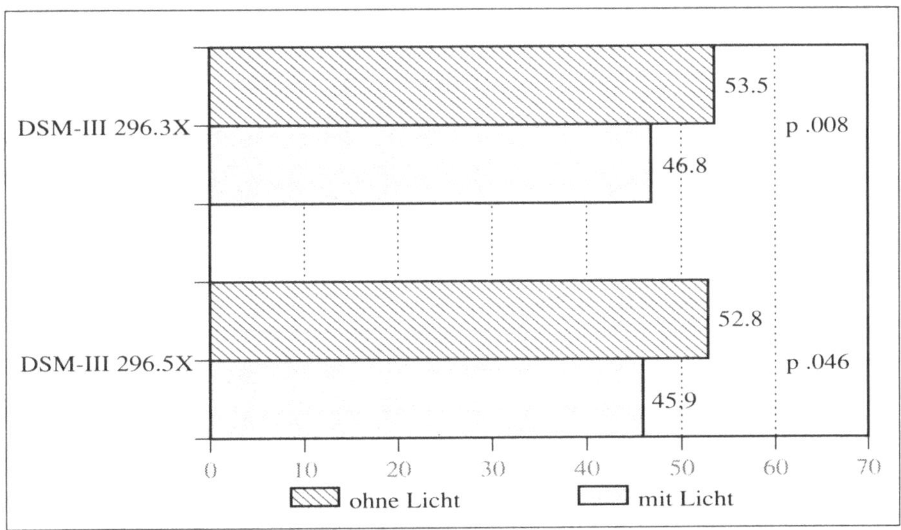

Abb. 5: Diagnosegruppenvergleich im SDS: ohne Licht (N = 9) (Meßintervalle Tage 28-42) vs. mit Licht (N = 6) (Meßintervalle Tage 45-56)

signifikant besser aus (Abb. 8 - 13). Die während der adjuvanten Lichttherapie erhobenen EEG-Befunde zeigten in den verschiedenen Frequenzbändern außer einer Zunahme der Betawellen-Aktivität keine Veränderungen im Vergleich zur Antidepressivavorphase. Ebenso waren die Antidepressiva-Plasmaspiegelwerte nach der Zugabe von Licht im Vergleich zur Vorphase nicht signifikant verändert.

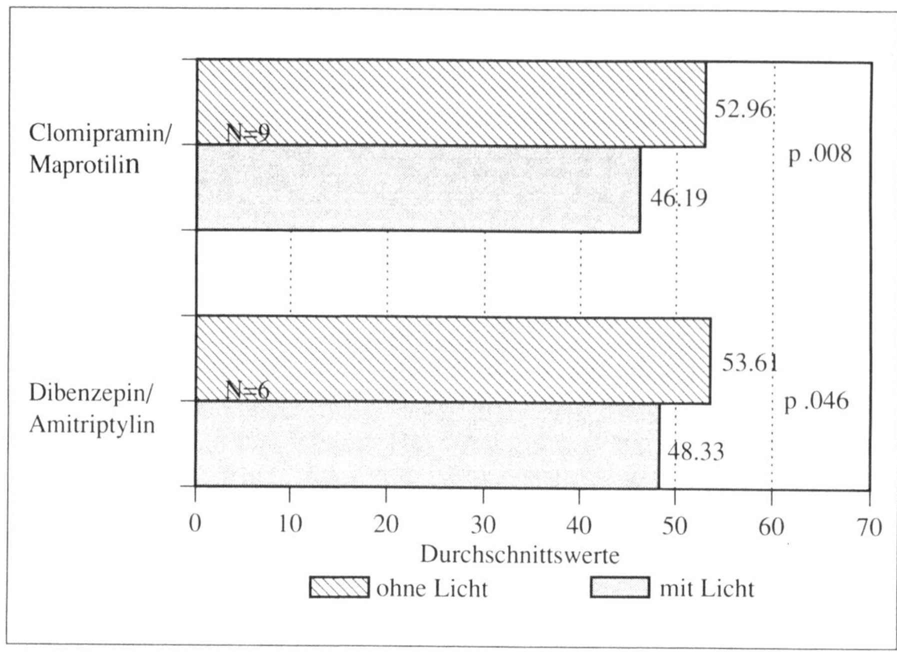

Abb. 6: Medikamentengruppenvergleich im SDS: ohne Licht (Meßintervalle Tage 28-42) vs. mit Licht (Meßintervalle Tage 45-56)

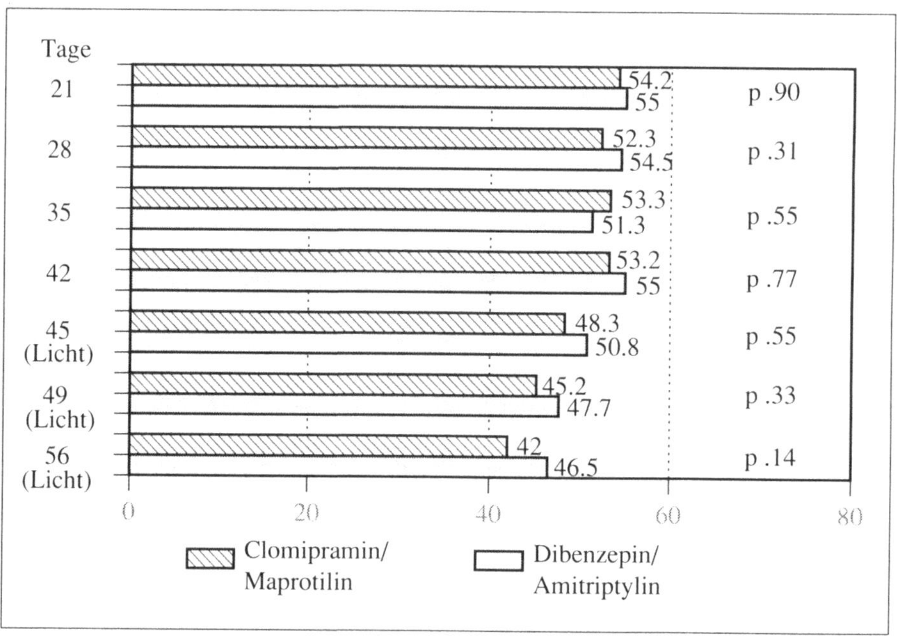

Abb. 7: Medikamentengruppenvergleich im HAM-D: ohne Licht (Meßintervalle Tage 28-42) vs. mit Licht (Meßintervalle Tage 45-56)

Diskussion

Psychopathologisch besserten sich beide Behandlungsgruppen nach Zugabe der adjuvanten Lichttherapie sowohl in den Fremdbeurteilungen HAM-D und CGI als auch in der

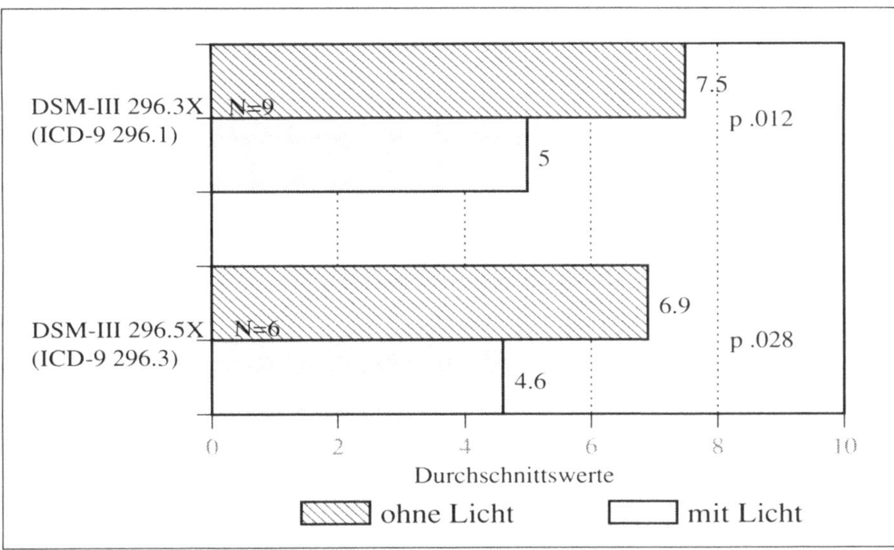

Abb. 8: Diagnosegruppenvergleich im CGI: ohne Licht (Meßintervalle Tage 28-42) vs. mit Licht (Meßintervalle Tage 45-56)

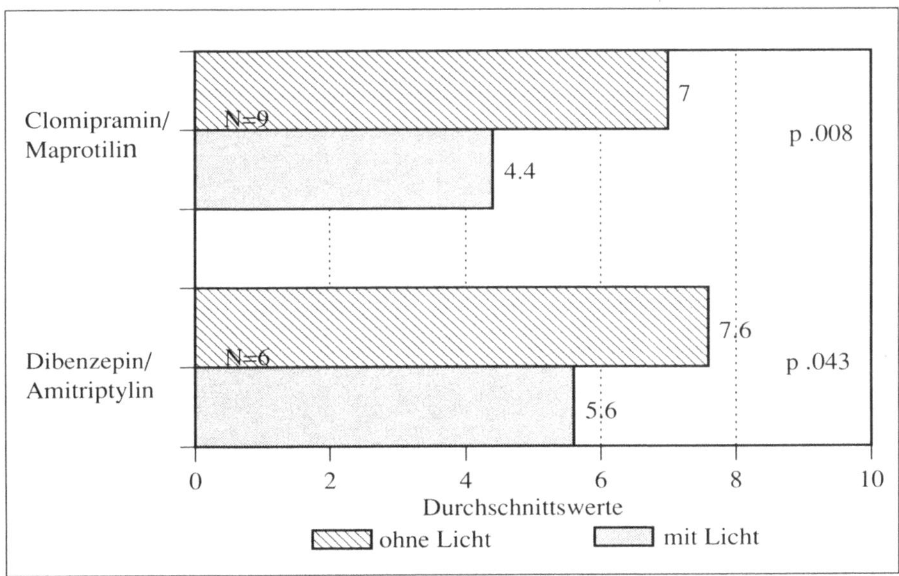

Abb. 9: Medikamentenvergleich im CGI: ohne Licht (Meßintervalle Tage 28-42) vs. mit Licht (Meßintervalle Tage 45-56)

Selbstbeurteilung nach Zung (SDS) und nach dem LINE-Test: Bei der Gruppe, die
während der Lichttherapie Clomipramin und Maprotilin erhielt, war die klinische
Besserung jedoch eindeutiger und hochsignifikant. Bei zwei Patienten kam es unter
dieser Medikation nach Zugabe von Licht zum Ausbruch einer Manie. Die Besserung der

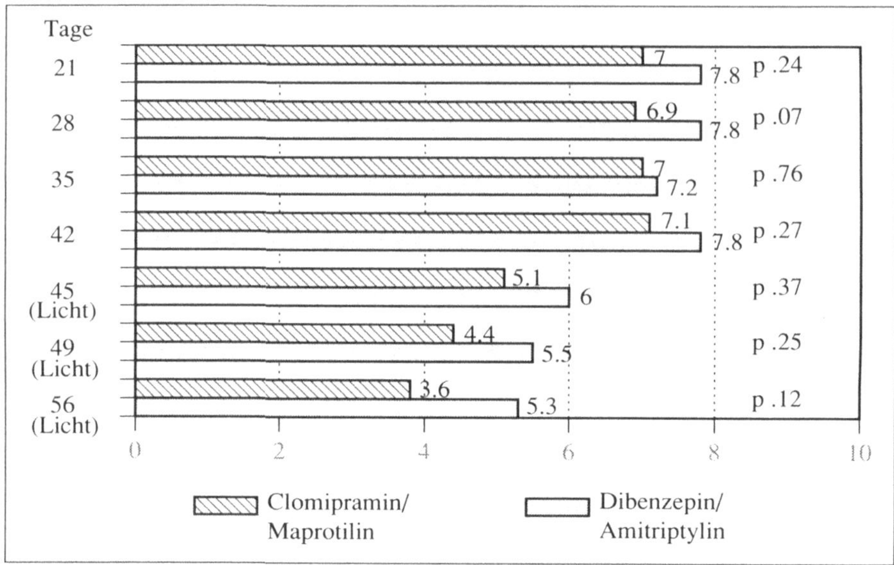

Abb. 10: Medikamentengruppenvergleich im CGI: Clomipramin/Maprotilin (N=9)
vs. Dibenzepin/Amitriptylin (N=6) unter den angeführten Meßzeitpunkten

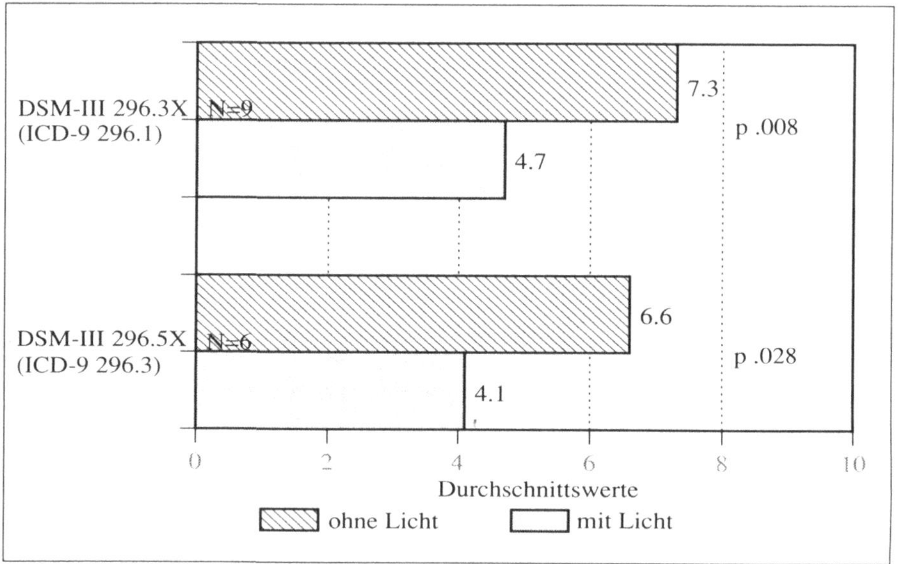

Abb. 11: Diagnosegruppenvergleich im LINE: ohne Licht (Meßintervalle Tage 28-
42) vs. mit Licht (Meßintervalle Tage 45-56)

Psychopathologie in der Gruppe, die während der Lichtphase Dibenzepin und Amitriptylin erhielt, lag im Vergleich zur Antidepressivamonophase an der Signifikanzgrenze. Von den insgesamt neun Patienten der Clomipramin/Maprotilin-Gruppe mußten noch zwei eine weitere stationäre Therapie in Anspruch nehmen, während sieben Patienten

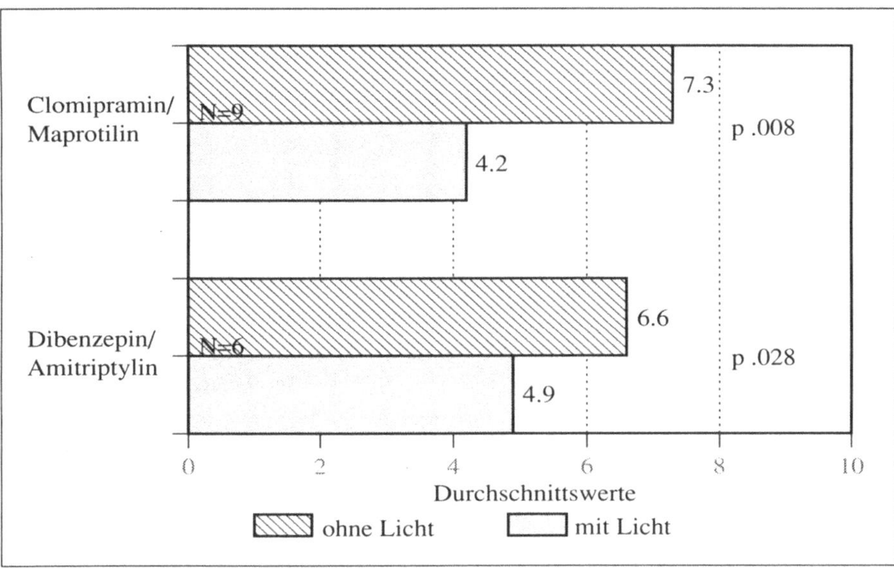

Abb. 12: Diagnosegruppenvergleich im SDS: ohne Licht (Meßintervalle Tage 28-42) vs. mit Licht (Meßintervalle Tage 45-56)

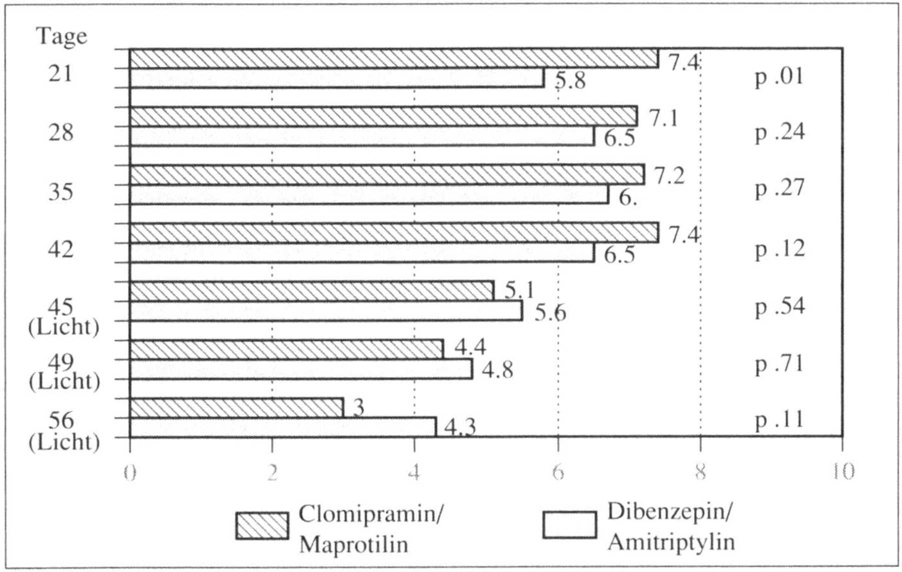

Abb. 13: Medikamentengruppenvergleich im LINE: Clomipramin/Maprotilin (N=9) vs. Dibenzepin/Amitriptylin (N=6) unter den angeführten Meßzeitpunkten

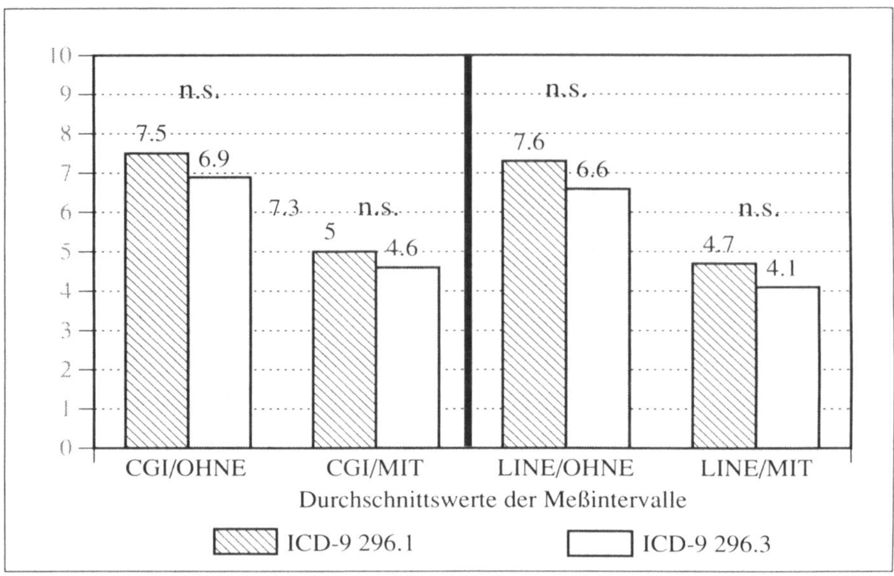

Abb. 14: Diagnosegruppenvergleich im CGI und LINE: DMS-III 296.3X (ICD-9 296.1) (N=9) vs. DSM-III 296.5X (ICD-9 296.3) (N=6) ohne Licht (Tage 28-42) und mit Licht (Tage 45-56)

unter Beibehaltung einer oralen Therapie entlassen werden konnten. Von diesen sieben Patienten erfuhren drei innerhalb von 14 Tagen wieder eine Verschlechterung, besserten sich aber dann erneut unter einer ambulant durchgeführten Lichtapplikation von 2 x 2 Stunden täglich. Von der Dibenzepin/Amitriptylin-Gruppe mußten drei der sechs Patienten in weiterer stationärer Behandlung verbleiben. Die anderen drei Patienten konnten entlassen werden, wobei zwei zu einem Kontrolltermin 14 Tage nach der Entlassung eine unverändert anhaltende Besserung zeigten. Das unterschiedliche Ansprechen der beiden Behandlungsgruppen auf das Adjuvans Licht könnte dahingehend interpretiert werden, daß es in der Clomipramin/Maprotilin-Gruppe möglicherweise zu einer Potenzierung der serotonergen Medikamentenwirkung durch den bei der SAD diskutierten serotonergen Lichteffekt kommt [KASPER et al. 1988]. Wie in der Literatur beschrieben, fanden auch wir den Wirkungseintritt von Biolicht eher unmittelbar, meist zwischen dem 3. und 7. Behandlungstag.

Die Diagnosegruppen monopolar und bipolar verlaufende endogene Depression unterschieden sich in ihrem Ansprechen auf die adjuvante Lichttherapie nicht signifikant (Abb. 14, 15). Dies erscheint im Zusammenhang mit dem signifikant positiven Lichttherapieeffekt bei vorwiegend bipolar verlaufenden SAD interessant. Unseres Wissens wurde biologisch aktives Licht bei nicht saisonal endogen Depressiven bisher nie über einen Zeitraum von zwei Wochen in einer täglich vierstündigen Bestrahlungszeit verabreicht. Die Tatsache, daß es auch bei nicht saisonal abhängigen endogenen Depressionen durch adjuvantes Licht zu einem überzeugenden Therapieeffekt kam, könnte einerseits mit dem Modell einer Dosis/Dauer-Wirkungsbeziehung der Lichttherapie erklärt werden. Andererseits könnte, wie schon oben erwähnt, in der

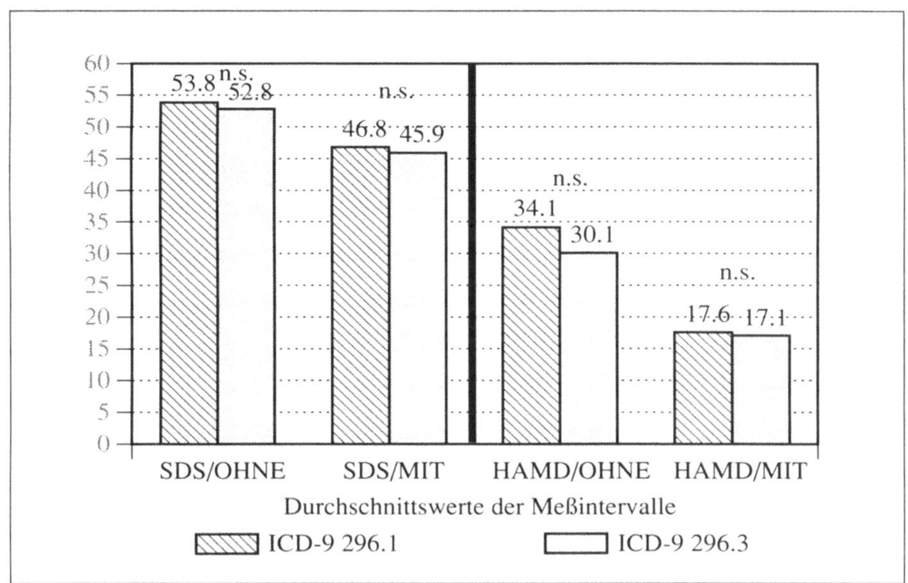

Abb. 15: Diagnosegruppenvergleich im SDS und HAM-D: DMS-III 296.3X (ICD-9 296.1) (N=9) vs. DSM-III 296.5X (ICD-9 296.3) (N=6) ohne Licht (Tage 28-42) und mit Licht (Tage 45-56)

Clomipramin/Maprotilin-Gruppe eine Potenzierung des serotonergen Medikamenteneffektes durch die Wirksamkeit der bei der SAD diskutierten serotonergen Lichtwirkung für den Therapieerfolg ausschlaggebend gewesen sein. Da sich aber auch die Dibenzepin/Amitriptylin-Gruppe unter der adjuvanten Lichttherapie besserte, könnte eine komplexe, mehrere Neurotransmittersysteme umfassende biologische Wirkung der Lichttherapie angenommen werden.

Wir müssen aber auch die Möglichkeit in Betracht ziehen, daß biologisch aktives Licht durch andere, bisher unbekannte Wirkungsmechanismen in der Lage ist, eine Antidepressivawirkung zu verstärken.

Abschließend können wir nach unseren bisherigen Forschungsergebnissen feststellen, daß die Lichttherapie eine nützliche Erweiterung des Spektrums möglicher adjuvanter antidepressiver Therapieformen darstellt und daß sie vor allem zu jenen Therapiemaßnahmen zählt, welche die Patienten nicht durch Nebenwirkungen belasten.

Literatur

ASCHOFF J. Das zirkadiane System. Verh Dtsch Ges Inn Med 1973; 79: 19-31.

ASCHOFF J. Annual rhythms in man. In: ASCHOFF J, ed. Handbook of Behavioral Neurobiology. Vol. 4. New York: Plenum Press, 1981a: 475-487.

ASCHOFF J. A survey on biological rhythms. In: ASCHOFF J, ed. Handbook of Behavioral Neurobiology. Vol. 4. New York: Plenum Press, 1981b: 3-10.

ASCHOFF J, WEVER R. The circadian system of man. In: ASCHOFF J, ed. Handbook of Behavioral Neurobiology. Vol. 4. New York: Plenum Press, 1981c: 311-331.

HALBERG F. Chronobiology. Annu Rev Physiol 1969; 31: 675.

HAMILTON M. A rating scale for depression. J Neurol Neurosurg Psychiatry 1960; 23: 56-62.

JACOBSEN F, WEHR T, SACK D, ROSENTHAL N. Predictors of response to phototherapy in seasonal affective disorder. Abstract Nr. 150 of the 139. Annual Meeting of the American Psychiatric Association 1986.

KASPER S, WEHR TA, ROSENTHAL NE. Saisonal abhängige Depressionsformen (SAD). Nervenarzt 1988; 59: 200-214.

KIELHOLZ P. Chronische endogene Depressionen. In: KRANZ H, HEINRICH K, Hrsg. Chronische endogene Psychosen. Stuttgart: Thieme, 1973.

KRIPKE D, GILLIN J, MULLANEY D, RISCH S, JANOWSKY D. Treatment of major depressive disorders by bright white light for 5 days. In: HALARIS A, ed. Chronobiology and Psychiatric Disorders. Amsterdam: Elesevier, 1987.

KRIPKE D, MULLANEY D, SAVIDES T, GILLIN J. Phototherapy for nonseasonal major depressive disorders. In: ROSENTHAL N, BLEHAR M, eds. Seasonal Affective Disorder and Phototherapy. New York-London: Guilford Press, 1988.

KRIPKE D, RISCH S, JANOWSKY D. Bright white light alleviates depression. Psychiatry Res 1983; 10: 105-112.

LEWY AJ. Effects of light on melatonin secretion and the circadian system of man. In: WEHR TA, GOODWIN FK, eds. Circadian Rhythms in Psychiatry. Pacific Grove: Boxwood Press, 1983: 203-219.

LEWY AJ, KERN HA. Effects of light on human melatonin production and the human circadian system. Prog Neuropsychopharmacol Biol Psychiatry 1983; 7: 551-556.

LEWY AJ, KERN MA. Human melatonin secretion: a marker for the circadian system and the effects of light. In: POST RN, BALLENDER JC, eds. Neurobiology of Mood Disorders. Baltimore: William & Wilkins, 1984: 215-226.

LEWY AJ, SACK RL. Melatonin physiology and light therapy. Clin Neuropharmacol 1986; 9: 196-198.

LEWY AJ, SACK RL, SINGER CM. Melatonin, light and chronobiological disorders. In: EVERED D, CLARK S, eds. Photoperiodism, Melatonin and the Pineal. London: Pitman, 1987: 231-252.

LEWY AJ, WEHR TA, GOODWIN FK, NEWSOME DA, MARKEY SP. Light suppresses melatonin secretion in humans. Science 1980: 210; 1267-1269.

PAPOUSEK M. Chronobiologische Aspekte der Zyklothymie. Fortschr Neurol Psychiatr 1975; 43: 381-440.

PETER K, RÄBIGER V, KOWALIK A. Erste Ergebnisse mit Bright-Light (Phototherapie) bei affektiven Psychosen. Psychiatr Neurol Med Psychol (Leipzig) 1986; 38: 384-390.

REITER R. The mammalian pineal gland: structure and function. Am J Anat 1981; 162: 287-313.

REITER R. Action spectra, dose-response, relationship and temporal aspects of light's effects on the pineal gland. In: The medical and biological effects of light. Ann N Y Acad Sci 1985; 453: 215-231.

ROSENTHAL N, LEWY A, WEHR T, KERN H, GOODWIN F. Seasonal cycling in a bipolar patient. Psychiatry Res 1983; 8: 25-31.

ROSENTHAL N, SACK D, CARPENTER C, WEHR T. Antidepressant effects of light in seasonal affective disorder. Am J Psychiatry 1985; 142: 163-170.

ROSENTHAL N, SACK D, GILLIN J, LEWY A, GOODWIN F, et al. Seasonal affective disorder: a description of the syndrome and preliminary findings with light therapy. Arch Gen Psychiatry 1984; 41: 72-80.

SKWERER R, DUNCAN C, SACK D, JACOBSEN F, TAMARKIN L, et al. The biology of seasonal affective disorder and phototherapy. In: ROSENTHAL N, BLEHAR M, eds. Seasonal Affective Disorder and Phototherapy. New York-London: Guilford Press, 1988.

TERMAN M, QUITKIN F, TERMAN J. Light therapy for SAD: dose regimens. Abstract Nr. 121 of the 139. Annual Meeting of the American Psychiatric Association 1986.

WEHR T, JACOBSEN F, SACK D, ARENDT J, TAMARKIN L, et al. Phototherapy of seasonal affective disorder. Time of day and suppression of melatonin are not critical for antidepressant effects. Arch Gen Psychiatry 1986; 43: 870-875.

WETTERBERG L. Melatonin in humans: physiological and clinical studies. J Neural Transm Suppl 1978; 13: 289-310.

WEVER R. The circadian multi-oscillator system of man. Int J Chronobiol 1975; 3: 19-55.

WEVER R. Grundlagen der Tagesperiodik beim Menschen. In: HEIMANN H, PFLUG B, Hrsg. Rhythmusprobleme in der Psychiatrie. Akutelle Psychiatrie 1. Stuttgart-New York: Fischer, 1978: 1-23.

WEVER R. The Circadian System of Man. Berlin-Heidelberg-New York: Springer, 1979.

WEVER R. Organization of the human circadian system: internal interactions. In: WEHR TA, GOODWIN FK, eds. Circadian Rhythms in Psychiatry. Pacific Grove: Boxwood Press, 1983; 17-32.

WIRZ-JUSTICE A. Biologische Rhythmen und Depression. Schw Arch Neurol Psychiatr 1986;137: 87-96.

WIRZ-JUSTICE A, BUCHELI B, GRAW P, KIELHOLZ P, FISCH H, et aL. Light treatment of seasonal affective disorder in Switzerland. Acta Psychiatr Scand 1986; 74: 193-204.

WIRZ-JUSTICE A, SCHMID A, GRAW P, KRÄNCHI K, PÖLDINGER W, et aL. Dose relationships of morning bright white light in seasonal affective disorders (SAD). Experientia 1987; 43: 574-576.

WURTMAN RJ, AXELROD J, FISCHER JE. Melatonin synthesis in the pineal gland: effect of light mediated by the sympathetic nervous system. Endocrinology 1965; 75: 226-272.

WURTMAN RJ, OZAKI Y. Physiological control of melatonin synthesis and secretion: mechanisms generating rhythms in melatonin, methoxytryptophol and arginine vasotocin levels and effects on the pineal of endogenous catecholamines, the estrous cycle and environmental lighting. J Neural Transm Suppl. 1978; 13: 59-70.

YEREVANIAN B, ANDERSON J, GROBA L, BRAY M. Effects of bright incandescant light on seasonal and nonseasonal major depressive disorder. Psychiatry Res 1986; 18: 355-364.

ZUNG WWK. A self-rating depression scale. Arch Gen Psychiatry 1965; 12: 63-70.

Prospektive Studien über die Spätdyskinesien[*]

J. M. KANE, M. WOERNER, J. LIEBERMAN, B. SALTZ

Trotz der großen therapeutischen Vorteile der Neuroleptika bei der akuten und chronischen Behandlung der Schizophrenie sind diese Medikamente mit einer Vielzahl von Nebenwirkungen, besonders neurologischer Art, verbunden. Auch wenn die Diskussion darüber andauert, in welchem Ausmaße die Behandlung mit Neuroleptika das Auftreten der abnormalen unwillkürlichen Bewegungen, die wir als „Spätdyskinesien" bezeichnen, notwendigerweise oder nur bedingt hervorruft, so meinen wir doch, daß derzeit ein Konsens besteht, daß Neuroleptika entweder eine wichtige Rolle bei der Verursachung oder bei der Auslösung dieser Bewegungsstörungen spielen.

Eine Vielzahl anderer Risikofaktoren trägt unzweifelhaft zur Entwicklung dieser Störung bei und ist für die Erklärung der Tatsache wichtig, daß viele Patienten keine Spätdyskinesien entwickeln, obwohl sie eine chronische neuroleptische Behandlung erhalten. Es sind zahlreiche Prävalenzuntersuchungen durchgeführt worden, und sie waren das Thema vieler ausführlicher Übersichtsartikel [JESTE et al. 1982; KANE et al. 1982a]. Insgesamt haben die Prävalenzuntersuchungen dazu beigetragen, spezifische Patientenpopulationen zu identifizieren, die vielleicht einem besonderen Risiko ausgesetzt sind, und Faktoren herauszuarbeiten, die zu diesem Risiko beitragen könnten. Außerdem haben sie die Reichweite des Problems verdeutlicht und haben zu weiterer Forschung ermutigt.

Die Forschungsstrategie der Prävalenzerhebung bei spezifischen Patientenpopulationen hat jedoch ernstzunehmende Grenzen, und neue Erkenntnisse bezüglich der Spätdyskinesien erfordern differenziertere methodologische Ansätze.

In den letzten zehn Jahren sind einige wichtige Fortschritte bei der Initiierung prospektiver Studien über die Entwicklung der Spätdyskinesien erzielt worden. Diese besondere Forschungsstrategie kann viele der Fehlerquellen, die Querschnittsuntersuchungen der Prävalenz haben, ausschließen. Die prospektive Strategie ermöglicht es uns, genaue Inzidenzzahlen und zuverlässigere Informationen, die für die Identifikation der Risikofaktoren relevant sein könnten, zu erhalten. Die Grenzen der prospektiven Studien liegen in der Notwendigkeit, große Gruppen psychiatrischer Patienten für eine fortlaufende Kooperation zu gewinnen und Personen in diese Populationen einzubeziehen, deren Diagnosen und demographische sowie Behandlungscharakteristika repräsentativ sind, um eine Generalisierung in bezug auf die neuroleptisch behandelten Populationen zu ermöglichen.

Während der letzten zehn Jahre haben wir eine prospektive Studie über die Entwicklung der Spätdyskinesien durchgeführt [KANE et al. 1982b, 1984, 1986]. An diesem Programm haben über 900 Patienten teilgenommen. Es beinhaltete eine prospektive

---

[*]Für die Übertragung aus dem Englischen verantwortlich: Dr. F. Kulhanek, München

166

Erfassung der abnormalen unwillkürlichen Bewegungen und der Psychopathologie alle drei Monate ohne Zeitbegrenzung. Die Patienten, die an der Studie teilnehmen, mußten sich nach einer sachgemäßen Aufklärung einverstanden erklären, sie wurden aber ohne Rücksicht auf die Diagnose oder die neuroleptische Vorbehandlung ausgewählt. Das hatte zur Folge, daß eine Untergruppe von 100 an der Studie teilnehmenden Patienten nie mit Neuroleptika behandelt worden war, und das diente auch dazu, unsere Untersucher über den Medikationsstatus der von ihnen untersuchten Patienten blind zu lassen.

Das Durchschnittsalter der in die Studie einbezogenen Patienten beträgt 28 Jahre. 43 % sind Frauen. Von besonderer Wichtigkeit ist die Tatsache, daß die Patienten, die zum Zeitpunkt ihres Eintritts in die Studie bereits neuroleptisch vorbehandelt waren, diese Medikamente durchschnittlich über eine Gesamtdauer von 12 Monaten erhalten hatten. Mit anderen Worten, die Patienten werden von einem sehr frühen Zeitpunkt ihrer Behandlungsgeschichte an beobachtet, und es können genaue Daten über die dann folgende Art, Dosierung und Verabreichungsdauer der neuroleptischen Therapie gesammelt werden.

In dieser Population beträgt die kumulative Inzidenz der Spätdyskinesien 5 % nach einem Jahr, 10 % nach 2 Jahren, 15 % nach 3 Jahren und 19 % nach 4 Jahren einer kumulativen neuroleptischen Behandlung.

Daraus kann man schließen, daß die kumulative Inzidenz der Spätdyskinesien sicherlich mit wachsender Dauer der neuroleptischen Behandlung ansteigt und daß der Anstieg der Inzidenz wenigstens in den ersten fünf oder sechs Jahren der neuroleptischen Behandlung relativ linear verläuft. Es bleibt die Frage, ob das Risiko zu einem gewissen Zeitpunkt abnimmt oder wenigstens nicht mehr zunimmt, aber derzeit sind wir nicht in der Lage, einen Zeitraum des maximalen Risikos zu identifizieren. (Diese Daten unterstützen mit Sicherheit die Annahme, daß die Neuroleptika eine kritische Rolle bei der Entstehung der abnormalen unwillkürlichen Bewegungen spielen, die bei den mit Neuroleptika behandelten Patienten beobachtet werden.)

Im Hinblick auf die Risikofaktoren konnten wir Patienten mit einer Vielzahl von Diagnosen einbeziehen. Z. Zt. haben 52 % der mit Neuroleptika behandelten Patienten eine Schizophreniediagnose, 21 % eine affektive und 11 % eine schizoaffektive Psychose. Unsere bis heute erzielten Ergebnisse lassen vermuten, daß Patienten mit affektiven oder schizoaffektiven Diagnosen ein deutlich höheres Risiko haben, Spätdyskinesien zu entwickeln - bei jeweils gleicher neuroleptischer Behandlungsdauer - als Patienten mit einer Schizophreniediagnose.

Diese Ergebnisse stimmen mit denen anderer Forscher überein, die ebenfalls besagen, daß Patienten mit affektiven Störungen ein erhöhtes Risiko für Spätdyskinesien haben [KANE et al. 1980, DAVIS et al. 1976, ROSENBAUM et al. 1977]. Das größere Risiko bezieht sich vermutlich nicht nur auf die größere Wahrscheinlichkeit der Entwicklung von Spätdyskinesien, sondern auch auf den Schweregrad und die Persistenz der Störung, wenn sie erst einmal aufgetreten ist.

Unsere Ergebnisse zeigen auch, daß die Fälle mit Spätdyskinesien vor ihrer Aufnahme in die Studie über einen längeren Zeitraum Neuroleptika (durchschnittlich 30 Monate) und Antiparkinsonmittel (durchschnittlich 13 Monate) erhalten hatten als die Patienten ohne Spätdyskinesien (durchschnittlich 16 bzw. 7 Monate). Die Patienten, die Spätdyskinesien entwickelten, waren bei Aufnahme in die Untersuchung älter und hatten eine längere psychiatrische Krankheitsdauer als die Patienten ohne Spätdyskinesien. Als wir die Patienten in die Gruppen „frühzeitiges" und „spätes" Auftreten von Spätdyskinesien unterteilten (bei einem Schnittpunkt bei zwei Jahren), fanden wir hinsichtlich dieser Variablen keine signifikanten Unterschiede. Die frühzeitigen Spätdyskinesiefälle erhielten eine signifikant **niedrigere** Höchstdosis der Neuroleptika als die später aufgetretenen Fälle, woraus sich ergibt, daß die Patienten mit einem frühzeitigen Auftreten der Spätdyskinesie nicht mit höheren Neuroleptikadosen behandelt worden waren. Die Spätdyskinesiegruppe insgesamt erhielt jedoch signifikant höhere Maximaldosen als die Gruppe ohne Spätdyskinesien. Die Patienten, die innerhalb von zwei Jahren Spätdyskinesien entwickelten, waren zum Zeitpunkt des Beginns der neuroleptischen Behandlung älter als die Fälle ohne Spätdyskinesien oder die Fälle, bei denen die Spätdyskinesien später auftraten.

Klinisch relevante extrapyramidale Nebenwirkungen in der Anamnese waren mit einer größeren Inzidenz von Spätdyskinesien verbunden. Was das Alter betrifft, so treten Spätdyskinesien bei älteren Patienten häufiger als bei jüngeren auf, unabhängig von der Dauer der neuroleptischen Behandlung. Das Risiko für Spätdyskinesien scheint in der Altersstufe 20 - 40 Jahre relativ stabil zu bleiben, steigt aber dann mit zunehmendem Alter dramatisch an. Nach zwei Jahren neuroleptischer Behandlung liegt die Wahrscheinlichkeit für die Entstehung von Spätdyskinesien bei dieser relativ jungen Population bei etwa 10 % für einen 20jährigen und bei etwa 18 % für einen 50jährigen Patienten.

Wir konnten in dieser Population in bezug auf das Geschlecht kein signifikant größeres Risiko für das weibliche Geschlecht feststellen. Man muß jedoch darauf hinweisen, daß wir bei einem Durchschnittsalter von 28 Jahren relativ wenig Frauen in den 50er oder 60er Jahren hatten und daß Veränderungen im Verhältnis Frauen/Männer in den postklimakterischen Jahren besonders auffallend zu sein scheinen.

In bezug auf die Prognose der Spätdyskinesien haben wir vorläufige Analysen über den Verlauf der Spätdyskinesien anhand von Daten von 96 Patienten, die während der prospektiven Studie Spätdyskinesien entwickelt hatten. Auf der Grundlage des gesamten Nachbehandlungsverlaufes wurde jeder Patient entweder als remittiert, larviert oder persistent klassifiziert. Im Gegensatz zu dem, was man intuitiv hätte vermuten können, zeigen unsere vorläufigen Daten, daß die Prognose für eine Remission bei den Patienten, die Spätdyskinesien nach einer kurzen neuroleptischen Behandlungsdauer entwickeln, besser ist als bei Patienten, bei denen die Spätdyskinesien nach einer längeren Behandlungsdauer auftreten. Die durchschnittliche Neuroleptikadosis, die nach dem Auftreten der Spätdyskinesien verabreicht wurde, erwies sich auch als ein kritischer Faktor für die Wahrscheinlichkeit einer Remission, d. h. die Patienten, die eine niedrigere Dosis erhalten hatten, hatten eine signifikant größere Chance einer Remission der Spätdyskinesien als die Patienten, die höhere Dosen bekommen hatten.

Eine Tatsache, die in den letzten Jahren immer offensichtlicher wurde, ist, daß sich Spätdyskinesien nicht unbedingt progressiv entwickeln müssen und daß sich tatsächlich viele Patienten im Laufe der Zeit wesentlich bessern, selbst wenn die Behandlung mit Neuroleptika fortgesetzt wird. In unserer Studie zeigte die Mehrzahl der Patienten, die Spätdyskinesien entwickelten, keine Zunahme des Schweregrads ihrer Dyskinesie nach einem durchschnittlichen Nachuntersuchungszeitraum von über drei Jahren. In 49 % der Spätdyskinesiefälle konnte nie ein globaler Schweregrad stärker als „leicht" beobachtet werden, und nur in 24 % der Fälle wurde ein Ausprägungsgrad von „mäßig" oder stärker festgestellt. Man muß jedoch beachten, daß es eine Untergruppe von Patienten gibt, die eine relativ schwere Form dieser Störung entwickelt, und es war unser Eindruck, daß sich viele dieser Fälle sehr schnell entwickeln und vielleicht einen bestimmten Subtyp repräsentieren.

Unsere Ergebnisse bezüglich der Inzidenz der Spätdyskinesien stimmen mit denen einer begrenzten Anzahl prospektiver Studien, die in der Literatur zu finden sind, überein. YASSA et al. [1984] führten eine prospektive Untersuchung durch, die 108 Patienten (55 Männer und 53 Frauen) einbezog, welche über einen Zeitraum von zwei Jahren beobachtet wurden. 65 % litten an Schizophrenie, 12 % an einer manisch-depressiven Erkrankung, 9 % an Oligophrenie und 5 % an einem hirnorganischen Psychosyndrom. Acht Patienten zeigten persistierende Anzeichen von Spätdyskinesien (persistent wenigstens über den Zeitraum von zwei getrennten Untersuchungszeitpunkten) zu gewissen Zeiten während der zwei Jahre, was eine Inzidenz von 7,4 % ergibt. Es ist aber wichtig festzustellen, daß diese Inzidenz nicht auf der Analyse einer Verbleibensquote beruht oder auf einer kumulativen Quote von Patienten, die keine Spätdyskinesien entwickelten, was eine Berücksichtigung der Aussteiger bei der Berechnung der Inzidenz zugelassen hätte. Die Patienten mit Spätdyskinesien waren deutlich älter als die ohne Spätdyskinesien (durchschnittlich 57 gegenüber 47 Jahre), und sie hatten Neuroleptika über einen signifikant längeren Zeitraum erhalten (durchschnittlich 23 gegenüber 17 Jahre). Bei sieben Patienten waren die Spätdyskinesien „leicht", bei einem Patienten „mäßig" ausgeprägt.

BARRON und McCREADIE [1983] berichteten über 103 Patienten, die in zwei Untersuchungen im Abstand von einem Jahr beurteilt worden waren. 55 % der Patienten hatten bei keiner der Untersuchungen Spätdyskinesien, 18 % hatten sie bei beiden Untersuchungen, 9 % entwickelten Spätdyskinesien, und 18 % zeigten bei der zweiten Untersuchung keine mehr. Wenn man bei der Gesamtbeurteilung des Schweregrades auf der SKAUB (Skala für abnormale unwillkürliche Bewegungen) eine Veränderung von „keine" zu „leicht" als Anzeichen für die Entwicklung von Spätdyskinesien wertet, dann glauben die Autoren, eine 1Jahresinzidenz von 3 % berechnen zu können.

CHOUINARD et al. [1986] führten eine 5Jahresstudie über Spätdyskinesien durch. Die Ausgangspopulation bestand aus 256 schizophrenen Patienten, die eine neuroleptische Dauerbehandlung erhielten. Von diesen Patienten zeigten 31 % Spätdyskinesien. 131 Patienten, die zu Beginn der Studie keine Spätdyskinesien hatten, wurden fünf Jahre später erneut untersucht. (Während dieser Zeitspanne war es das Ziel der Klinik, die Patienten von einer oralen Medikation auf ein injizierbares Depotneuroleptikum umzustellen.) 46 Patienten (35 %) hatten bei der Nachuntersuchung Spätdyskinesien. Dies läßt eine Einschätzung neuer Fälle zu, kann aber nicht wirklich Grundlage für eine Inzidenzberechnung sein, da manche Patienten, die Spätdyskinesien innerhalb des Zeitraumes von fünf Jahren entwickelten, eine Remission erfahren haben könnten und da es keine Möglichkeit gibt festzustellen, zu welchem Zeitpunkt während dieser fünf Jahre es bei den Patienten, bei denen Spätdyskinesien im Rahmen der Nachuntersuchung festgestellt wurden, dazu gekommen war. Die Autoren berichteten auch, daß von den 38 Patienten, die bei der Ausgangserhebung Spätdyskinesien hatten, neun bei der Nachuntersuchung nach fünf Jahren offensichtlich remittiert waren.

BARNES et al. [1983] berichteten von einer 3Jahreskatamnese von Patienten, die vorher auf Spätdyskinesien untersucht worden waren. Von den ursprünglich 182 Patienten, die eine neuroleptische Langzeitbehandlung erhielten, standen 99 für eine Nachbeurteilung zur Verfügung. Die Punktprävalenz der Dyskinesie stieg über diese drei Jahre von 39 % auf 47 %. Bei 22 von 60 Patienten, die drei Jahre vorher keine Spätdyskinesien hatten, entwickelte sie sich, wohingegen bei 14 von 39, die vorher Spätdyskinesien hatten, eine Remission festzustellen war.

Das Durchschnittsalter der von CHOUINARD et al. [1986] und BARNES et al. [1983] in ihre Studien aufgenommenen Patienten betrug 42 bzw. 56 Jahre im Vergleich zu 28 Jahren in der Studie von KANE et al. [1982b, 1984, 1986]. In Anbetracht potentieller Unterschiede bei anderen Risikofaktoren ist das Ausmaß, in dem Altersunterschiede eine höhere Inzidenz von Spätdyskinesien bedingen können, schwer festzulegen. Dieser Unterschied stimmt aber mit anderen Ergebnissen überein, die auf eine höhere Inzidenz der Spätdyskinesien in älteren Populationen hinweisen. TOENNIESSEN et al. [1985] analysierten retrospektiv das Verhältnis zwischen der Dauer der neuroleptischen Behandlung und den Spätdyskinesien bei 57 älteren stationären Psychiatriepatienten und stellten fest, daß viele dieser Patienten Spätdyskinesien nach weniger als einer 2jährigen neuroleptischen Behandlung entwickelt hatten. Diese Ergebnisse werden auch durch eine Prävalenzstudie, die wir bei älteren Populationen durchgeführt haben, bestätigt [WOERNER et al. 1991].

Um die Auswirkungen des Alters und der mit dem Alter verbundenen Risikofaktoren auf die Inzidenz der Spätdyskinesien weiter zu ermitteln, haben wir auch eine prospektive Studie über die Entwicklung von Spätdyskinesien in einer älteren Population begonnen. Eingeschlossen werden Patienten über 55 Jahre, die erstmals mit Neuroleptika behandelt werden.

Wir haben über vorläufige Ergebnisse von den ersten 129 Patienten berichtet, die in die Studie aufgenommen worden sind [SALTZ et al. 1991]. Die Patienten waren im Alter von 57 - 96 Jahren (durchschnittlich 76,6 Jahre) und wurden über einen Zeitraum von durchschnittlich 23 Wochen untersucht; die kumulative Gesamtdauer der Behandlung mit Neuroleptika betrug im Durchschnitt 16,7 Wochen. Die kumulative Inzidenz der abnormalen Bewegungen belief sich nach einer 40wöchigen kumulativen Verabreichung von Neuroleptika auf 48,9 %. Die Symptome treten hauptsächlich an den Lippen, am Kiefer und an der Zunge auf; in anderen Teilen des Gesichtes, am Hals, Rumpf oder an den Extremitäten traten nur wenige Bewegungsstörungen auf. Unsere vorläufigen Analysen zeigen eine signifikant höhere Inzidenz von Spätdyskinesien bei Patienten mit einer psychiatrischen Diagnose im Vergleich zu Patienten mit einer „organischen" Diagnose, obwohl diese Patienten deutliche Verhaltensstörungen aufwiesen oder bis zu einem gewissen Grad psychopathologische Symptome zeigten, die eine neuroleptische Behandlung erforderlich machten. Dies sind sehr vorläufige Ergebnisse, und sie sollten mit entsprechender Vorsicht betrachtet werden. Wir werden in diese Studie weitere 300 - 400 Patienten aufnehmen. Man darf jedoch ohne Bedenken den Schluß ziehen, daß diese prospektiv gewonnenen Ergebnisse frühere, auf Prävalenzstudien basierende Eindrücke bestätigen, die darauf hindeuteten, daß ältere Patienten einem wesentlich größeren Risiko, Spätdyskinesien zu entwicklen, ausgesetzt sind als jüngere.

Wir meinen, daß diese prospektive Strategie fortgesetzt werden sollte, um weitere Aufschlüsse über die Inzidenz, den Verlauf und die Risikofaktoren der Spätdyskinesien zu erhalten.

Literatur

BARNES TRE, KIDGER T, GORE SM. Tardive dyskinesia: a three-year follow-up study. Psychol Med 1983; 13: 71-81.

BARRON ET, McCREADIE RG. One-year follow-up of tardive dyskinesia. Br J Psychiatry 1983; 143: 423-424.

CHOUINARD G, ANNABLE L, MERCIER P, ROSS-CHOUINARD A. A five-year follow-up study of tardive dyskinesia. Psychopharmacol Bull 1986; 22: 259-263.

DAVIS K, BERGER P, HOLLISTER L. Tardive dyskinesia and depressive illness. Psychopharmacol Communications 1976; 2: 125-130.

JESTE DV, WYATT RJ. Understanding and Treating Tardive Dyskinesia. New York: Guilford Press, 1982.

KANE JM, SMITH JM. Tardive dyskinesia: prevalence and risk factors, 1959-1979. Arch Gen Psychiatry 1982a; 39: 473-481.

KANE JM, WOERNER M, WEINHOLD P, et al. A prospective study of tardive dyskinesia development: preliminary results. J Clin Psychopharmacol 1982b; 2: 345-349.

KANE JM, WOERNER M, WEINHOLD P, WEGNER J, KINON B, et al. Incidence of tardive dyskinesia: five-year data from a prospective study. Psychopharmacol Bull 1984; 20: 387-389.

KANE JM, WOERNER M, BORENSTEIN M, et al. Integrating incidence and prevalence of tardive dyskinesia. Psychopharmacol Bull 1986; 22: 254-258.

KANE JM, STRUVE FA, WEINHOLD P, WOERNER M. Strategy for the study of patients at high risk for tardive dyskinesia. Am J Psychiatry 1980; 137: 1265-1267.

ROSENBAUM AH, NIVEN RG, HANSON NP, SWANSON DW. Tardive dyskinesia: relationship with a primary affective disorders. Dis Nerv Sys 1977; 38: 423-426.

SALTZ BL, WOERNER JM, KANE M, et al. Prospective study of tardive dyskinesia in the elderly. JAMA 1991; 266: 2402-2406.

TOENNISSEN IM, CASEY DE, McFARLAN BH. Tardive dyskinesia in the aged: duration of treatment relationships. Arch Gen Psychiatry 1985; 42: 278-284.

WOERNER M, KANE JM, LIEBERMAN J, et al. The prevalence of tardive dyskinesia. J Clin Psychopharmacol 1991; 11: 34-42.

YASSA R, NAIR V, SCHWARTZ G. Tardive dyskinesia: a two-year follow-up study. Psychosomatics 1984; 25: 852-855.

Strategien zur Verbesserung des Verlaufes der chronischen Schizophrenie[*]

S. R. Marder

Die Probleme mit den Nebenwirkungen einer chronisch neuroleptischen Behandlung - insbesondere mit den Spätdyskinesien - haben zu der Suche nach Methoden geführt, die es zulassen, schizophrene Patienten mit einer möglichst niedrigen, aber wirksamen Neuroleptikadosis zu behandeln. Eine Anzahl neuerer Studien [Kane et al. 1983, Marder et al. 1987] haben die relative Sicherheit einer substantiell reduzierten Neuroleptikadosis dokumentiert. Der vorliegende Bericht stellt unsere Forschungsergebnisse bezüglich des Vergleichs niedriger und konventioneller Fluphenazindecanoatdosierungen dar. Da die reduzierte Dosis für den Patienten ein Risiko in sich birgt, werden wir auch einen interessanten neuen psychosozialen Ansatz zur Verminderung des Risikos eines psychotischen Rückfalls vorstellen.

Ein Vergleich niedriger und konventioneller Fluphenazindecanoatdosen

In unserer doppelblinden Niedrigdosis-Untersuchung über zwei Jahre wurde Fluphenazindecanoat zweiwöchentlich in einer Dosis von entweder 5 mg oder 25 mg i.m. verabreicht. Bei den Patienten handelte es sich um 66 männliche Veteranen, die in eine Forschungsabteilung eines großen städtischen Veterans-Administration-Hospitals eingewiesen worden waren. Sie waren alle Kandidaten für eine neuroleptische Erhaltungstherapie und erfüllten die DSM-III-Kriterien für Schizophrenie. Vor der Aufnahme in die Studie wurden die Patienten über zwei Monate oder länger mit Fluphenazindecanoat stabilisiert. Patienten, die mehr als 25 mg pro 14 Tage benötigten, wurden nicht in die Studie aufgenommen.

Tab. 1 beschreibt die demographischen Charakteristika der Patienten. Bemerkenswert ist, daß die Patienten ein Durchschnittsalter von ungefähr 35 Jahren hatten und bereits mehr als zehn Jahre krank gewesen waren.

Nach der Stabilisierung waren die Patienten quasi für einen Monat medikamentenfrei. Dies bedeutete praktisch das Auslassen einer Injektion. Danach erhielten die Patienten eine Injektion von nur 5 mg Fluphenazindecanoat. Diese Injektion diente als Testdosis, um pharmakokinetische Informationen zu erhalten. Zwei Wochen später wurden die Patienten für die Doppelblinduntersuchung randomisiert, d. h. ihnen wurde zweiwöchentlich 5 mg oder 25 mg Fluphenazindecanoat i.m. verabreicht. Die Patienten wurden dann über zwei Jahre in regelmäßigen Zeitabständen anhand von Beurteilungsskalen, wie BPRS, SCL-90 und Nebenwirkungsskalen, beobachtet. Um den Fluphenazinspiegel zu bestimmen, wurde vor der Untersuchung, während der ersten drei Monate monatlich und

*Für die Übertragung aus dem Englischen verantwortlich: Dr. F. Kulhanek, München.

Tab. 1: Demographische Charakteristika der Patienten

	5 mg N = 35		25 mg N = 31	
	Mittelwert	SD	Mittelwert	SD
Alter (Jahre)	35.1	8.6	38.1	9.4
Ausbildung (Jahre)	12.7	1.5	12.4	1.8
Krankheitsdauer (Monate)	134.9	95.1	170.3	93.4
Alter bei Ausbruch der Krankheit (Jahre)	24.1	5.7	23.9	5.2
Herkunft	Anzahl	%	Anzahl	%
Kaukasisch	10	28.6	11	35.5
Schwarz	21	60.0	18	58.1
Spanisch	2	5.7	2	6.5
Andere	2	5.7	0	0.0
Familienstand				
Ledig	18	51.4	15	48.4
Verheiratet	8	22.9	2	6.5
Geschieden	4	11.4	10	32.3
Getrennt lebend	5	14.3	4	12.9

dann alle drei Monate Blut abgenommen. Die Blutproben wurden jeweils zwei Wochen nach der letzten Injektion, d. h. kurz vor der nächsten Injektion, abgenommen.

Solange es den Patienten gutging, erhielten sie die festgesetzte Dosis von 5 oder 25 mg. Wenn die Teilnehmer einen Anstieg von drei oder mehr Punkten bei den BPRS-Gruppenwerten für Denkstörungen oder Paranoia zeigten, wurde dies als „psychotische Exazerbation" eingestuft. Diese war meistens leicht und führte nur selten zu einer Rehospitalisierung oder bedurfte zusätzlicher unterstützender Maßnahmen. Wenn die Patienten eine Exazerbation hatten, war es dem Kliniker erlaubt, die Dosis auf bis zu 10 mg in der Niedrigdosisgruppe oder auf bis zu 50 mg in der Gruppe mit der konventionellen Dosis zu verdoppeln. Wenn die Patienten dann innerhalb von ein paar Tagen nicht stabilisiert werden konnten, wurde dies als „Rückfall" eingestuft, unsere zweite Meßgröße für ein negatives Ergebnis.

Abb. 1 ist eine Verbleibensanalyse, die auf der vertikalen Achse den Prozentsatz der Patienten zeigt, die zu jedem Untersuchungszeitpunkt bei der ursprünglich festgesetzten Dosierung blieben und weiter an der Studie teilnahmen. Wir haben bereits darüber berichtet, daß die Exazerbationsquoten nach einem Jahr etwa gleich waren. Während des zweiten Jahres ergeben sich bei den beiden Dosierungen sehr unterschiedliche Verbleibensquoten. Während sich die 5mg-Patienten weiterhin in etwa demselben Ausmaß wie im ersten Jahr verschlechtern, haben die Patienten, die die konventionelle Dosis erhalten, eine geringe Exazerbationsquote. Die effektiven Zwei-Jahres-Verbleibensquoten betragen bei 5 mg 31 % und bei 25 mg 64 %. Die Verbleibensquoten am Endpunkt sind auf dem Niveau $p < .05$ ($z = 2,22$) signifikant unterschiedlich. Der

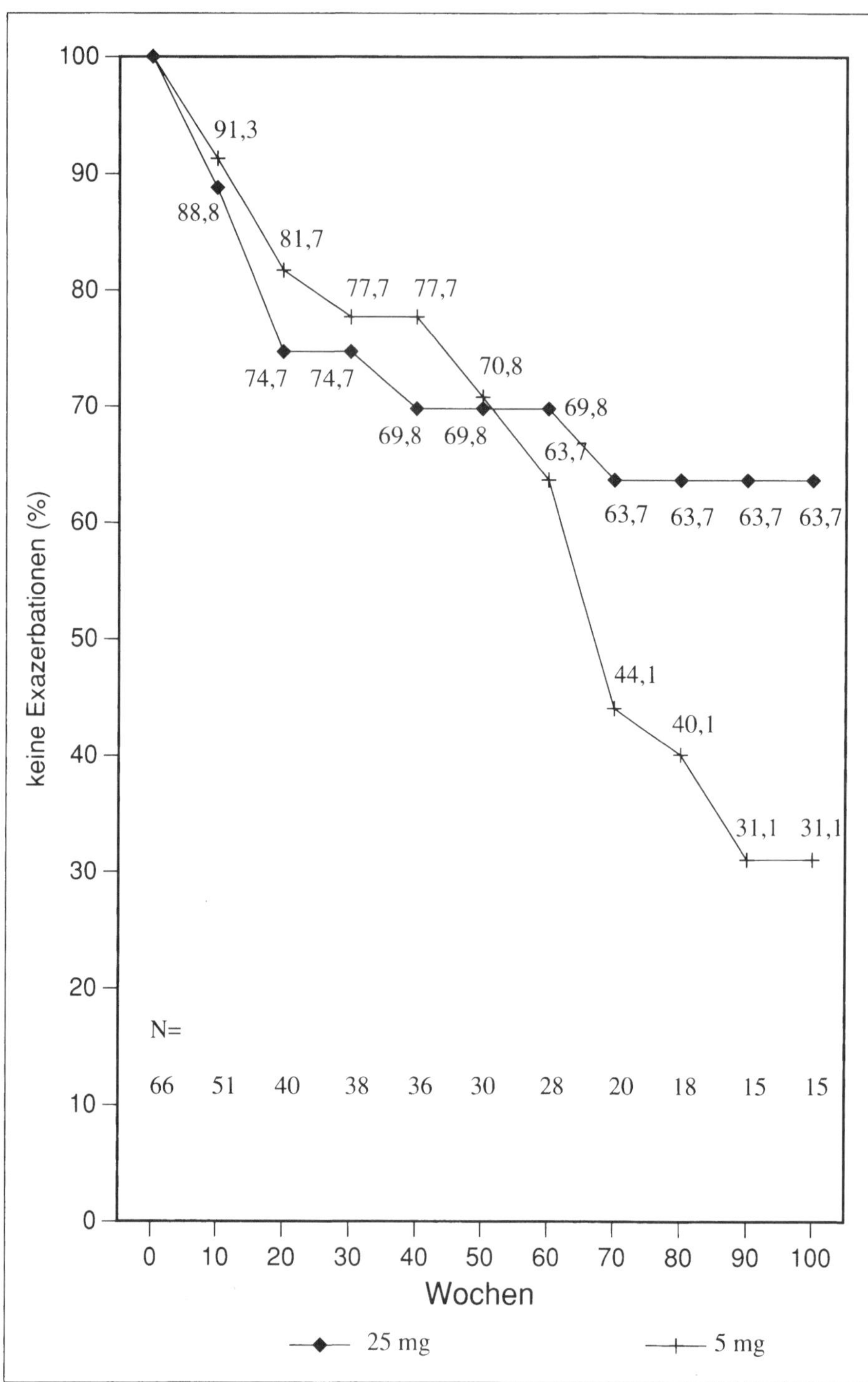

Abb. 1: Zwei-Jahres-Verbleibenskurven zweier fixer Dosen (25 vs. 50 mg Fluphenazindecanoat/2 Wochen): Exazerbationen

Unterschied des Schutzes, den die beiden Dosierungen im zweiten Jahr bieten, wird deutlicher, wenn wir die Verbleibensquoten aller Patienten, die das zweite Jahr erreichten, vergleichen. In diesem Vergleich wiesen 91 % der 25mg-Patienten und 44 % der 5mg-Patienten keine Exazerbation auf. Es scheint wichtig zu betonen, daß sich die beiden Kurven gegen Ende des ersten Jahres trafen, da es während der ersten drei Monate der Untersuchung in der 25mg-Gruppe eine erhebliche Anzahl von frühen Rückfällen gab. Während dieser Zeitspanne war die Zahl der Dropouts bei der höheren Dosis besonders groß. D. h. sechs der sieben Patienten, die aus der Studie ausschieden, waren der höheren Dosis zugeteilt worden. Das läßt vermuten, daß einige Patienten, die diese Dosis erhalten, schon früh eine Exazerbation oder einen Rückfall erleiden und schon in den ersten Monaten aus der Untersuchung ausscheiden. Wenn sie jedoch diese Zeitspanne durchstehen, ist es nahezu sicher, daß sie während der ganzen zwei Jahre in der Studie verbleiben.

Diese besondere Analyse neigt dazu, die Anzahl der Exazerbationen aus zwei Gründen überhöht darzustellen. Erstens ist die Definition der Exazerbation ziemlich liberal gefaßt und tendiert dazu, einige normale Veränderungen in der Psychopathologie einzubeziehen, die viele Patienten zeigen. Zweitens ist ein Vergleich von zwei fixen Dosen recht unnatürlich, da Kliniker normalerweise die Dosis anpassen, wenn ein Patient eine Veränderung zeigt.

Abb. 2 demonstriert, was passiert, wenn der Kliniker die Möglichkeit hat, die Dosis bei beiden Gruppen zu verdoppeln. Somit umfaßt der Vergleich die Dosierungshöhen 5-10 mg und 25-50 mg. Wenn die Symptomatik der Patienten in diesen Dosierungsbereichen adäquat kontrolliert werden konnte, galten die Patienten als „Verbleiber", auch wenn sie einen leichten Anstieg ihrer psychotischen Symptome hatten. Wenn die Symptomatik nicht innerhalb kürzester Zeit, d. h. in ein paar Tagen, beherrscht werden konnte, galten die Patienten als rückfällig. In dieser Abbildung sind die in Prozent ausgedrückten Verbleiber in beiden Gruppen ähnlich. Die tatsächlichen Verbleiber nach zwei Jahren belaufen sich auf 56 % bei der 5-10mg-Dosis und auf 69 % bei der 25-50mg-Dosis. Diese Endpunkte unterscheiden sich nicht signifikant.

Tab. 2: SCL-90-Summenwerte nach einem Monat (Kovarianzanalyse*)

	5 mg N = 30		25 mg N = 30	
	Mittelwert	SD	Mittelwert	SD
Somatisation	0.59	0.79	0.62	0.59
Zwang	0.70	0.79	1.05	0.70 **
interpersonelle Sensibilität	0.56	0.71	0.94	0.76 ***
Depression	0.71	0.65	0.97	0.72
Angst	0.54	0.58	0.82	0.79 **
Wut-Feindseligkeit	0.29	0.43	0.48	0.59
phobische Angst	0.41	0.68	0.67	0.65 **
paranoide Ideenbildung	0.81	0.86	0.94	0.76
Psychotizismus	0.72	0.70	0.90	0.77

*   Ausgangswert jedes Items als Kovariante
** p < .05
***p < .01

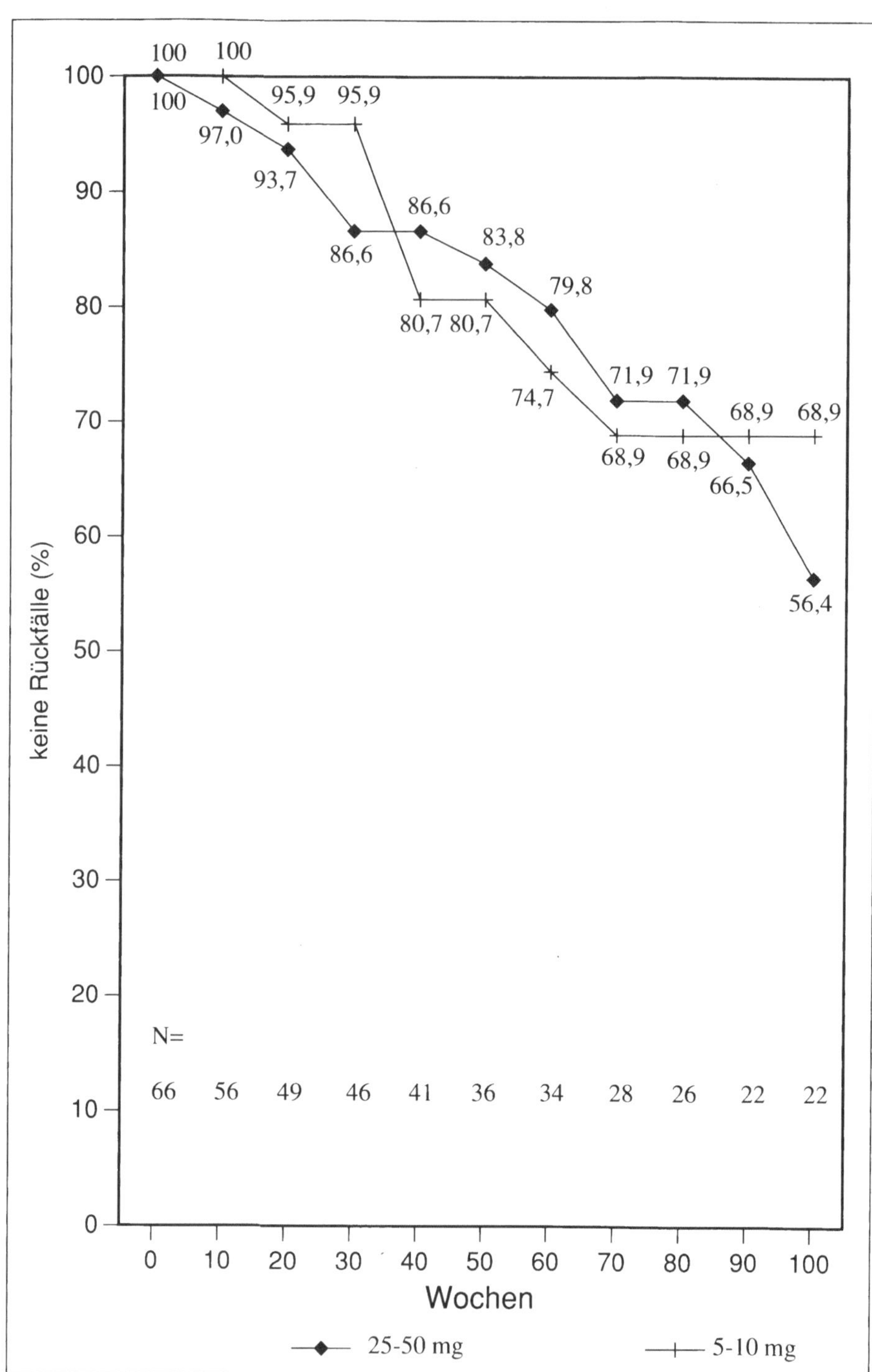

Abb. 2: Zwei- Jahres-Verbleibenskurven zweier Dosisbereiche (25-50 mg vs. 5-10 mg Fluphenazindecanoat/2 Wochen): Rückfälle

Gibt es Vorteile für die Niedrigdosis, die das höhere Risiko ausgleichen? Wir beurteilten auch die einzelnen Symptome und Nebenwirkungen unserer Patienten. Unter den Patienten, die keine Exazerbationen hatten, gab es keine Unterschiede in bezug auf Anzeichen und Symptome im Zusammenhang mit der schizophrenen Psychose. Dies ist wichtig, da es zeigt, daß die Verbleiber mit der niedrigen Dosis nicht mehr oder ausgeprägtere Symptome hatten. Als wir die Ergebnisse auf der SCL-90-Skala betrachteten, fanden wir Unterschiede zwischen den beiden Gruppen zu einem frühen Zeitpunkt der Untersuchung. Die Tab. 2 beschreibt die verschiedenen der Kovarianz angepaßten SCL-90-Faktor-Scores nach einem Monat. Alle Durchschnittswerte sind in der 25mg-Gruppe höher. Diese Unterschiede sind für Zwang, interpersonelle Sensibilität, Angst und phobische Angst statistisch signifikant.

Die Tab. 3 zeigt die Nebenwirkungen nach drei Monaten. Um diese Scores zu berechnen, benutzten wir eine Hauptkomponentenanalyse unserer beiden Beurteilungsskalen für Nebenwirkungen, der IMEPS und der SERS. Dies führte zu den vier genannten Faktoren. In dieser Analyse waren die Summenwerte für Verlangsamung und Akathisie bei den 25mg-Patienten signifikant höher.

Diese Ergebnisse zeigen, daß die höhere Dosis zwar einen gewissen größeren Schutz bietet, daß dies aber auch seinen Preis hat. Patienten, die die 25mg-Dosis erhielten, schienen sich unwohler zu fühlen, was durch ihre höheren SCL-90-Werte nach einem und nach drei Monaten deutlich wurde. Signifikante Korrelationen der erhöhten SCL-90-Faktoren mit den verschiedenen Nebenwirkungsfaktoren weisen darauf hin, daß dieses Unwohlsein wahrscheinlich auf extrapyramidale Nebenwirkungen zurückzuführen ist. Dies mag auch faßbarere Wirkungen gehabt haben. Acht Patienten schieden während der ersten sechs Monate aus der Untersuchung aus. Sechs dieser Patienten hatten die höhere Dosis erhalten. Wir untersuchten diese Patienten sehr sorgfältig, um festzustellen, ob ihr Ausscheiden mit der Gabe der höheren Dosis im Zusammenhang gestanden haben könnte. Nach einem Monat bereits waren diese Patienten, die schließlich während der ersten sechs Monate bei höherer Dosierung ausschieden, mehr gestreßt, was sich durch höhere SCL-90-Werte bei allen Bewertungsfaktoren zeigte. Das bedeutet, daß eine Reihe von Patienten, die die 25mg-Dosis erhielten, medikamenteninduzierte Beschwerden hatten, was dazu führte, daß sie ihre Behandlung abbrachen.

Tab. 3: Summenwerte der Nebenwirkungen nach drei Monaten (Kovarianzanalyse*)

	5 mg N = 32		25 mg N = 20	
	Mittelwert	SD	Mittelwert	SD
Akinese	0.65	1.14	1.00	1.10
Verlangsamung	1.05	1.35	1.93	1.73 **
Spätdyskinesien	0.56	0.81	0.47	0.56
Akathisie	0.92	1.21	2.15	1.60 ***

* Ausgangswert jedes Items als Kovariante
** p < .05
***p < .01

Die Fluphenazinspiegel wurden mit einem hochspezifischen Radioimmunoassay, der an der Universität von Saskatchewan [MARDER et al. 1986] entwickelt worden war, gemessen. Abb. 3 zeigt die Fluphenazinspiegel während 52 Wochen der Untersuchung in beiden Dosierungsgruppen. Bei der Gruppe mit der konventionellen Dosierung dauerte es mehrere Monate (vielleicht drei bis sechs Monate), bis sich die Patienten stabilisiert hatten. Wir glauben, daß diese Beobachtung eine große Bedeutung für eine depotneuroleptische Therapie haben kann, insofern als ein Spiegel, der vielleicht während der ersten Behandlungmonate niedrig ist, nach mehreren Monaten exzessiv ansteigen kann. Um das Verhältnis zwischen diesen Spiegeln und den folgenden Exazerbationen zu analysieren, wählten wir den Spiegel nach sechs Monaten als Index, da dies der Zeitpunkt zu sein scheint, zu dem die Patienten ein zuverlässiges Fließgleichgewicht erreicht haben. Wir verglichen diese Spiegel mit der Exazerbationsquote während der nächsten 18 Monate.

Obwohl der durchschnittliche Fluphenazinspiegel nach sechs Monaten bei den Patienten, die während der folgenden 18 Monate eine Exazerbation erfuhren, niedriger war (0,57 ng/ml bei exazerbierenden Patienten gegenüber 1,01 ng/ml bei stabilen Patienten), war dieser Unterschied statistisch nicht signifikant. Es ist durchaus möglich, daß man mit einer größeren Population einen signifikanten Unterschied festgestellt hätte.

Es ist interessant, darüber nachzudenken, warum kein aussagekräftigeres Verhältnis zwischen dem klinischen Verlauf und den Plasmaspiegeln dargestellt werden konnte. Es kann sein, daß ein wesentlicher Teil der antipsychotischen Wirkung des Fluphenazins von den Fluphenazinmetaboliten beigesteuert wird. Diese Vermutung wird dadurch

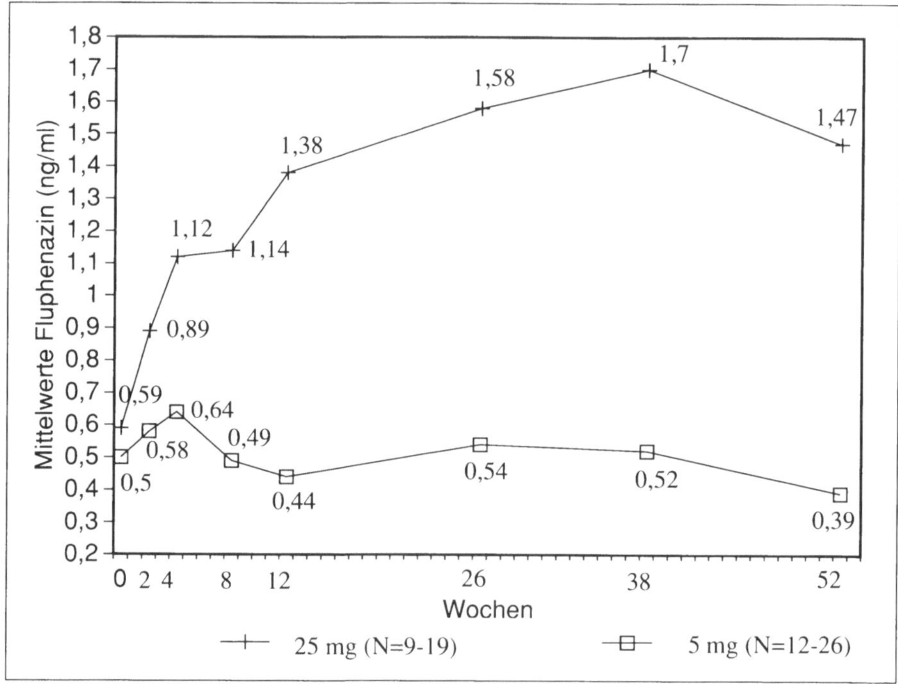

Abb. 3:   Fluphenazinspiegel über 52 Wochen

gestützt, daß wir vor kurzem wesentliche Spiegel von Fluphenazinsulfoxid, Fluphenazin-N-Oxid und 7-Hydroxy-Fluphenazin im Plasma der Patienten, die Fluphenazindecanoat erhalten hatten, festgestellt haben.

Wir waren auch am Einsatz psychosozialer Maßnahmen interessiert, die die Risiken einer Dosisreduktion herabsetzen. Eine mögliche Methode, die Dosisreduktion sicherer zu machen, besteht möglicherweise darin, den Zeitpunkt zu bestimmen, zu dem die Patienten bei niedriger Dosierung erste Anzeichen eines Rückfalles zeigen, damit die Kliniker so früh wie möglich intervenieren können. Unsere und andere Ergebnisse haben gezeigt, daß schizophrene Patienten normalerweise nicht unmittelbar „den Abhang hinunterfallen", d. h. nicht unmittelbar vom Zustand „geistig gesund" in „verrückt" verfallen. Wenn eine Zustandverschlechterung beginnt, gibt es normalerweise eine Zeitspanne, in der Familien und Patienten prodromale Rückfallsymptome erkennen können, die üblicherweise nichtpsychotisch sind. HERZ und seine Mitarbeiter [1980] haben berichtet, daß die große Mehrheit der schizophrenen Patienten ebenso wie ihre engen Familienangehörigen sich gewöhnlich an eine prodromale Episode erinnern können, die bis zu einem Monat lang dauerte. Wir benutzten die Daten dieser Studie, um festzustellen, ob wir prodromale Rückfallsymptome finden konnten. Wir fanden am häufigsten Veränderungen bei Angst und Depression, die den meisten Rückfällen bis zu einem Monat vorausgingen.

Dies führte uns zu folgender Hypothese: Wenn es gelänge, die Patienten dazu zu bringen, ihre Krankheit besser zu beobachten und prodromale Symptome so früh wie möglich mitzuteilen, würde dies die Behandlung mit niedrigen Dosen um vieles sicherer machen. Dies führte wiederum zu einer Zusammenarbeit mit LIBERMAN und seinen Mitarbeitern an der UCLA (University of California, Los Angeles) bezüglich des Entwurfs von Modulen für ein Fertigkeitstraining, das die Fähigkeiten der Patienten zur Zusammenarbeit mit ihrem Therapeuten steigern sollte, um eine bestmögliche Pharmakotherapie zu gewährleisten.

Die experimentelle psychosoziale Behandlung, die von LIBERMAN und seinen Mitarbeitern [1986] entwickelt wurde, beinhaltet mehrere Programme, die das Selbstmanagement betreffen. Die beiden wichtigsten Module in der Studie - Medikations-Selbstmanagement und Symptom-Selbstmanagement - richten sich darauf, den Patienten Fähigkeiten zu vermitteln, die es ihnen ermöglichen, besser mit ihrer Krankheit umgehen zu können.

Tab. 4 beschreibt die vier Fertigkeitsbereiche, die Teil des Medikations-Selbstmanagement-Moduls sind. Dieses Programm wurde schon vor Beginn dieser Studie von LIBERMAN und seinen Mitarbeitern entwickelt und wurde in vielen Feldversuchen getestet, die zeigten, daß das Programm zu einer anhaltenden und generalisierbaren Erlernung von Fertigkeiten in allen vier Bereichen führt.

Das Ziel aller Fertigkeitsbereiche ist, daß die Patienten sich in allen Bereichen Wissen aneignen. Außerdem wollen diese Programme zusätzlich zu dem erworbenen Wissen auch Fertigkeiten trainieren, die nötig sind, um auf jeweilige Hilfsmittel zurückgreifen zu können und Probleme zu lösen, die bei der Umsetzung des erworbenen Wissens entstehen können. Das heißt, wenn ein Patient eine Nebenwirkung bei sich erkennt, unterweisen wir ihn auch dahingehend, wie er den betreffenden Therapeuten erreichen kann und wie er sich ausdrücken muß, und erklären ihm auch, was dann passiert. Das Training für schizophrene Patienten wurde unter Berücksichtigung der Beeinträchtigun-

Tab. 4:   Medikationsmanagement

	Programmtraining N = 4 - 5		Unterstützende Psychotherapie N = 2 - 4		
	vorher	nachher	vorher	nachher	p
1. Informationen über eine neuroleptische Medikation	57.5	89.2	57.5	57.8	.001
2. Kenntnisse über Selbstmedikation und Beurteilung der Medikation	59.2	80.0	58.0	59.2	.024
3. Identifizierung der Nebenwirkungen der Medikation	51.0	85.5	55.0	55.8	.004
4. Besprechung der Medikation mit dem Therapeuten	49.4	82.2	50.8	51.4	.0005

gen bei den kognitiven und sozialen Problemlösungen, die bei schizophrenen Patienten vorliegen, entworfen. Das Training geht davon aus, daß eine effektive Problemlösung, die das Selbstmanagement und die Bewältigung einer Unzahl von Problemen, denen ein schizophrener Patient gegenübersteht, erfordern, das Erlangen der Auffassungsfähigkeit, z. B. für Dinge wie Beachtung und aktive Wahrnehmung von Anhaltspunkten und kontextuellen Situationselementen, und das Erlangen von Entscheidungsfähigkeit, z. B. in bezug auf das Entwickeln von Reaktionsalternativen, indem die Konsequenzen jeder Alternative gegeneinander abgewogen werden, um die optimale Wahl zu treffen, einschließt. Außerdem müssen die Patienten auch Fertigkeiten zur Ergreifung einer Initiative entwickeln, was den Einsatz von verbalem und nichtverbalem Verhalten einschließt, um die gewählte Lösungsstrategie für eine effektive Reaktion auf ein Problem auch anwenden zu können.

Tab. 5 führt die Komponenten des Symptommanagement-Programms auf. Es ist speziell darauf ausgerichtet, daß die Patienten lernen, prodromale Symptome zu erkennen, und sich auch im voraus aktiv mit Stressoren auseinandersetzen, die sehr häufig negative Wirkungen auf schizophrene Patienten haben.

Nachdem die Patienten die Programme Symptom- und Medikations-Selbstmanagement abgeschlossen haben, werden sie in regelmäßigen Abständen beurteilt, um die Notwendigkeit für „Verstärker"-Sitzungen festzustellen, damit sie ihre Fähigkeiten nicht wieder einbüßen.

Unsere Studie schließt einen Vergleich zwischen den Programmen für das Erlernen von Fertigkeiten, die ich bereits beschrieben habe, und einen Vergleich zwischen einer psychoedukativen Behandlung und einer unterstützenden Gruppenpsychotherapie ein. In der Kontrollgruppe wird die meiste Zeit darauf verwandt, einen Gruppenprozess zu entwickeln, wobei die Patienten ermutigt werden, ihre eigenen Erfahrungen mit ihrer Krankheit zu beschreiben, die dann durch den Therapeuten in einen verständlichen Zusammenhang gebracht werden. Bei diesen Patienten liegt das Hauptaugenmerk auf

Tab. 5:   Symptommanagement

| | Programmtraining
N = 4 - 5 | | Unterstützende Psychotherapie
N = 2 - 4 | | |
	vorher	nachher	vorher	nachher	p
1. Identifizieren von Prodromi eines Rückfalls	18.2	96.0	14.1	14.6	.006
2. Bewältigung von Prodromi	8.0	63.3	4.9	12.0	.02
3. Bewältigung persistie- render Symptome	25.1	88.1	28.6	25.4	.03
4. Förderung eines gesunden Lebensstils	47.4	89.2	47.1	39.9	.006

dem konzeptionellen Verstehen durch Gruppeninteraktionen und nicht auf der Entwicklung von Fertigkeiten, wie bei den Selbstmanagement-Programmen.

Die Patientengruppen „Selbstmanagement" und „Kontrollbehandlung" treffen sich zweimal wöchentlich für durchschnittlich 1 1/2 Stunden über achtzehn Monate, dann alle zwei Wochen bis zum Ende der zwei Jahre. Die Aufnahme der Patienten für diese Studie begann im Dezember 1987. Deshalb haben wir zur Zeit nur die vorläufigen Daten von 24 Patienten. Eine der wichtigsten Fragen bezüglich dieser Studie, die uns und andere beschäftigte, war, ob die Patienten die Intensität des Fertigkeitstrainings ertragen. Zahlreiche Untersuchungen weisen darauf hin, daß schizophrene Patienten Schwierigkeiten haben, intensive psychosoziale Behandlungsformen durchzustehen. Unsere Patienten mußten zweimal wöchentlich kommen und sich Therapien unterziehen, die viel Aufmerksamkeit und aktive Teilnahme erforderten. Unsere ersten Ergebnisse zeigen, daß Patienten dazu in der Lage sind, wenn man sie unterstützt. Vier der 24 teilnehmenden Patienten schieden im ersten Jahr der Studie aus, drei dieser Patienten hörten gleich im ersten Monat auf. Dieses frühe Aussteigen ist interessant. Es läßt vermuten, daß einige Patienten, die nicht in der Lage sind, die intensive psychosoziale Behandlung zu ertragen, abgeschreckt werden. Es unterstreicht auch die Tatsache, daß diese Intensivbehandlungen, die wir entwickelt haben, nicht auf alle schizophrenen Patienten anwendbar sind, wohl aber auf eine recht wesentliche Anzahl.

Wir haben auch festgestellt, daß insgesamt die Gruppenteilnahme bei beiden Gruppen, der Selbstmanagement- und der Kontrollgruppe, verhältnismäßig gut war. Zum Beispiel lag die Gesamtteilnahme in der Gruppe „Selbstmanagement" bei 66 %. Wenn man einen Patienten, der nur eingeschränkt teilnahm, nicht einbezieht, liegt sie für die verbleibenden Patienten bei 76 %. Für die Kontrollgruppe liegt die Gesamtteilnahme bei 75 %, bei Abzug eines Patienten bei 81 %. Das heißt aber nicht, daß eine solch exzellente Beteiligung der Patienten ganz von selbst zustande kommt. Wir glauben, daß in unserem Fall folgende Gründe maßgebend waren. Die Patienten wissen es zu schätzen, daß Probleme, die mit ihren finanziell eingeschränkten Möglichkeiten verbunden sind, berücksichtigt werden. Aus diesem Grund stellen wir Geld für Verpflegung bereit und erstatten die anfallenden Fahrtkosten. Wir haben in unserer Klinik sehr angenehme Räumlichkeiten geschaffen und haben die Familien der Patienten in die Behandlung einbezogen.

Dies gilt auch für die psychoedukativen Sitzungen sowohl für die Patienten als auch für die Familien, die in beiden Behandlungsgruppen durchgeführt wurden. Die hohe Anwesenheitsquote bei beiden Gruppen ist für uns wichtig, da sie sicherstellt, daß ein experimenteller Vergleich zwischen den beiden Behandlungsmodalitäten überhaupt durchgeführt werden kann.

Wir haben erste Informationen darüber, daß die Gruppe, die das Fertigkeitentraining durchführte, das Pensum tatsächlich erlernte. Die Tab. 4 und 5 zeigen die Ergebnisse der Gruppe, die ursprünglich aus 12 Patienten bestand. Die zweite Gruppe hat bisher noch keines der Programme abgeschlossen. Hier werden die Ergebnisse von Verhaltenstests bezüglich des Medikationsmanagements beider Gruppen, Selbstmanagement- und Kontrollgruppe, dargestellt. Bei diesen Patienten wurde das Erlangen von Fertigkeiten anhand von Verhaltenstests beurteilt. Dazu nahmen die Patienten an strukturierten Rollenspielaufgaben teil, u. zw. vor und nach Beginn der Behandlung. Für jedes Programm wurden vier sich direkt auf die Fertigkeiten des Programms beziehende Szenen ausgewertet. Die Auswertung dieser Rollenspieltests wird von Beurteilern vorgenommen, die das Verhalten anhand des Vorhandenseins oder Nichtvorhandenseins spezifischer Fertigkeiten, die sie gesehen haben, bewerten. Man kann feststellen, daß selbst bei dieser vorläufigen kleinen Untersuchung die Patienten des Programmtrainings sich Fertigkeiten in allen Bereichen anzueignen scheinen, wohingegen die Patienten der Kontrollgruppe beim Nachfolgetest auf dem gleichen Niveau geblieben zu sein scheinen. Das gleiche gilt für die Gruppe Symptommanagement.

In diesem frühen Stadium unserer Untersuchung sind wir nicht in der Lage zu sagen, ob die Teilnahme an diesen Programmen den Verlauf der chronischen Schizophrenie in stärkerem Maße verbessert als die Gruppenpsychotherapie. Die Gruppenpsychotherapie scheint ihre eigenen Vorteile zu haben. Es ist möglich, daß beide Behandlungsarten signifikant besser sind als nur eine medikamentöse Behandlung.

Zusammenfassend möchten wir sagen, daß wir nicht glauben, daß es jemals ein besonderes medikamentöses Therapieschema geben wird, das für alle Patienten empfohlen werden kann. Unsere Ergebnisse sollen jedoch die Kliniker bestärken, eine Dosisreduktion für die Patienten in Erwägung zu ziehen, die sich gut stabilisiert haben. Wenn dies geschehen ist, kann ein erhöhtes Risiko des psychotischen Rückfalls auftreten. Unsere vorläufigen Ergebnisse deuten darauf hin, daß psychosoziale Methoden, dieses Risiko zu senken, vielversprechend sind und zu weiterer Forschung Anlaß geben.

Literatur

HERZ MI, MELVILLE C. Relapse in schizophrenia. Am J Psychiatry 1980; 137: 801-805.

KANE JM, RIFKIN A, WOERNER M, REARDON G, SARANTAKOS S, et al. Low-dose neuroleptic treatment of outpatient schizophrenics: I. preliminary results for relapse rates. Arch Gen Psychiatry 1983; 40: 893-896.

LIBERMAN RP, MUSER KT, WALLACE CJ. Social skills training for schizophrenic individuals at risk for relapse. Am J Psychiatry 1986; 143: 523-526.

MARDER SR, HAWES EM, VAN PUTTEN T, HUBBARD JW, MCKAY G, et al. Fluphenazine plasma levels in patients receiving low and conventional doses of fluphenazine decanoate. Psychopharmacology 1986; 88: 480-483.

MARDER SR, VAN PUTTEN T, MINTZ J, LEBELL M, MCKENZIE J, et al. Low and conventional dose maintenance therapy with fluphenazine decanoate: two year outcome. Arch Gen Psychiatry 1987; 44: 518-521.

Responseprädiktoren einer neuroleptischen Akutbehandlung schizophrener Patienten - Ergebnisse mit dem Testdosismodell

W. Gaebel, A. Pietzcker, G. Ulrich, J. Schley, B. Müller-Oerlinghausen

Einleitung

Die Prädiktoren des Therapieansprechens auf eine neuroleptische Akutbehandlung mit Hilfe demographischer, anamnestischer und klinischer Variablen vor Behandlungsbeginn hat sich als wenig erfolgreich erwiesen [May und Goldberg 1978, Woggon und Baumann 1982]. In dieser Situation ist das sog. „Testdosismodell" als ein Verfahren zur Optimierung der Therapievoraussage entwickelt worden [May et al. 1976]. Bei diesem Ansatz wird auf verschiedenen Untersuchungsebenen, z. B. mittels klinischer, psychophysiologischer, neuroendokrinologischer und pharmakokinetischer Parameter, die Reaktion des Organismus auf eine „Testdosis" oder kurzfristige „Probebehandlung" [Woggon und Baumann 1982] getestet. Aus der initialen Verlaufscharakteristik interventionsbezogener Merkmale wird versucht, den weiteren Behandlungsverlauf verläßlicher zu prädizieren [Helmchen 1983].

Ziel der vorliegenden Studie war es, die responseprädiktive Validität verschiedener Untersuchungsebenen im Rahmen des Testdosismodells zu überprüfen und durch Kombination prädiktiver Merkmale die Vorhersagemöglichkeit des Therapieansprechens zu verbessern.

Stichprobe und Methodik

50 akut schizophrene stationäre Patienten der Psychiatrischen Klinik und Poliklinik der Freien Universität Berlin wurden in eine 28tägige offene neuroleptische Behandlungsstudie mit Perazin einbezogen. Diagnosekriterien waren ICD-9 (295.0-295.9, 297.0-297.9, 298.3, 298.4) sowie die Research Diagnostic Criteria (RDC) nach Spitzer et al. [deutsche Übersetzung von Klein 1982]. Das mittlere Alter der Patienten lag bei $30,9 \pm 10,7$ Jahren, das Alter bei Krankheitsbeginn bei durchschnittlich $25,6 \pm 9,0$ Jahren. 64 % der Stichprobe waren Männer, 48 % waren Erstaufnahmen.

Alle Patienten erhielten nach einer mindestens dreitägigen Auswaschphase (Patienten mit depotneuroleptischer Vormedikation wurden frühestens nach Ablauf des jeweiligen Injektionsintervalls einbezogen) am ersten Behandlungstag um 8.00 Uhr 150 mg Perazin per os als Testdosis. 26 und 36 Stunden später wurden zwei weitere Testdosen à 150 mg verabreicht. Die weitere Dosierung war standardisiert mit 3x100 mg Perazin. Dosisanpassungen waren nach klinischen Erfordernissen möglich, allerdings in festgelegten Dosisschritten zu 150 mg (jeweils an den Tagen 8, 15 und 22) bis zu einer Maximaldosis von 600 mg.

Zur psychopathologischen Verlaufsbeurteilung wurde die Brief Psychiatric Rating

Scale [BPRS nach OVERALL und GORHAM 1962] vor Behandlungsbeginn (Tag 0), 48 Stunden nach der ersten Testdosis sowie am 28. Behandlungstag eingesetzt. Für die Response-Messung wurde der sog. schizophreniespezifische Summenwert der drei Faktoren Denkstörungen, Aktivierung und Feindseligkeit/Mißtrauen bestimmt. Als Response-Kriterium diente ein Besserungsquotient dieses Summenwertes zwischen dem 0. und 28. Tag von mindestens 66 %.

Als potentielle Verlaufsprädiktoren wurden die folgenden Meßinstrumente und -parameter einbezogen:

1. Der Summen-Score der Prognoseskala von STRAUSS und CARPENTER [KOKES et al. 1977];
2. die klinische Initial-Response (BPRS) als Differenz des schizophreniespezifischen Summenwerts zwischen Tag 0 und 48 Stunden nach der 1. Testdosis;
3. die subjektive Initial-Response anhand der subjektiven Reaktionsskala von VAN PUTTEN und MAY [1978] 48 Stunden nach der 1. Testdosis;
4. die dünnschichtchromatographisch bestimmten Serumkonzentrationen von Perazin (PER) und zwei seiner neuroleptisch inaktiven Metaboliten Perazinsulfoxid (PSO) und Desmethylperazin (DMP) sowie die Quotienten PSO/PER bzw. DMP/PER zwei und 48 Stunden nach der 1. Testdosis;
5. radioimmunologisch in wöchentlichem Abstand bestimmte Serumprolaktinkon-zentrationen;
6. täglich anhand der EPS-Skala von SIMPSON et al. [1970] sowie anhand von Handschriftveränderungen [HAASE 1982] bestimmte extrapyramidalmotorische Veränderungen;
7. die unter klinischen Routinebedingungen täglich erfaßte Ruhepulsfrequenz;
8. quantitativ bestimmte EEG-Veränderungen (mittels FFT bestimmte absolute Alpha-Leistung, 7,5-13 Hz, für die Spuren F3/A1, F4/A2, 01/A1 und 02/A2 sowie daraus abgeleitet zwei Anteriorisierungs- und zwei Lateralisierungsquotienten) anhand 10minütiger Ruheableitungen (Augen geschlossen) am Tag 0, zwei und 24 Stunden nach der 1. Testdosis sowie am 28. Tag unter Steady-state-Bedingungen.

Sämtliche statistischen Auswertungen erfolgten unter Verwendung des Statistikprogramms SPSS.

Ergebnisse

Nach dem festgesetzten Response-Kriterium waren 27 Patienten (54 %) Responder (R), 23 Patienten (46 %) Nonresponder (NR). Im Mittel haben sich die R um 84 %, die NR um 28 % gebessert.

Tab. 1 zeigt, daß zwischen R und NR keine signifikanten Unterschiede hinsichtlich der gewichtsbezogenen Testdosis bestanden. Entsprechend dem semistandardisierten Behandlungsschema erhielten die NR am 28. Tag allerdings signifikant höhere Dosen. In der Ausgangspsychopathologie unterschieden sich beide Gruppen außer im Ausmaß des schizophrenietypischen Score (p < .05) nicht signifikant.

Der Summen-Score der STRAUSS-CARPENTER-Prognoseskala korreliert mit dem Besse-

Tab. 1: Vergleich zwischen Respondern (R) und Nonrespondern (NR) hinsichtlich der Basisvariablen

	R	NR	p
N	27 (54 %)	23 (46 %)	
Geschlecht (% m)	16 (59 %)	16 (70 %)	n.s.
Alter (Jahre)	31,2 ± 12,0	30,5 ± 9,3	n.s.
Ersterkrankungsalter (Jahre)	27,3 ± 10,9	23,6 ± 5,6	n.s.
Stationäre Vorbehandlungen	1,5 ± 2,4	2,8 ± 3,2	n.s.
Gewicht am Tag 0 (kg)	71,1 ± 11,9	65,9 ± 14,9	n.s.
Dosis 1. Tag (mg/kg)	2,2 ± 0,9	2,5 ± 0,8	n.s.
Dosis 28. Tag (mg)	401,9 ± 148,0	561,4 ± 240,5	<.05
Dosis 28. Tag (mg/kg)	5,5 ± 2,0	8,4 ± 3,7	<.01

Tab. 2: Unterschiede in der klinischen Initial-Response (d-BPRS) am 3. Tag zwischen Respondern (R) und Nonrespondern (NR)

	R	NR	Chi^2
d-BPRS > 0	25 (64 %)	14 (36 %)	5,55
d-BPRS ≤ 0	2 (18 %)	9 (82 %)	(df=1)
			p < .05
d-BPRS > 0: nach 3 Tagen gebessert			
d-BPRS ≤ 0: nach 3 Tagen gleich oder verschlechtert			

rungsquotienten zu r = .40 (p < .01), erklärt somit 16 % der Outcome-Varianz. Damit ist der Summen-Score aller 21 Prognosevariablen dem Einzelitem „Fähigkeit zur Selbstversorgung" nicht überlegen, das die gleiche Varianzaufklärung erreicht.

Tab. 2 zeigt die Verteilung der klinischen Initial-Response bezüglich des Therapieansprechens nach 28 Tagen. Demnach prädizierte eine frühe klinische Besserung 48 Stunden nach der Testdosis in 64 % eine spätere Response, während eine ausbleibende Initialbesserung oder gar Verschlechterung in 82 % eine spätere Nonresponse prädizierte. Eine korrekte Zuordnung gelang insgesamt in 68 % der Fälle. Eine Vorhersage des späteren Therapieerfolges anhand der subjektiven Response (speziell anhand dysphorischer Reaktionen auf die Testdosis) war hingegen bei dieser Stichprobe nicht möglich.

Zwei Stunden nach der ersten Testdosis wiesen die R signifikant niedrigere Serumspiegel von PER und PSO auf als die NR (PER: 28,2 ± 21,1 vs. 55,2 ± 58,7 ng/ml, p < .05; PSO: 21,8 ± 16,7 vs. 38,6 ± 26,4 ng/ml, p < .05, T-Test, 2seitig). Ähnliche Befunde wurden von Filip [1985] für eine Testdosisbehandlung mit Clozapin berichtet. Kovarianzanalytisch konnten Einflüsse der gewichtsbezogenen Testdosis ausgeschlossen werden. Bei Berücksichtigung des Geschlechtes zeigte sich allerdings (zweifaktorielle ANCOVA), daß neben einem signifikanten Response-Effekt eine signifikante Interaktion Response/Geschlecht vorliegt, d. h. daß die höheren PER-Spiegel durch die Frauen der NR-Gruppe verursacht sind (Abb. 1). Die Erklärung für diese Befunde muß vorerst offen bleiben.

Aufgrund einer signifikanten Korrelation zwischen Peak-Serumkonzentration zwei

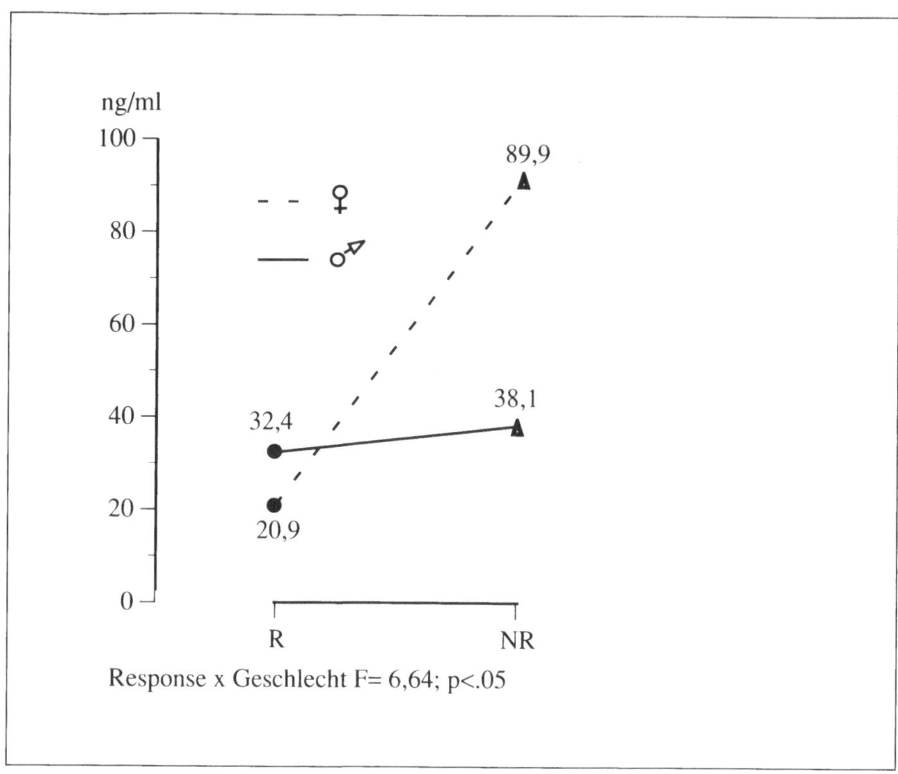

Abb. 1: Perazinserumspiegel (PER) zwei Stunden nach Testdosis (getrennt nach Response und Geschlecht)

Stunden nach Testdosis und Steady-State-Spiegel am 28. Tag ($r = .62$, $p < .001$) ist jedoch davon auszugehen, daß es sich hier um einen zeitstabilen systematischen Unterschied zwischen R und NR handelt. Im Gegensatz zu den Befunden von SAKURAI et al. [1980] wiesen die Quotienten PSO/PER und DMP/PER keine signifikante Beziehung zur Therapie-Response auf.

Während gewichtsbezogene PER-Dosis und PER-Serumspiegel am 28. Tag signifikant miteinander korrelierten ($r = .75$, $p < .001$), standen PER-Serumspiegel und klinische Response weder linear noch kurvilinear in signifikanter Beziehung. Das Vorhandensein eines therapeutischen Fensters für diese Substanz konnte daher nicht bestätigt werden, wenngleich oberhalb der von BREYER-PFAFF et al. [1983] angegebenen therapeutischen Serumspiegelobergrenze von 230 ng/ml fast ausschließlich NR nachzuweisen waren. Während als Begründung für diesen Befund einerseits das semistandardisierte Behandlungsschema zu berücksichtigen ist, wiesen andererseits viele R niedrigere Serumspiegel als 100 ng/ml auf.

R und NR unterschieden sich am Tag 0 nicht in der Höhe des Prolaktinspiegels. In beiden Gruppen kam es im Behandlungsverlauf zu einem signifikanten Anstieg um durchschnittlich das 2-3fache, ohne daß sich eine Beziehung zur therapeutischen Response nachweisen läßt. Jedoch fand sich eine signifikante Interaktion mit dem

Geschlecht aufgrund des disproportional stärkeren Prolaktinanstieges der Frauen bis zum 7. Tag (MANOVA, F 4,37 = 6,09, p < .001). In Übereinstimmung mit den Befunden anderer Autoren [MELTZER et al. 1983] erwies sich demnach der Prolaktinspiegel nicht als valider Response-Prädiktor.

Grobmotorische EPS und feinmotorische Handschriftveränderungen wiesen keinen signifikanten Zusammenhang mit der Therapie-Response auf und korrelierten auch untereinander nicht. Trotz einer signifikanten Handschriftverkleinerung im Therapieverlauf (MANOVA, F 5,14 = 3,48, p < .05) wurde die nach HAASE [1982] definierte neuroleptische Schwelle sowohl von R als auch von NR erst am 28. Tag erreicht. Die Handschriftverkleinerung am 28. Tag war signifikant (r = -.39, p <.05) mit dem PER-Spiegel korreliert als Hinweis darauf, daß der Serumspiegel eher in Beziehung zu den Nebenwirkungen als zu den Hauptwirkungen steht. Keine Korrelationen fanden sich zum Prolaktinspiegel. Damit stehen die Indikatoren der antidopaminergen Wirkung in keiner Beziehung zueinander.

Der Ruhepuls ergab für die NR ab dem 3. Tag eine Tendenz zu höheren Werten, Befunde, die denen von SINGH und KAY [1979] entsprechen. Darüber hinaus war die Ruhepulsfrequenz ab dem 3. Tag signifikant mit der Aktivierung am 28. Tag korreliert (r = .41, p < .01). Analog zu Befunden der elektrodermalen Orientierungsreaktion handelt es sich bei den NR offensichtlich um eine unter Ruhebedingungen autonom übererregte Gruppe, von der bekannt ist, daß sie eine schlechtere Therapie-Response aufweist [STRAUBE et al. 1987].

Die Ergebnisse der EEG-Untersuchung sind ausführlich an anderer Stelle dargestellt [GAEBEL et al. 1988, ULRICH et al. 1988]. Bei gleichem Ausgangsbefund wiesen nur R zwei Stunden nach der für beide Gruppen identischen Testdosis trotz signifikant niedrigerer Perazinserumspiegel ausgeprägtere topographische Veränderungen der absoluten Alpha-Leistung auf, insbesondere den für Neuroleptika typischen Akuteffekt einer Alpha-Anteriorisierung [BENTE 1963]. Aus diesen Befunden ergibt sich die Schlußfolgerung, daß sich R in einem Zustand ausgeprägterer zentralnervöser Reaktivität befinden, die ein günstiges prognostisches Zeichen zu sein scheint.

Tab. 3: Diskriminanzanalytische Ergebnisse zur prädiktiven Klassifikation von Respondern (R) und Nonrespondern (NR) mit Hilfe von klinischen und EEG-Merkmalen

Variablen	Standard. Diskriminanz-funktionskoeff.	Prädiktions-beitrag %	Trenngüte R^2 Chi^2 (df) (%)	Korrekte Klassifikation		
				Gesamt (%)	R (%)	NR (%)
CVAO1-1[1]	.31	11	49 27.77 (5)	39/46	20/25	19/21
CVAQR-0[2]	.29	10	p<.001	(85)	(80)	(91)
SCHIZ-0[3]	-.91	32				
DSCHIZ-0/3[4]	.91	32				
PER-1[5]	-.43	15				

[1] Variationskoeffizient der links-posterioren Alpha-Leistung (EEG) 2 h nach Testdosis
[2] Variationskoeffizient des rechtsseitigen Anteriorisierungsquotienten (EEG) am Tag 0
[3] Schizophrenietypisches Syndrom (BPRS) am Tag 0
[4] Befunddifferenz im schizophrenietypischen Syndrom (BPRS) vom Tag 0 bis zum 3. Tag
[5] Perazinserumspiegel 2 h nach Testdosis

Zusammengefaßt zeigte sich, daß die dynamischen den statischen Prädiktoren in der erreichten Varianzaufklärung nicht überlegen sind, kein Einzelmerkmal erreichte eine höhere Varianzaufklärung als 16 %. Es wurde daher versucht, die Response-Prädiktion mit Hilfe eines diskriminanzanalytischen Modells durch schrittweisen Einschluß der besten Prädiktoren zu optimieren. Tab. 3 zeigt das Ergebnis des schließlich entwickelten prädiktiven Algorithmus, der einige der Prädiktoren des Testdosismodells kombiniert. Wie sich zeigt, steigt die mit diesem Modell erklärte Varianz auf 49 %, die korrekte Klassifikationsquote liegt bei 85 %, u. zw. 80 % für R und 91 % für NR. Aufgrund des anhand einer linearen Prädiktorgleichung errechneten Diskriminanzfunktionskoeffizienten kann jeder neue Patient als Responder oder Nonresponder zugeordnet und damit die prospektive Validität der Response-Vorhersage überprüft werden.

Diskussion

Während die responseprädiktive Bedeutung für den längerfristigen Verlauf relevanter prognostischer Merkmale aus dem Bereich der Krankheitsvorgeschichte und der sozialen Adaptation erneut nachgewiesen werden konnte [GAEBEL und PIETZCKER 1987], konnten potentielle dynamische Prädiktoren des Testdosismodells nur teilweise repliziert werden. So unterschieden sich R und NR nicht in ihrer subjektiven Reaktion auf eine bzw. mehrere Testdosen. Indikatoren der antidopaminergen Wirksamkeit der Substanz, wie extrapyramidale Grob- und Feinmotorik sowie Prolaktinanstieg, differenzierten ebenfalls nicht hinsichtlich therapeutischer Response. Diese Befunde bestätigen einerseits die bekannt geringe extrapyramidale Nebenwirkungsinzidenz des Perazin in therapeutischen Dosen [SCHMIDT et al. 1982] und verweisen andererseits auf die nicht zuletzt mit Einführung des Clozapin gesicherte Dissoziation zwischen extrapyramidaler Symptomatik und therapeutischer Wirkung aufgrund einer funktionellen Trennung entsprechender dopaminerger Systeme. Darüber hinaus zeigen die pharmakokinetischen Befunde, daß ein Zusammenhang zwischen der Relation Metabolit/Muttersubstanz und der Therapie-Response nicht besteht. Desweiteren ergeben sich keine Hinweise auf ein therapeutisches Fenster, wie dies von BREYER-PFAFF et al. [1983] für Perazin beschrieben wurde.

Vor dem Hintergrund dieser Befunde ist die therapeutische Response eher ein „Alles-oder-nichts"-Phänomen, das sich relativ unabhängig von pharmakokinetischen Merkmalen als Ausdruck einer individualspezifischen Neuroleptikareaktivität einstellt oder ausbleibt [VAN PUTTEN et al. 1981, McEVOY 1986]. Im Sinne dieser Response-Konzeptualisierung verweisen die frühen psychopathologischen und EEG-Veränderungen bei R auf die Bedeutung der psychophysiologischen Reaktionsdynamik für die Behandlungsprognose. SELBACH et al.[1956] sowie SELBACH [1961] haben anhand ihrer regeltheoretischen Vorstellungen wiederholt auf den therapierelevanten Unterschied zwischen „labilen" und „erstarrten" Regulationssystemen hingewiesen. So sind sowohl die fehlende klinische Auslenkbarkeit nach einer Testdosis bzw. Probebehandlung [WOGGON und BAUMANN 1982] sowie ein „hyperstabiles" oder „rigides" EEG als prognostisch ungünstig bekannt [HELMCHEN 1974]. Die vorliegenden Befunde reihen sich hier ein und begründen den Einsatz des Testdosismodells in der klinischen Response-Prädiktion.

Wie sich gezeigt hat, ist durch Variablenkombination, insbesondere aus dem Testdosismodell, eine Optimierung der Response-Prädiktion möglich. Diese bisher an einer kleinen Stichprobe gewonnenen Ergebnisse müssen nun einer prospektiven Replikation unterzogen werden. Mit einer entsprechenden Studie wurde an der Psychiatrischen Klinik und Poliklinik der Freien Universität Berlin bereits begonnen. Hierbei wird auch untersucht, inwieweit die prädizierte Response bzw. Nonresponse pharmakonspezifisch ist. Zur Beantwortung dieser Frage werden als potentielle NR prädizierte Patienten randomisiert einem anderen Neuroleptikum zugeteilt. Erste Ergebnisse dieser Studie belegen erneut die prädiktive Validität der klinischen Initial-Response.

Literatur

BENTE D. Elektroenzephalographische und psychiatrische Pharmakotherapie. In: ACHELIS JD, DITFURTH H VON, Hrsg. Anthropologische und naturwissenschaftlich-klinische Grundlagenprobleme der Pharmakopsychiatrie. Stuttgart: Thieme, 1963: 75-99.

BREYER-PFAFF U, BRINKSCHULTE M, REIN W, SCHIED HW, STRAUBE E. Prediction and evaluation criteria in perazine therapy of acute schizophrenics. Pharmakokinetic data. Pharmacopsychiatry 1983; 16: 160-165.

FILIP V. Clinical and pharmacokinetic prediction of therapeutic response: results of a multicenter study. IVth World Congress of Biological Psychiatry, Philadelphia, USA (Abstract 109.6). September 1985: 8-13.

GAEBEL W, ULRICH G, PIETZCKER A, MÜLLER-OERLINGHAUSEN B. Elektroenzephalographische Indikatoren der neuroleptischen Akutresponse. In: BECKMANN H, LAUX G, Hrsg. Biologische Psychiatrie, Synopsis 1986/87. Berlin-Heidelberg-New York-Tokyo: Springer, 1988: 303-306.

GAEBEL W, PIETZCKER A. Prospective study of course of illness in schizophrenia. Part II. Prediction of outcome. Schizophr Bull 1987; 13: 299-308.

HAASE H-J. Die Dosierung der Neuroleptika unter feinmotorischer Kontrolle als konstruktiver Beitrag zum Thema der „Pharmakeule". In: HAASE H-J, Hrsg. Psychopharmakotherapie. Erlangen: Perimed, 1982.

HELMCHEN H. Significance of psychotropic drug-induced abnormal EEGs. In: ITIL TM, ed. Psychotropic drugs and the human EEG. Mod Probl Pharmacopsychiat. Basel-New York: Karger, 1974; 317-320.

HELMCHEN H. Prediction of course and therapeutic response in psychiatric diseases. Pharmacopsychiatry 1983; 16: 173-174.

KLEIN HE. Forschungs-Diagnose-Kriterien (RCD). Weinheim-Basel: Beltz, 1982.

KOKES RF, STRAUSS JS, KLORMAN R. Premorbid adjustment in schizophrenia. Part II. Measuring premorbid adjustment: the instruments and their development. Schizophr Bull 1977; 3: 186-213.

MAY PRA, VAN PUTTEN T, YALE C, POTEPAN P, JENDEN DJ, et al. Predicting individual responses to drug treatment in schizophrenia: a test dose model. J Nerv Ment Dis 1976; 163: 177-183.

MAY PRA, GOLDBERG SC. Prediction of schizophrenic patients to pharmacotherapy. In: LIPTON MA, DIMASCIO A, KILLAM KF, eds. Psychopharmacology: A Generation of Progress. New York: Raven Press, 1978; 1139-1153.

McEVOY P. The neuroleptic threshold as a marker of minimum effective neuroleptic dose. Compr Psychiatry 1986; 27: 327-335.

MELTZER HY, BUSCH DA, FANG VS. Serum neuroleptic and prolactin levels in schizophrenic patients and clinical response. Psychiatry Res 1983; 9: 271-283.

OVERALL JE, GORHAM DR. The brief psychiatric rating scale. Psychol Rep 1962; 10: 799-812.

SAKURAI Y, TAKAHASHI R, NAKAHARA T, IKENAGA H. Prediction of response to an actual outcome of chlorpromazine treatment in schizophrenia patients. Arch Gen Psychiatry 1980; 37: 1057-1062.

SCHMIDT LG, SCHÜSSLER G, KAPPES C-V, MÜLLER-OERLINGHAUSEN B. Vergleich einer höher dosierten Haloperidol-Therapie mit einer Perazin-Standard-Therapie bei akut-schizophrenen Patienten. Nervenarzt 1982; 53: 530-536.

SELBACH H. Über die vegetative Dynamik in der psychiatrischen Pharmakotherapie. Dtsch Med J 1961; 16: 511-517.

Selbach C, Selbach H. Phenothiazinwirkung und somatopsychische Dynamik. Nervenarzt 1956; 27: 145-149.

Simpson GM, Angus CB, Angus JWS. A rating scale for extrapyramidal side effects. Acta Psychiatr Scand 1970; 211: 11-19.

Singh MM, Kay SR. Dysphoric response to neuroleptic treatment in schizophrenia: its relationship to autonomic arousal and prognosis. Biol Psychiatry 1979; 14: 277-294.

Straube ER, Schied H-W, Rein W, Breyer-Pfaff U. Autonomic nervous system differences as predictors of short-term outcome in schizophrenics. Pharmacopsychiatry 1987; 20: 105-110.

Ulrich G, Gaebel W, Pietzcker A, Müller-Oerlinghausen B, Stieglitz R-D. Prediction of neuroleptic on-drug response in schizophrenic in-patients by EEG. Eur Arch Psychiatr Sci 1988; 237: 144-155.

van Putten T, May PRA. Subjective response as a predictor of outcome in pharmacotherapy. Arch Gen Psychiat 1978; 35: 477-480.

van Putten T, May PRA, Jenden DJ. Does a plasma level of chlorpromazine help? Psychol Med 1981; 11: 729-734.

Woggon B, Baumann U. Voraussagbarkeit des Therapieerfolgs bei der Behandlung mit Antidepressiva und Neuroleptika. Arzneimittelforschung 1982; 32: 868-869.

Prädiktoren und Therapieresistenz in der Behandlung adipöser Patienten

J. Kinzl, W. Biebl, G. Judmaier

Fettsucht stellt ein bedeutendes medizinisches, soziales und psychologisches Problem dar. Auf der physiologischen Ebene ist das Phänomen der Fettsucht das Resultat einer positiven Energiebilanz, der unterschiedliche Ursachen zugrunde liegen. Nur in seltenen Fällen kann die Adipositas auf rein organische Krankheiten, z. B. Cushing-Syndrom, Hypothyreose, zurückgeführt oder als ausschließlich emotionale Störung, z. B. „Syndrom nächtlichen Essens", „Syndrom der Freßorgien", gesehen werden [Stunkard et al. 1986]. Es besteht eine weitgehende Übereinkunft darüber, daß die Fettsucht als Ausdruck und Folge eines komplexen multikonditionalen Geschehens zu verstehen ist. Dabei dürfte den genetisch-konstitutionellen, physiologischen, biochemischen und psychosozialen Faktoren die größte Bedeutung zukommen. Bisher wissen wir wenig über das genaue Zusammenwirken der einzelnen Faktoren und die Bedeutung des Einzelfaktors für das Gesamtgeschehen. Daher drückt der Begriff „multifaktoriell" zur Zeit nicht nur die Überwindung der früher eher eindimensionalen Betrachtungsweise der Entstehung der Adipositas aus, sondern ist leider auch als Ausdruck mangelnden Detailwissens zu verstehen.

Zur Überprüfung der Wirksamkeit verschiedener Therapieverfahren führten wir unterschiedlich strukturierte Therapien bei stark adipösen Patienten durch.

Methodik

Im Rahmen dieser Studie wurden folgende drei Therapieverfahren miteinander verglichen:

1. Magenballon nach Willmen et al. [1984]: Dabei wird über eine intragastrale Ballonimplantation eine Verkleinerung des Magenvolumens um 400 bis 450 ml erreicht; dies führt zu einem rascheren Sättigungsgefühl und durch den permanenten Füllungszustand des Magens zu einem langsameren Essen. Gleichzeitige diätetische Beratung und eine regelmäßige sechswöchentliche Betreuung sollen die Eßgewohnheiten der Patienten allmählich positiv verändern [Judmaier et al. 1988].
2. Ambulantes Gruppentherapieprogramm „Schlank ohne Diät" [Kunze et al. 1985]: Dabei handelt es sich um eine ambulante Gruppenbehandlung unter Leitung eines Arztes, bei der mit Hilfe von Verhaltensmodifikationen ein bewußteres und selbstkontrolliertes Essen erreicht werden soll.
3. Stationäre Aufnahme in eine psychosomatische Abteilung einer psychiatrischen Klinik: Dabei wird neben einer kalorienreduzierten Kost eine supportive Psychotherapie durchgeführt.

Insgesamt wurden 45 adipöse Patienten in die Untersuchung einbezogen (je 15 Patienten pro Therapieverfahren). Das Durchschnittsalter lag bei 32 Jahren (17 bis 45 Jahre). In die endgültige Beurteilung wurden die 28 Patienten (62 %) aufgenommen, bei denen alle Erhebungen und Nachuntersuchungen durchgeführt werden konnten. Für die übrigen 17 Patienten (38 %) konnten nur zu Therapiebeginn vollständige Daten erhoben werden.

Als „erfolgreich" wurden diejenigen eingestuft, die während der Behandlungsperiode einen zufriedenstellenden Gewichtsverlust zeigten, dieses Gewicht halten konnten oder bei der Nachuntersuchung zumindest 5 % unter dem Ausgangsgewicht lagen. Als „erfolglos" diejenigen, die während der Behandlung eine geringe Gewichtsreduktion zeigten und bei der Nachuntersuchung weniger als 5 % unter dem Ausgangsgewicht lagen. Die Nachuntersuchung erfolgte 1 bis 3 Jahre nach Abschluß der Therapiephase.

Folgende Parameter wurden vor Therapiebeginn erhoben:
- Freiburger Persönlichkeitsinventar (FPI) [FAHRENBERG et al. 1973],
- Streßverarbeitungsfragebogen (SVF) [JANKE et al. 1984],
- Erhebung eines psychopathologischen Status und einer biographischen Anamnese,
- Erfassung des sozialen Netzwerkes bzw. subjektiv belastender Situationen,
- Übergewicht in der Ursprungsfamilie (Konstitution),
- bisherige Gewichtsreduktionsmaßnahmen,
- Ernährungspräferenzen,
- Abhängigkeit des Eßverhaltens von Belastungssituationen,
- Lebensgewichtsverlauf,
- körperliche Aktivität.

In der Nachuntersuchung wurden folgende Daten erhoben:
- Gewichtsverlauf,
- Eß- und Kochverhalten,
- körperliche Aktivität,
- Partnerverhalten (unterstützend - nicht unterstützend),
- psychische Befindlichkeit,
- Einschätzung der Faktoren, die den weiteren Gewichtsverlauf bestimmten.

Das Ziel der Studie bestand darin, günstige und ungünstige Prognosefaktoren für eine Gewichtsabnahme und spezielle Therapieformen für bestimmte adipöse Patienten herauszufinden.

Ergebnisse

Bei der Auswertung der Persönlichkeitsstrukturen und der Konfliktsituationen ließen sich bei den adipösen wie bei anderen psychosomatisch Kranken keine Spezifitäten nachweisen [KINZL et al. 1988]. Vielmehr zeigte sich eine Heterogenität sowohl der Persönlichkeitsstruktur als auch der psychopathologischen Syndrome und der psychosozialen Variablen von Normalbefunden bis hin zu relevanten Störungen. Die Mittelwer-

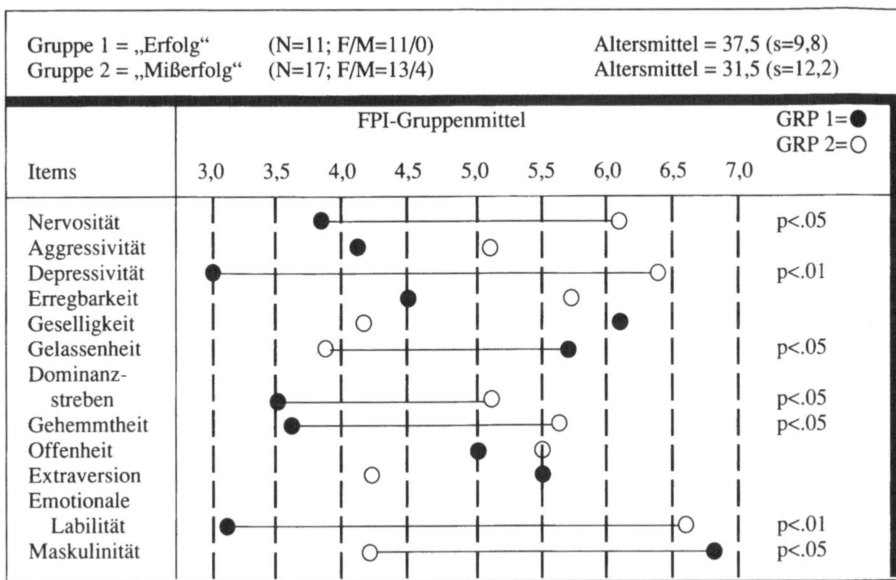

Abb. 1:   Freiburger Persönlichkeitsinventar (FPI)

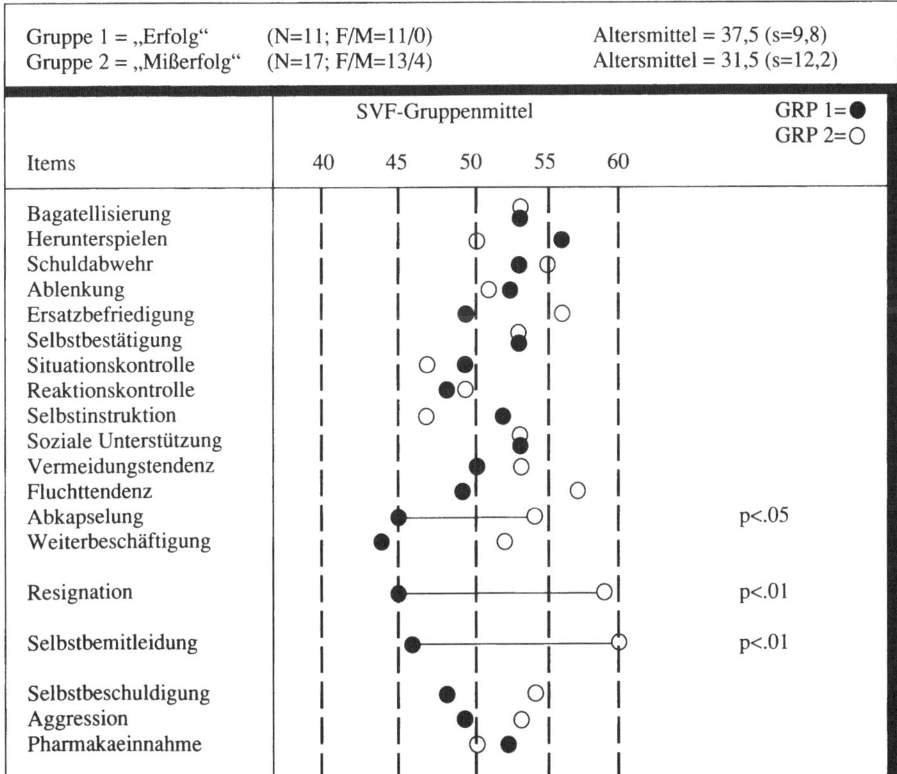

Abb. 2:   Streßverarbeitungsfragebogen (SVF)

te für die einzelnen Items des Freiburger Persönlichkeitsinventars (FPI) und des Streß-
verarbeitungsfragebogens (SVF) sind in den Abb. 1 und 2 dargestellt, u. zw. getrennt für
die Gruppe 1 („Erfolg") und die Gruppe 2 („Mißerfolg") (als signifikant wurde ein Ergebnis auf dem 1 %-Niveau angesehen).

Unter Zugrundelegung der oben genannten Erfolgskriterien können 39 % des
Gesamtkollektivs als erfolgreich bezeichnet werden. Unabhängig von der angewandten
Therapiemethode zeigten später Erfolglose signifikant höhere Punktwerte sowohl in den
Bereichen emotionale Labilität und Depressivität (FPI) als auch Resignation und
Selbstmitleid (SVF).

Bezüglich der familiären konstitutionellen und/oder dispositionellen Belastung
(übergewichtige Eltern, Eßverhalten in der Ursprungsfamilie, kindliches Übergewicht)
ließen sich keine Unterschiede zwischen den erfolgreichen und den erfolglosen Abneh-
mern nachweisen.

Ungefähr zwei Drittel der untersuchten Adipösen wiesen eine deutliche Beziehung
zwischen stärkerem Gewichtsanstieg und psychosozialen Belastungssituationen auf.
Dabei kam Situationen mit stärkerer Anpassung und Umstellung (z. B. Heirat, Geburten,
Verlusterlebnisse in bezug auf wichtige Bezugspersonen, Ziele oder Werte) eine besondere Bedeutung zu. Wie auch aus anderen Studien bekannt ist [u. a. KINZL et al. 1986],
werden emotionale Faktoren, wie Frustration, Ärger und Langeweile, von fast allen
Adipösen als Auslöser hyperphager Reaktionen angegeben. Bei der Einschätzung der
psychosozialen Situation zeigten sich Unterschiede zwischen den Erfolgreichen und den
Erfolglosen, die sich während der Nachuntersuchungen verschärften. Die ersteren
schilderten - unabhängig von der Therapiemethode - die Lebenssituation, vor allem die
Partnersituation, das familiäre Milieu und das gesamte soziale Umfeld als weitgehend
zufriedenstellend. Ein Großteil erlebte während bzw. im Anschluß an die Therapiephase
eine zufriedenstellende Unterstützung durch die wichtigsten Bezugspersonen auf vielen
Ebenen, wie Akzeptanz des veränderten Koch- und Ernährungsverhaltens, gemeinsame
körperliche Aktivitäten usw. Die Erfolglosen erlebten dagegen wenig emotionale und
soziale Unterstützung.

Diskussion

Trotz eines hohen finanziellen und organisatorischen Aufwandes sind vor allem die
Langzeitergebnisse bei allen Therapieverfahren eher schlecht. Die Gründe dafür sind
vielfältig und betreffen die verschiedensten somatisch-biologischen, psychischen und
psychosozialen Bereiche, die wiederum in einem komplexen Wechselspiel miteinander
verbunden sind (somatische, psychosoziale und psychische Genese der Adipositas):
- somatisch-biologisch:
Die Neigung zu Übergewicht ist in vielen Fällen überwiegend konstitutionell bedingt.
Dabei ist anzunehmen, daß endokrinologisch im einzelnen nicht erfaßbare Thermo-
regulations- bzw. Sättigungsregulationsstörungen zu einer dynamischen „Set-point"-
Verschiebung geführt haben [CABANAC et al. 1971, PUDEL et al. 1988].
- psychosozial:
Dabei kommt dem Imitationslernen (Eßverhalten, Eßgewohnheiten und Stellenwert
des Essens bei den Eltern) ein dispositioneller Wert zu. Später erlangen bestimmte

Umweltsituationen (z. B. Belastungssituationen) einen Signalcharakter für gesteigerte Nahrungsaufnahme. Außerdem zeigt sich eine signifikante Korrelation zwischen dem Beginn und der Verstärkung der Adipositas einerseits und den sozialen Belastungssituationen andererseits. Dabei gelingt denjenigen die Anpassung an die neuen Situationen (z. B. Heirat, Geburt) oder Belastungen (z. B. Verlusterlebnisse) am schlechtesten, die keine ausreichende Unterstützung durch die Bezugspersonen erfahren oder eine entsprechende soziale und/oder emotionale Unterstützung aufgrund ihrer Persönlichkeitsstruktur nicht annehmen können. Grundsätzlich sollte dem Erarbeiten von Problemlösungsstrategien und dem Erwerb sozialer Kompetenz in der Therapie Adipöser große Aufmerksamkeit geschenkt werden.

- psychisch:

Dabei kommt der Depressivität und der Resignation eine entscheidende Bedeutung zu. Die Depressivität ist wiederum mehrfach bedingt: Neben der häufigen Frustration und dem Gefühl der (erlernten) Hilflosigkeit [SELIGMAN 1979] aufgrund der früheren fehlgeschlagenen Gewichtsreduktionsversuche ist die depressive Verstimmung meist bedingt durch eine tiefe Kluft zwischen dem Anspruch der Patienten auf der einen Seite und der Wertschätzung, dem passiven Geliebtwerden, der Vollwertigkeit und der realen Selbsteinschätzung auf der anderen Seite. Erst die bessere Kenntnis des interindividuell unterschiedlichen komplexen biopsychosozialen Wechselspiels der Persönlichkeitsstruktur, des Beziehungsverhaltens und der psychosozialen Situation ermöglicht ein adäquateres Eingehen auf die Bedürfnisse des Betroffenen und die Erstellung effektiverer, individuell angepaßterer Therapiestrategien.

Eine erfolgreiche Therapie müßte also all diese Faktoren sowie die Lebensbedingungen und das Eßverhalten (z. B. kontrolliert versus unkontrolliert) berücksichtigen. Bei der Behandlung von Fettsüchtigen ist außerdem zu berücksichtigen, daß zusätzlich zur Verminderung der Energiezufuhr im Sinne einer Kalorienreduktion (am besten in Form einer kalorienreduzierten Mischkost) eine Steigerung des Energieverbrauchs und vermehrte körperliche Aktivität notwendig sind. Dabei hat die erhöhte körperliche Aktivierung neben dem direkten Effekt eventuell noch eine indirekte Bedeutung für die Regulation von Sättigung und Appetit über Veränderungen im Bereich der Neurotransmittersysteme.

Schon zu Therapiebeginn sollte man sich gemeinsam mit den adipösen Patienten über die häufig unrealistischen Erwartungen an eine erfolgreiche Gewichtsabnahme auseinandersetzen. Die Hoffnung auf ein „problemloseres Leben" wird meist enttäuscht, spontanes Eßverhalten nach der Gewichtsreduktion ist selten möglich, und der Verzicht auf eine rasche Befriedigung und Spannungsreduktion durch das Suchtmittel Essen wird schmerzlich erlebt. Der Klärung der Motivation im Sinne der Bereitschaft zum Verzicht auf kurzfristige Befriedigung zugunsten eines längerfristigen Erfolges kommt unserer Meinung nach bei der Therapie von Fettsüchtigen eine besondere Bedeutung zu. Trotz der hohen Erwartungen an ein reduziertes, „normgerechteres" Körpergewicht bei praktisch allen Fettsüchtigen ist es falsch, von vornherein davon auszugehen, daß der Gewinn aus einer Behandlung für den Betreffenden eindeutig größer ist als der „Preis", den er dafür zahlen muß, z. B. der Verlust lieber, altvertrauter, wenn auch problematischer Lösungsstrategien für die verschiedensten Lebensprobleme usw. [CASPAR und GRAWE 1985, SALTMARSH 1976, WOLFF 1977] . Die Klärung dieser Punkte vor Beginn einer Therapie ist notwendig. Aus oben genannten Gründen sind aufwendige Gewichtsreduktionsmaßnahmen nur bei stärker Übergewichtigen (mindestens 25 % über dem Broca-Referenzgewicht und/oder Übergewicht und körperliche Komplikationen, z. B. Diabetes mellitus) medizinisch indiziert.

Zusammenfassend kann gesagt werden, daß die Behandlung von Adipösen ein individuumzentriertes Therapieregime erfordert, das möglichst alle Ebenen des Problems umfaßt:

- kalorienreduzierte Mischkost,
- Berücksichtigung des bisherigen Eßverhaltens (kontrolliert versus unkontrolliert),
- Einzel- oder Gruppentherapie,
- Beachtung der sozialen Situation und Lebensbedingungen und vermehrte Einbeziehung der wichtigsten Bezugspersonen,
- Berücksichtigung evtl. vorliegender Depression und Resignation mit besonderer Beachtung der zum Teil irrationalen Kognitionen und Erwartungen,
- körperliche Aktivierung.

Literatur

CABANAC M, DUCLEAUX R, SPECTOR N. Sensory feedback in regulation of body weight: Is there a ponderostat? Nature; 1971: 229: 125-127.

CASPAR FM, GRAWE K. Widerstand in der Verhaltenstherapie. In: PETZHOLD H, Hrsg. Widerstand. Ein strittiges Konzept in der Psychotherapie. Paderborn: Gundermann, 1985; 349-384.

FAHRENBERG J, SELG H, HAMPEL R. Das Freiburger Persönlichkeitsinventar FPI. Göttingen: Hogrefe, 1973.

JANKE W, ERDMANN G, BOUSCEIN W. Streßverarbeitungsfragebogen (SVF). Beschreibung und Handanweisung. Göttingen: Hogrefe, 1984.

JUDMAIER G, VOGEL W, KINZL J. Intragastrale endoskopische Ballonimplantation zur Behandlung der Adipositas. Erste Erfahrungen in Österreich. Vortrag auf der 21. Jahrestagung der Österreichischen Gesellschaft für Gastroenterologie. Innsbruck, 1988.

KINZL J, BERGANT A, PLATZ T, BIEBL W. Epidemiologie von Eßstörungen. Akt Ernähr 1986: 11; 117-121.

KINZL J, BIEBL W, STEJSKAL U. Funktionelle Aphonie - psychotherapeutische Aspekte im Rahmen einer logopädischen Therapie. Stimme, Sprache, Gehör 1988: 12; 128-131.

KUNZE M, EXEL W, SCHOBERBERGER R. Schlank ohne Diät. Wien: Orac, 1985.

PUDEL V, PAUL T, MAUS N. Regulation of eating in obesity and bulimia nervosa. In: PIRKE KM, VANDEREYCKEN W, PLOOG D, eds. The Psychobiology of Bulimia Nervosa. Berlin-Heidelberg-New York: Springer, 1988: 109-119.

SALTMARSH RE. Client resistance in talk therapies. Psychotherapy: Theory, Research and Practice 1976; 13: 34-39.

SELIGMAN MEP. Erlernte Hilflosigkeit. München: Urban & Schwarzenberg, 1979.

STUNKARD AJ, PUDEL V. Adipositas. In: UEXKÜLL T VON, HRSG. Psychosomatische Medizin. München-Wien-Baltimore: Urban & Schwarzenberg, 1986: 583-599.

WILLMEN HR, SCHNEIDER W, LÖFFLER A. Der „Magenballon" in der Behandlung der Adipositas per magna. Dtsch Med Wochenschr 1984; 109: 1200-1206.

WOLFF HH. Loss: a central theme in psychotherapy. Br J Med Psychol 1977; 50: 11-19.

Psychotherapie - Bedingungskonstellationen für den Therapieerfolg

H. G. ZAPOTOCZKY

Einleitung

Die Erhebung von Merkmalen, die vor der Behandlung gesichtet den späteren Therapieverlauf anzeigen können, ist bei psychotherapeutisch betreuten Menschen verschiedenen Schwierigkeiten unterworfen. Zunächst stellt die Diagnose „Neurose" eine allzu grobe diagnostische Kategorie dar, um jeweils Vergleiche zu erlauben. Die Grenze zwischen „Neurose" und chronischen „psychoreaktiven Entwicklungen" ist nicht immer klar zu ziehen [ERNST 1959]. Man hat sich deshalb im Gefolge diagnostischer Manuale an präziser formulierte Krankheitsbeschreibungen gehalten (Phobie, Agoraphobie, soziale Phobie etc.), was verständlich macht, daß zur Zeit nur wenige kontrollierte Studien über diese Thematik vorliegen. Psychotherapie ist auch bei nicht neurotisch beeinträchtigten Patienten bisweilen indiziert; dabei umfaßt das therapeutische Setting wie bei den schizophrenen Patienten zumeist auch die medikamentöse Langzeittherapie, wodurch eine besondere Gegebenheit vorliegt, die nicht ohne weiteres mit anderen verglichen werden kann.

Ein weiteres Argument, das die Schwierigkeit der Erhebung untermauert, wird darin gesehen, daß die Aussagekraft von Prädiktoren ansteigt, wenn die Therapie voranschreitet [JOHNSTON und Mitarbeiter 1976]. Wie die Autoren hervorheben, erlauben Korrelationen erst nach 8 Wochen eine sinnvolle Anwendung - und dies ist meist zu spät, um noch praktisch bedeutsam zu sein. In einer eigenen Studie wurde die Mitarbeit des Patienten während der stationären Psychotherapie als ein prognostischer Prädiktor diskutiert [BRUCKNER, GROSZBOINTER, LENZ und ZAPOTOCZKY 1987]. Ist allerdings dann der Prädiktor noch ein vorausgehendes Kennzeichen und nicht ein therapiebegleitendes Merkmal?

Wie verhält es sich mit Prädiktoren bei unbehandelten neurotisch gestörten Menschen, d. h. mit Prädiktoren des Spontanverlaufs? Was deutet frühzeitig auf eine Spontanremission hin? Ist es nicht auch denkbar, daß Psychotherapie den Krankheitsverlauf verschlechtern kann und somit eine Spontanremission unwahrscheinlicher machen kann? Ferner ist man mit dem methodischen Dilemma konfrontiert, daß viele Variablen - gerade im Sozialbereich - operational schwer zu umreißen sind; wie ERNST [1959] betont, erschließt sich die wahre Bedeutung des Milieus keiner Statistik. Auch können plötzlich eintretende Umweltereignisse einen vorausgesagten Verlauf völlig umkrempeln und anders gestalten.

Zum Thema Psychotherapie und Prädiktoren gibt es eine Reihe von Forschungsansätzen und kontrollierten Studien; sie sollen im folgenden um drei Hauptbereiche gruppiert werden: 1. Faktoren, die sich in der Psychotherapie selbst als bedeutend abzeichnen, 2. solche, die im Vorfeld der Psychotherapie wirksam sind, und 3. Umstände, die mit

Psychotherapie im engeren Sinn in keinem direkten Zusammenhang stehen, auf deren Ergebnis jedoch einen Einfluß haben können. Sie liegen entweder beim Patienten selbst, also in seiner Persönlichkeit, oder in seinen sozialen Beziehungen. Die nachfolgend erörterten Studien bestätigen einander nicht immer, was die Problematik der angeführten Schwerpunkte eher zu unterstreichen scheint.

Merkmale der Therapie

Im Verlauf der nunmehr fast 90 Jahre währenden intensiven Psychotherapiebemühungen sind von Zeit zu Zeit immer wieder spezifische Behandlungstechniken als ausschlaggebend angeführt worden. An der psychoanalytischen Schule werden als Grundregeln der Behandlung der „freie Einfall" von seiten des Patienten, die „gleichschwebende Aufmerksamkeit" von seiten des Therapeuten und die „besonders strenge Diskretion" als „notwendige Gegenleistung des Analytikers gegenüber der willentlich zu leistenden Offenheit des Analysanden" hervorgehoben [BECKER 1985].

Im Gegensatz zur Psychoanalyse haben Verhaltenstherapeuten zunächst und auch später immer der besonderen Behandlungstechnik große Bedeutung beigemessen, also der Frage, welches Verfahren nun bessere Ergebnisse nach sich zieht, z. B. systematische Desensibilisierung oder Flooding in der Behandlung von Agoraphobikern. Dabei stellt sich als problematisch dar, was als Behandlungsziel definiert wird (ob es sich um eher gröbere, nach außen hin sichtbare Symptome handelt oder ob auch der nähere Lebenszusammenhang gemeint ist, in dem sich eine Störung abspielt). Ausschlaggebend ist auch ferner, inwieweit die Art der Behandlung, die Behandlungstechnik also, selbst Angst provoziert und somit die Anzahl der Therapieabbrüche erhöht, wodurch ganz andere Therapieergebnisse resultieren mögen (Response-Prevention-Techniken im Vergleich zu kognitiver Verhaltenstherapie bei bulimischen Patienten [AGRAS 1987]). Von der Art der Angstprovokation sind sicherlich Qualität und Angemessenheit eines therapeutischen Designs im allgemeinen zu unterscheiden, die mit dem Therapieerfolg in Beziehung stehen. BERGIN [1972] fand eine geringgradige Tendenz in Richtung zu eher positivem Therapieerfolg bei jenen therapeutischen Verfahren, die ein strengeres Design aufwiesen.

Hervorzuheben ist, daß sich mehr und mehr Studien auch von verhaltenstherapeutischer Seite her anführen lassen, welche der Patienten-Therapeuten-Beziehung ausschlaggebende Bedeutung zuerkennen. Bekanntlich hat ROGERS [1973] folgende Therapeuteneigenschaften als notwendig und hinreichend für den Therapieberatungserfolg hervorgehoben: positive Wertschätzung und emotionale Wärme von seiten des Therapeuten, empathisches Verstehen und Kongruenz (Echtheit und Integration) im Verhalten dem Patienten gegenüber. Wiewohl von verhaltenstherapeutischer Seite die therapeutische Beziehung als ein entscheidendes Element für die Behandlung herausgestellt wurde [MEYER und GELDER 1963], wurde dieser Aspekt in der weiteren Folge eher vernachlässigt oder sogar abgewertet. Eine Therapie, die „ausschließlich oder weitgehend auf der Persönlichkeit oder selbst auf der Gegenwart der Therapeuten beruht", erschien wenig erfolgversprechend [RACHMANN 1974]. Erst im letzten Jahrzehnt wurde diese Sicht allmählich revidiert: Sowohl Therapeuteneigenschaften wie Respekt vor, Verständnis für und Interesse am Patienten verbesserten das Behandlungsergebnis von

Exposure-in-vivo-Methoden signifikant wie auch besondere Facetten der Therapie-durchführung: Belohnung der Abhängigkeitstendenzen des Patienten wirkte sich nach-teilig aus, vorteilhaft seien ein herausforderndes, unterstützendes Verhalten des Thera-peuten, seine bestimmte Art, weniger hingegen ein neutral-tolerantes, rein permissives Verhalten [RABAVILLAS und Mitarbeiter 1979]. Dieser Befund wird von EMMELKAMP und VAN DER HOUT [1983] bestätigt. So fällt es Verhaltenstherapeuten heute nicht schwer, den Therapieerfolg davon abhängig zu sehen, ob es dem Patienten gelingt, Erlebtes besser zu verstehen, sich in seinem Selbstverständnis aktiv mit der Umwelt auseinanderzusetzen und Respekt vor der Persönlichkeit des Therapeuten zu empfinden, d. h. ihn in seiner Authentizität anzuerkennen [COHEN 1982], was soviel bedeuten mag , daß der Patient seine Erwartungen entsprechend erfüllt sehen kann. Dies stimmt mit den grundsätzlichen Erwägungen von STRUPP [1986] überein, der gefordert hat, Aufmerksamkeit solle vorerst dem Ausmaß gezollt werden, in welchem ein Therapeut an einem besonderen Set technischer Methoden hänge, und jenem Grad von Kompetenz und Geschicklichkeit, welchen der Patient an den Tag lege.

Es handelt sich bei diesen den Therapieerfolg bestimmenden Faktoren um keine Prädiktoren, sondern um Variablen, die den Therapieausgang bestimmen können und die sich, wie gesagt, häufig erst während der Therapie als maßgeblich herausstellen. Was gut gemacht ist, hält eben besser.

Variablen im Vorfeld der Psychotherapie

Weitere Bedingungskonstellationen, die zwar gewisse Voraussagen erlauben, doch gleichfalls nicht als Prädiktoren im engeren Sinn angesprochen werden können, liegen im prätherapeutischen Bereich, u. zw. als Motivation zur Therapie oder als „Health-Belief-Modell" [LEVENTHAL 1982]. Dieses Modell beruht auf den Vorstellungen und Interpretationen des Patienten von seiner Erkrankung: Welchen Ursachen und Umständen schreibt ein Patient seine Krankheit zu? Betrifft diese Attribution etwa seine sexuelle Aktivität oder seinen sozialen Kontakt, dann ist es wahrscheinlich, daß er diese Aktivitäten reduzieren wird. Schließlich ist der Patient von einem Bedürfnis nach Erklärung seiner Beschwerden erfüllt, das ihn auch schon veranlaßt hat, plausible Ursachenzuschreibungen vorzunehmen; mit diesen muß sich ein Therapeut ernstlich auseinandersetzen. Es muß für den Therapeuten wichtig sein zu eruieren, auf welche Ursachen der Patient selbst seine Beschwerden/Leiden zurückführt; auch wenn diese Ursachenzuschreibung noch so absurd ist, der Therapeut muß sie ernst nehmen. Dann erst kann er sie auch ändern. Gelingt ihm dies, ist er in der Lage, dem Patienten zu vermitteln, daß die bisher angenommene Ursache (ein organisches Leiden, ein endogener Prozeß, eine ererbte Krankheit etc.) nicht zutrifft, kann er ihm ein plausibleres, realitäts-gerechteres Modell anbieten (z. B. Angst rührt nicht vom Wetter, sondern von der Interaktion mit einem ganz bestimmten Menschen her), ist meist ein guter Therapie-einstieg und eine tragfähige therapeutische Beziehung möglich [KANFER und GRIMM 1977]. Gelingt eine solche plausiblere Ursachenzuschreibung nicht, ist der Therapieer-folg sicherlich in Frage gestellt. Davon unabhängig sind Motivationen zu sehen. Was motiviert den Patienten, überhaupt Änderungen seines Denkens, seines Handelns vor-nehmen zu wollen? Und was steht diesen Motiven entgegen? Angst und bisherige

Coping-Strategien, Verhaltensdefizite, Sekundärgewinn durch die Krankheit sind Beispiele dafür. Wie KANFER und SCHEFFT [1988] betont haben, ist auch von der besten therapeutischen Technik nichts zu erhoffen, wenn der Patient nicht motiviert ist, etwas zu ändern. Es scheint gerade in letzter Zeit ein bei uns häufiger beobachtetes Phänomen zu sein, daß Patienten im Grunde an ihrer Situation, über die sie klagen, die sie auch als eine pathogene erkannt haben, nichts ändern wollen - auch wenn sie lange Zeit hindurch so tun als ob. (Manchmal allerdings läßt sich tatsächlich nichts daran ändern.) Häufig liegen soziale Umstände vor, die einer Motivation zur Änderung entgegenstehen und in der Art der sozialen Hilfestellung begründet sind. KANFER und SCHEFFT [1988] sprechen von „Countertherapeutic social support network". Die beiden Autoren haben auch einige Möglichkeiten beschrieben, wie die Motivation eines Patienten gefördert werden kann. In erster Linie ist es nötig, dem Patienten, der nicht nur Symptome und Anzeichen von Distreß aufweist, das Gefühl zu nehmen, demoralisiert und ein Außenseiter, ein Verworfener zu sein; erst dann wird er an konstruktive Lösungen seines Problems herangehen können. Eine zweite Frage stellt sich darin, ob der Patient genügend darüber informiert ist, was ihn erwartet: an Aufwendungen (nicht nur finanzieller Art, sondern auch an Zeit, Mühen, Einbußen, Gefährdungen und persönlichem Einsatz) und schließlich auch an Vorteilen und persönlichem Gewinn. Es ist nicht selten, daß der Therapeut spät - unter Umständen erst am Ende der Therapie - erkennen kann, daß der Patient von Anfang an nicht motiviert war, etwas zu ändern, daß die Therapie von ihm als Alibihandlung (vielleicht nicht immer bewußt und rapportiert) benutzt wurde, um ganz andere als therapeutische Ziele zu erreichen, und daß es dem Therapeuten auch während und durch die Therapie nicht gelungen ist, den Patienten besser im Hinblick auf therapeutische Ziele zu motivieren.

Prädiktoren im engeren Sinn

Als solche wurden ganz allgemein folgende Merkmale für den Therapieerfolg bei neurotischen Störungen erörtert: Zivilstand, Schulbildung, Erwartung des Patienten, prämorbide Persönlichkeit und Erkrankungsart, Ausmaß und Dauer der Störung, Merkmale, die in der Beziehung zu den Eltern liegen (wie Zurückweisung durch sie, Mangel an Wärme, Overprotektion), Persönlichkeitsfaktoren, wie emotionale Stabilität, Auftreten von depressiven Störungen (primär oder sekundär) etc.

Bereits 1959 hat ERNST die verschiedenen prognostischen Besserungskriterien um folgende Punkte gruppiert: 1. prämorbide Persönlichkeit (Begabung, Lebenstüchtigkeit), 2. akuter Beginn der Krankheitssymptomatik bzw. schleichender Beginn und 3. Gemütsverstimmungen, Bewußtseinsunklarheit bzw. Gleichmut und Besonnenheit des Patienten [ERNST 1959, ERNST et al. 1968]. An dieser richtungsweisenden Orientierung haben weitere Studien im wesentlichen nichts mehr geändert: Aufgrund einer Längsschnittsuntersuchung von 160 Patienten des Maudsley Hospital haben GREER und CAWLEY [1966] nach einem Follow-up von 4 - 6 Jahren folgende Variablen als signifikante positive Prädiktoren erheben können: Familienstand verheiratet, stabile prämorbide Persönlichkeit, angemessene soziale Adaptation hinsichtlich Arbeitshaltung, zwischenmenschliche Beziehungen zum Partner bei Krankheitsausbruch, Hinweise auf einschneidende Ereignisse unmittelbar vor Krankheitsbeginn, eine unter 5 Jahren liegende Symptomdauer, Auftreten depressiver Symptome und hysterischer Reaktionen, Fehlen hypochondrischer Vorstellungen sowie das Eingebettetsein des Patienten in einer verständnisvollen und toleranten Hausgemeinschaft.

Von diesen positiven Prädiktoren lassen sich negative abgrenzen. Diese gründen in einer gestörten prämorbiden Persönlichkeit, in unbefriedigenden zwischenmenschlichen Beziehungen, in schlechter Arbeitshaltung (Zeugnisse), im Fehlen einschneidender Lebensereignisse, in einer Symptomdauer von mehr als 5 Jahren und in Störungen gedanklicher Inhalte (Hypochondrie). Kein statistischer Zusammenhang sei mit Alter, Geschlecht, sozialem Status, familiärem Hintergrund, Kindheitsumgebung, neurotischen Zügen in der Kindheit, Intelligenz, sexueller Angepaßtheit vor Erkrankungsausbruch, bisherigen psychiatrischen Erkrankungen herzustellen.

Ein Haupteinwand gegen diese Studien besteht, wie gesagt, darin, daß man den Bereich neurotischer Störungen in ganz eng umschriebene Krankheitsbilder (Agorophobie, soziale Phobie etc.) aufschlüsseln muß.

Aussagekräftige Ergebnisse liegen über Prädiktoren bei Agoraphobien vor: Physiologische Aktiviertheit vor Behandlungsbeginn [STERN und MARKS 1973] und während der Therapie [STRIAN und KLICPERA 1978], Schweregrad der Störung [STERN und MARKS 1973], emotionale Stabilität des Kranken, Dauer der Phobie [MATHEWS und Mitarbeiter 1976] und Erwartung eines therapeutischen Gewinns [EMMELKAMP und WESSELS 1975] können mit dem Therapieergebnis korrelieren. Im allgemeinen könne man den Studien, die auf Messungen vor Behandlungsbeginn aufbauen und Korrelation mit Kurzzeit sowie Langzeittherapieergebnissen herzustellen versuchen, keine besondere Aussagekraft für Therapieverlauf bzw. therapeutische Fehlschläge beimessen [EMMELKAMP und VAN DER HOUT 1983].

Aus der Vielzahl von Blickpunkten mögen zwei näher erörtert werden: die Bedeutung von depressiven Störungen und diejenige der Beziehungsqualität von Partnerschaften als Prädiktoren. Ausgehend von einer eigenen Studie über prognostische Variablen bei Herzphobikern [NUTZINGER und ZAPOTOCZKY 1985] sind folgende Zusammenhänge näher erörtert worden: Der Therapieerfolg war nach einem Follow-up von 2 1/2 Jahren bei denjenigen günstiger, die kein zusätzliches depressives Syndrom bei Behandlungsbeginn aufgewiesen hatten. Bei den Herzphobikern mit einem solchen klinisch erfaßbaren depressiven Syndrom war der Therapieerfolg dann weniger ungünstig, wenn es sich um eine primäre Depression gehandelt hatte. Patienten mit einer sekundären Depression, die auch signifikant chronischer verlief, hatten eine signifikant geringere Chance, im Hinblick auf ihre kardiophoben Symptome symptomfrei zu werden.

Auch andere Autoren [MARKS 1969, SCHAPIRA, KERR und ROTH 1970, BOWEN und KOHOUT 1979] bestätigen derartige Zusammenhänge von Depression und Therapieerfolg bei Agoraphobie. Im Gegensatz dazu widerlegen EMMELKAMP et al. [1975, 1983] derartige Beziehungen zwischen initialer Depression und Therapieerfolg bei Agoraphobikern, wobei sie sich auf ein Follow-up von immerhin vier Jahren stützen können.

Der Qualität einer bestehenden Partnerschaft wurde gleichfalls eine prädiktorische Bedeutung beigemessen: in bestätigender Weise bei Herzphobikern von NUTZINGER [1990] und von MILTON und HAFNER [1979], BLAND und HALLAM [1980] und EMMELKAMP et al. [1983] bei Agoraphobikern, die mit Exposure in vivo behandelt wurden. Schon HUDSON [1974] hat eine Beobachtung erwähnt, daß Agoraphobiker, die in Familien mit

Distreß leben, weniger Fortschritte in der Therapie machen als solche aus angepaßten Familien.

EMMELKAMP [1988] nimmt später eine eher reservierte Stellung gegenüber dem Prädiktor „Partnerschaftsqualität" ein; es scheint trotzdem verständlich zu sein, daß die Faktoren „Beziehungsfähigkeit einer Person", „Beziehungsqualität einer Partnerschaft" für den Erfolg einer Psychotherapie (die auch als eine besondere Form von Partnerschaft aufgefaßt werden kann) bedeutsam sein können. Es ist allerdings auch möglich, daß der als gesund geltende Partner nicht nur zum Symptom veranlaßt, sondern auch die Qualität der Beziehung bestimmt, was bedeutet, daß auch die Störung einer Beziehung von ihm ausgehen kann [BOHRN 1987, GÜTTEL und RADBAUER 1988].

Zusammenfassung

Prädiktoren in der Psychotherapie, die vielleicht frühzeitig einen Therapieerfolg oder eine Therapieresistenz anzeigen mögen, wurden in der Qualität der Patient-Arzt-Beziehung angenommen, im Vorfeld der Therapie (Health-Belief-Modell und Motivation des Patienten) und schlußendlich - im engeren Sinne von Prädiktoren - in prämorbiden Persönlichkeitsmerkmalen, Diagnose und in der emotionalen Mitbeteiligung gesehen. Die einzelnen Faktoren, die auf den Therapieerfolg hinweisen können, werden von einzelnen Autoren verschieden gewertet und häufig nicht widerspruchslos hingenommen. Oft - wie die Charakteristika der Mitarbeit des Patienten und seine Motivation - lassen sie sich erst im Verlauf der Therapie erkennen und erheben. Sie können auch - wie „Qualität der Partnerbeziehung" und „prämorbide Persönlichkeit" - scheinbar miteinander in Beziehung stehen. Unser Wissen darüber ist noch recht vorläufig und verlangt nach weiterer intensiver Forschung.

Scheinbar gelten, wie ERNST [1959] betont, Erfahrungsregeln, die aus dem Verlauf von Neurosen gewonnen wurden, auch bei allen anderen, nicht körperlich begründbaren seelischen Störungen im Sinne von Langstreckenprognosen. Es ist daher zu fragen, ob mit den angeführten Prädiktoren für neurotisch gestörte Patienten nicht eine allgemein gültige Gesetzmäßigkeit für psychisch beeinträchtigte Menschen (eben mit Ausnahme hirnorganisch gestörter) angesprochen worden ist. Die Ergebnisse bisheriger Studien scheinen in diese Richtung zu deuten.

Literatur

AGRAS WS. Eating Disorders. New York-Oxford-Toronto: Pergamon Press, 1987.

BECKER AM. Psychoanalyse nach Freud und psychoanalytisch orientierte Psychotherapie. In: TOMAN W, EGG R, Hrsg. Psychotherapie. Bd. 1. Stuttgart-Berlin-Köln-Mainz: Kohlhammer, 1985.

BERGIN AE. The evaluation of therapeutic outcomes. In: GARFIELD L, BERGIN AE, eds. Handbook of Psychotherapy and Behaviour Change: An Empirical Analysis. 1. Ed. Chichester: John Wiley, 1972.

BLAND K, HALLAM RS. Investigation of agoraphobic patients' response to exposure in vivo treatment in relation to marital satisfaction. Nicht veröffentlichtes Manuskript. London: Maudsley Hospital, 1980.

BOHRN U. Partnerschaft und Herzneurose. In: NUTZINGER DO, PFERSMAN D, WELAN T, ZAPOTOCZKY HG, Hrsg. Herzphobie, Klassifikation, Diagnostik und Therapie. Stuttgart: Enke, 1987.

BOWEN RC, KOHOUT O. The relationship between agoraphobia and primary affective disorders. Can J Psychiatry 1979; 24: 317-322.

BRUCKNER A, GROSZBOINTNER G, LENZ G, ZAPOTOCZKY HG. Zur Problematik von Prognosestellungen. In: GEYER M, HESS H, KÖNIG W, MAGNUSSEN F, Hrsg. Der Therapie- und Ausbildungsprozeß, Forschung und Praxis. Intern Psychotherapie-Symposium Erfurt, 1987.

COHEN R. Persönliche Mitteilung 1982.

EMMELKAMP PMG. Relational factors and agoraphobia. Behaviour Therapy World Congress, Edinburgh, 1988.

EMMELKAMP PMG, VAN DER HOUT A. Failure in treating agoraphobia. In: FOA EB, EMMELKAMP PMG, eds. Failures in Behavior Therapy. New York-Toronto-Singapur: John Wiley & Sons, 1983.

EMMELKAMP PMG, WESSELS H. Flooding in imagination vs flooding in vivo: a comparison with agoraphobics. Behav Res Ther 1975; 13: 7-16.

ERNST K. Die Prognose der Neurosen. Berlin-Göttingen-Heidelberg: Springer, 1959.

ERNST K, KIND H, ROTACH-FUCHS M. Ergebnisse der Verlaufsforschung bei Neurosen. Berlin-Heidelberg-New York: Springer, 1968.

GREER H, CAWLEY R. Some Observations on the Natural History of Neurotic Illness. Aust Medical Association 1966.

GÜTTEL B, RADBAUER L. Persönlichkeitsmerkmale und Wahrnehmungen von Bezugspersonen von Zwangs- und Phobiepatienten. Psychother Psychosom Med Psychol 1988; 38: 131-140.

HUDSON B. The families of agoraphobics treated by behaviour therapy. Br J Soc Work 1974; 4: 51-59.

JOHNSTON DW, LANCASHIRE M, MATHEWS AM, MUNBY M, SHAW PM, et al. Imaginal flooding and exposure to real phobic situations: changes during treatment. Br J Psychiatry 1976; 129: 372-377.

KANFER FM, GRIMM LG. Behavioral analysis. Selecting target behaviors in the interview. Behav Modif 1977; 1: 7-28.

KANFER FH, SCHEFFT BK. Guiding the Process of Therapeutic Change. Research Press, 1988.

LEVENTHAL H. Behavioral medicine: psychology in health care. In: MECHANIC D, ed. Handbook of Health, Health Care and Health Professions. New York: Free Press, 1982.

MARKS JM. Fears and Phobias. New York: Academic Press, 1969.

MATHEWS AM, JOHNSTON DW, LANCSHIRE M, MUNBY M, SHAW PM, et al. Imaginal flooding and exposure to real phobic situations: treatment outcome with agoraphobic patients. Br J Psychiatry 1976; 129: 362-371.

MEYER V, GELDER MG. Behaviour therapy and phobic disorders. Br J Psychiatry 1963; 109: 19-28.

MILTON F, HAFNER J. The outcome of behavior therapy for angoraphobic in relation to marital adjustment. Arch Gen Psychiatry 1979; 36: 807-811.

NUTZINGER DO. Psychosoziale und klinische Prädiktoren für den Verlauf bei Patienten mit Herzphobie und Panikattacken. Psychiatr Prax 1990, 17: 34-40.

NUTZINGER DO, ZAPOTOCZKY HG. The Influence of depression on the outcome of cardiac phobia (panic disorder). Psychopathology 1985; 18: 155-162.

RABAVILLAS AD, BOULOUGOURIS JC, PERISSAKI C. Therapist qualities related to outcome with exposure in vivo in neurotic patients. J Behav Ther Exp Psychiatry 1979; 10: 293-294.

RACHMAN S. Wirkungen der Psychotherapie VTB. Darmstadt: Steinkopf, 1974.

ROGERS CR. Die klientbezogene Gesprächstherapie. München: Kindler, 1973.

SCHAPIRA K, KERR TA, ROTH M. Phobias and affective illness. Br J Psychiatry 1970; 117: 25-32.

STERN R, MARKS JM. Brief and prolonged flooding: a comparison in angoraphobic patients. Arch Gen Psychiatry 1973; 28: 270-276.

STRIAN F, KLICPERA C. Die Bedeutung psychoautonomer Reaktionen für Entstehung und Persistenz von Angstzuständen. Nervenarzt 1978; 49: 576-583.

STRUPP HH. Psychotherapy, research practice and public policy. Am Psychol 1986; 41: 120-130.

Prädiktoren der Arbeitseingliederung schizophrener Patienten im Rahmen sozialpsychiatrischer rehabilitativer Maßnahmen

D. Pieschl

Die wegweisenden Darstellungen von M. Bleuler [1972] über „die schizophrenen Geistesstörungen im Lichte langjähriger Kranken- und Familiengeschichten" haben die allgemeine Prognose dieser Krankheitsform aufzeigen helfen. Daraus läßt sich freilich keine Voraussage für den Verlauf im Einzelfall ableiten. Das Basisproblem von Forschungsprojekten, die das mehrdimensionale Beziehungsgefüge psychischer, somatischer und sozialer Faktoren bei schizophrenen Krankheiten intensiver durchleuchten sollen, besteht - noch vor dem Experiment zur Datengewinnung - darin, daß das Datenmuster, das der wissenschaftlichen Fragestellung angemessen sein könnte, nach Inhalt und Umfang strittig, wenn nicht weitgehend unbekannt ist. Dazu kommt, daß die Individualität - und damit der Anwendungsbereich für den Einzelfall - sich datentechnisch nur punktuell erfassen läßt.

Aussagen über Prädiktoren einer schizophrenen Erkrankung können demgemäß keine globale Prognose absichern, sie müssen sich vielmehr auf enger gefaßte Verlaufsparameter beziehen. Die Feststellung der „Arbeitseingliederung am freien Arbeitsmarkt" war nach unserer Auffassung ein stabiler und wiederholt überprüfbarer Verlaufsparameter für die Evaluation eines sozialpsychiatrischen Therapieprogramms. Die Evaluierung der Dienstleistung der rehabilitativen Einrichtung stellt zusammen mit der Beschreibung des Behandlungsprogramms der Sozialpsychiatrischen Abteilung, das sich auf ein multifaktorielles Schizophreniekonzept bezieht, den Rahmen dar, unter dem Fragen nach verlaufsrelevanten und zeitstabilen Prädiktoren der Schizophrenie nachgegangen wurde.

Die prospektive Verlaufsstudie umfaßt 260 Rehabilitanden. Wichtige Vorbedingung für die Aussage über die Wirksamkeit eines eingefahrenen Therapieprogramms unter einheitlichen therapeutischen Rahmenbedingungen durch ausreichend ausgebildete und zuverlässig kooperierende Mitarbeiter ist die konsequente Anwendung des Therapieplanes (Tab. 1) über einen Zeitraum von sechs Jahren bei einer homogenen Gruppe von Nachsorgepatienten.

Die empirischen Erhebungen der Studie, die wir an anderer Stelle ausführlich dargestellt haben [Pieschl 1986] und die ich hier nur skizzieren kann, betreffen die rehabilitative Klientel, welche die Bedingung „Gleichheit der sozioökonomischen Gesamtsituation" (Behandlungsprogramm, Personal und Einzugsgebiet) aufweist. Bezüglich der Selektion dieser Gruppe kam es im wesentlichen darauf an, daß diese Patienten behandlungswillig, behandlungsfähig, mit einer randscharfen Diagnose definierbar und nicht über 50 Jahre alt waren. Die Altersbegrenzung ergab sich aus der Notwendigkeit der Zielvorstellung, nämlich der Arbeitseingliederung auf dem freien Arbeitsmarkt.

Dargestellt wurden in dieser Weise alle Patienten, die in den Jahren von 1969 bis 1973 (Tab. 2) stationär in der Sozialpsychiatrischen Abteilung der Universitätsnervenklinik in

Tab. 1:   Therapieplan der Sozialpsychiatrischen Abteilung der Universitätsnervenklinik Frankfurt am Main

Therapieform	Zeit	Montag	Dienstag	Mittwoch	Donnerstag	Freitag	Samstag	Sonntag
1. Pharmakotherapie - Phth	7.30	Bwth	Bwth	Bwth	Bwth	Bwth		
2. Beschäftigungstherapie - Bth								
3. Musiktherapie - Mth	8.00			gemeinsames Frühstück				
4. Bewegungstherapie - Bwth								
5. Gruppenvisite - Gvs	8.30	Gvs/Phth	Gvs/Phth	Gvs/Phth	Gvs/Phth	Gvs/Phth	Phth	Phth
6. Gruppentherapie - Gth	9.00	Bth	Bth	Bth	Bth	Bth	Tg-Tga	Tg-Tga
7. Psychodrama - Psd	9.30	Bth/Ath	Bth/Ath	Bth/Ath	Bth/Ath	Bth/Ath		
8. Einzelpsychotherapie - Eth	10.00	Bth/Ath/Mth	Bth/Ath/EkA	Bth/Ath	Bth/Ath/EkF	Bth/Ath		
9. Arbeitstherapie - Ath	10.30	Bth/Ath/Mth	Bth/Ath/EkA	Bth/Ath/Mth	Bth/Ath/EkF	Bth/Ath		
- Schreibmaschinenkurs - Schk	11.00	Ath/Gth	Ath/EkF	Ath/Mth	Ath/EkA	Ath/Psd		
- Englischkurs Anfänger - EkA	11.30	Ath/Gth	Ath/EkF	Ath/Mth	Ath/EkA	Ath/Psd		
- Englischkurs Fortgeschr. - EkF								
10. Sozialtherapeutische Maßnahmen	12.00			Mittagspause				
- Kommunikationstraining - Ktr								
- Haushaltstraining - Htr	13.00	Schk	Tg-Lg		Schk	Tg-Lg		
- Exkursion - Exk	13.30	Schk	Tg-Lg		Gth/Schk	Tg-Lg		
- Klinikklub - Kkk	14.00	Ath	Ath	Exk	Gth/Ath	Ath		
- Klub-Hotel Mozart - KHM	14.30	Ath	Ath	Exk	Ath	Ath		
11. Freizeitmaßnahmen	15.00	Bth/Ath	Bth/Ath	Exk	Bth/Ath	Bth/Ath/Schk		
- Tischtennisgruppe - Tg	15.30	Bth/Ath	Bth/Ath	Exk	Bth/Ath	Bth/Ath/Schk		
- Schachgruppe - Scha	16.00	Bth/Ath	Bth/Ath	Exk	Bth/Ath	Bth/Ath/Schk		
- Skatgruppe - Skg	16.30	Ktr				Ktr		
- Schallplattengruppe - Schg	17.00	Ktr				Ktr		
- Lesegruppe - Lg								
- Fernsehgruppe - Fg	18.00			Abendessen				
- Theaterkreis - Thk								
- Filmforum - Ff	19.00	Nachtklinik: Ktr	Nachtklinik: Gvs		Nachtklinik: Ktr			
- Tagesausflüge - Tga								
12. Nach Vereinbarung	20.00				Kkk - KHM			
- Einzelpsychotherapie	21.00				alle 14 Tage			
- Sozialberatung	22.00				abwechselnd			
- Berufsberatung								

Tab. 2: Jahr der Klinikeinweisung und Diagnosen

	Total	Schizo- phrene Psychosen	Schizo- affektive Psychosen	Zyklo- thyme Psychosen	Psychosoziale Störungen
1969	3 1,2 %	1 0,6 %	1 2,3 %	1 5,3 %	- -
1970	11 4,2 %	8 4,5 %	3 7,0 %	- -	- -
1971	50 19,2 %	38 21,3 %	7 16,3 %	4 21,1 %	1 5,0 %
1972	122 46,9 %	86 48,3 %	18 41,9 %	9 47,4 %	9 45,0 %
1973	74 28,5 %	45 25,3 %	14 32,6 %	5 26,3 %	10 50,0 %
N = %	260 100,0 %	178 100,0 %	43 100,1 %	19 100,1 %	20 100,0 %

Frankfurt am Main behandelt wurden und die ein Jahr nach der Behandlung katamnestisch nachuntersucht worden sind und als Stichprobe randomisiert in der Zeit von 1978 bis 1979 noch einmal katamnestisch überprüft werden konnten. Die Behandlungsaufgabe wurde im Hinblick auf das gesamte Therapiekonzept und unter Bezug auf das zugrunde gelegte Schizophreniekonzept darin gesehen, Störungen der Informationsaufnahme und -verarbeitung sowie Störungen des Sozialverhaltens zu reduzieren, um damit den Verlust an Gewohnheitshierarchien und die vorhandenen Defizite der Informationsaufnahme zu beeinflussen, um im Sinne einer nachzuholenden Ich-Entwicklung eine weitgehende psychosoziale Normalisierung der Patienten zu erreichen.

Zunächst werden die Behandlungseffektivität und die Prognose dieser chronisch psychisch Kranken nach den rehabilitativen Maßnahmen (Tab. 3) dargestellt, soweit Arbeitseingliederung nach einem Jahr für die Gesamtgruppe (N = 260), differenziert nach der nosologischen Zuordnung, erreicht werden konnte. Gleichzeitig wird gezeigt, inwieweit die Teilgruppe von 107 Patienten, die als Kontrollgruppe per Zufallszuweisung fünf Jahre später hinsichtlich der Arbeitseingliederung untersucht werden konnte, arbeitseingegliedert blieb.

Die Aussagen der Studie beziehen sich nicht nur auf die Effektivität und Prognose der Behandlung, sondern auch auf prädiktive Faktoren der Erkrankung. Da hier die Hauptgruppe der schizophrenen Psychosen in bezug auf ihre Prädiktoren hinsichtlich der Arbeitseingliederung näher untersucht wurde, erfaßt die Arbeitseingliederung die herausgegriffene personenidentische schizophrene Hauptgruppe in ihrer Arbeitseingliederung nach einem Jahr und nach fünf Jahren.

Tab. 3 bringt ebenfalls eine Darstellung der Behandlungseffektivität der schizophrenen Hauptgruppe im Vergleich zu einer schizophrenen Kontrollgruppe, die vordem nicht sozialpsychiatrisch behandelt worden war.

Tab. 3: Behandlungseffektivität und Prognose bei chronisch psychisch Kranken nach rehabilitativen Maßnahmen

	Zeit/N	Gruppenart und -größe		Arbeitseingliederung in %	Gruppenvergleich der Arbeitseingliederung	Signifikanzniveau in %
Arbeitseingliederung der Gesamtgruppe	nach 1 Jahr N = 260	Schizophrene	N = 178	71,3	Schizophrene: Schizoaffektive	n.s.
		Schizoaffektive	N = 43	67,4	Schizophrene: Zyklothyme	n.s.
		Zyklothyme	N = 19	68,4	Schizophrene: Reaktive	~ 10 %
		Reaktive	N = 20	90,0		
	nach 5 Jahren N = 107	Schizophrene	N = 75	42,7	Schizophrene: Schizoaffektive	~ 5 %
		Schizoaffektive	N = 20	75,0	Schizophrene: Zyklothyme	n.s.
		Zyklothyme	N = 9	55,6	Schizophrene: Reaktive	n.s.
		Reaktive	N = 3	66,7		
Arbeitseingliederung der personenidentischen schizophrenen Hauptgruppe	nach 1 Jahr N = 75	Schizophrene	N = 75	66,7	Schizophrene Männer : schizophrene Frauen	~ 5 %
		- Männer	N = 51	76,5	- Männer Ersterkrankung : Mehrfacherkrankung	n.s.
		- Ersterkrankung	N = 7	57,1	- Frauen Ersterkrankung : Mehrfacherkrankung	n.s.
		- Mehrfacherkr.	N = 40	77,5	- Ersterkrankung Männer : Frauen	< 5 %
		- Frauen	N = 24	45,8	- Mehrfacherkrankg. Männer : Frauen	n.s.
		- Ersterkrankung	N = 2	50,0		
		- Mehrfacherkr.	N = 16	37,5		
	nach 5 Jahren N = 75	Schizophrene	N = 75	42,7	Schizophrene Männer : schizophrene Frauen	n.s.
		- Männer	N = 51	39,2	- Männer Ersterkrankung : Mehrfacherkrankung	n.s.
		- Ersterkrankung	N = 7	57,1	- Frauen Ersterkrankung : Mehrfacherkrankung	n.s.
		- Mehrfacherkr.	N = 40	32,5	- Ersterkrankung Männer : Frauen	n.s.
		- Frauen	N = 24	50,0	- Mehrfacherkrankg. Männer : Frauen	n.s.
		- Ersterkrankung	N = 2	50,0		
		- Mehrfacherkr.	N = 16	43,8		
Arbeitseingliederung einer schizophrenen Kontrollgruppe im Vergleich zur schizophrenen Hauptgruppe	nach 1 Jahr N = 34/75	Kontrollgruppe Schizophrene	N = 34	52,9	Schizophrene	
		- Männer	N = 19	52,6	- Kontrollgruppe Männer : Frauen	n.s.
		- Frauen	N = 15	53,3	- Männer Kontrollgruppe : Hauptgruppe	n.s.
		Hauptgr. Männer	N = 51	76,5	- Frauen Kontrollgruppe : Hauptgruppe	n.s.
		Hauptgr. Frauen	N = 24	45,8		
	nach 5 Jahren N = 34/75	Kontrollgruppe Schizophrene	N = 34	32,4	Schizophrene	
		- Männer	N = 19	42,1	- Kontrollgruppe Männer : Frauen	n.s.
		- Frauen	N = 15	20,0	- Männer Kontrollgruppe : Hauptgruppe	n.s.
		Hauptgr. Männer	N = 51	39,2	- Frauen Kontrollgruppe : Hauptgruppe	n.s.
		Hauptgr. Frauen	N = 24	50,0		

Die p-Werte haben deskriptiven Charakter   n.s. = nicht signifikant

Tab. 4: Datenauswahl zur Projektbearbeitung

Faktorenkomplex »Krankheit«

Allgemeine Merkmale
- Jahr der Klinikeinweisung (nach Datum der Krankengeschichte verschlüsselt)
- Diagnose *
- Geschlecht *
- Erkrankungshäufigkeit *
- Alter *
- Art des Beginns
- Gesamtdauer der stationären Behandlung
- Bestehen sonstiger körperlicher Mängel oder Gebrechen
- Körperbautyp *

Spezielle Merkmale
a) Genetische Disposition
- Psychiatrische Erkrankungen bei der Mutter
- Psychiatrische Erkrankungen beim Vater
- Psychiatrische Erkrankungen bei Geschwistern des Patienten
- Psychiatrische Erkrankungen bei Geschwistern der Eltern
- Psychiatrische Erkrankungen bei den Großeltern
b) Psychopathologischer Behandlungserfolg
- Affektive Störungen *
- Antriebsstörungen *
- Psychomotorische Störungen *
- Denkstörungen
- Wahnbildungen
- Halluzinationen

Faktorenkomplex »Sozialfeld«

Psychodynamische Verhältnisse in der Kindheit
- Verhältnis der Mutter zum Kind permissiv
- Verhältnis des Vaters zum Kind permissiv
- Verhältnis der Mutter zum Kind sensitiv
- Verhältnis des Vaters zum Kind sensitiv
- Broken home in der Kindheit: Kindheit verlebt vorwiegend bei ...
- Broken home in der Jugend: Eltern zusammenlebend ...
- Berufstätigkeit der Mutter im Kindesalter des Patienten*

Spezifische Streßsituation in der Kindheit
- Partnerschaftskonflikte bei Eltern *
- Generationskonflikte
- Erziehungskonflikte
- Umweltkonflikte sozialer Art
- Finanzielle Konflikte

Schulsituation
- Schulabschluß des Patienten

* Ergebnisrelevante Merkmale

Berufliche Entwicklung
- Ausgeübter Beruf des Vaters
- Letzte berufliche Tätigkeit des Patienten vor der Behandlung *
- Beruflicher Vergleich zur Herkunftsfamilie *
- Beschäftigungsdauer an der letzten Arbeitsstelle in Monaten
- Wieviele Monate nicht mehr gearbeitet *
- Situation in bezug zum letzten Arbeitsverhältnis: fortbestehend, gekündigt ... *
- Einstellung des Patienten zu seiner Arbeit *
- Qualitative Bestimmung der letzten Arbeit
- Soziale Bestimmung der letzten Arbeit
- Größe des Betriebes bzw. der Dienststelle, wo der Patient zuletzt beschäftigt war *

Soziale Einbettung
- Stellung in der Geschwisterreihe
- Spielverhalten im Kindesalter
- Jetziger Familienstand
- Qualität der Wohnverhältnisse vor Klinikeinlieferung *

Faktorenkomplex »Persönlichkeit«

Vitalitätskriterien
- Appetit *
- Libido *

Verhaltensmerkmale der Kindheit
- Angstsymptomatik im Kindesalter
- Depressive Verstimmungen im Kindesalter

Persönlichkeitsmerkmale nach Verhaltensbeobachtung im Therapiefeld
a) Bereich Affektivität
- Gutmütigkeit *
- Lustbetontheit *
b) Bereich Sozialverhalten
- Hilfsbereitschaft *
- Aggressivität *
- Freundlichkeit *
c) Bereich Arbeitsverhalten
- Zuverlässigkeit *
- Ausdauer *

Person und Medikamente/Nikotin
- Umgang mit verordneten Medikamenten
- Umgang mit Nikotin

Merkmale der katamnestischen Überprüfung
- »Arbeitseingliederung« (einschließlich Ausbildung, Umschulung usw.) 1 Jahr nach Entlassung *
- »Arbeitseingliederung« (einschließlich Ausbildung, Umschulung usw.) 5 Jahre nach Entlassung *

Zusatzvariable
- Untersuchungsgruppe nach 5 Jahren *
- Kontrollgruppe *

* Ergebnisrelevante Merkmale

Tab. 5: Prädikative Faktoren der Arbeitseingliederung bei schizophrenen Rehabilitanden

Faktoren-komplex	Bereiche			Einzelmerkmal	Arbeits-eingliederung Kategorie I	Kategorie II	Geschlechts-differenz Kategorie I	Kategorie II
Krankheit	Allgemeine Merkmale			Jahr der Klinik-einweisung				
				Alter	3,2			
				Art des Beginns				
				Gesamtdauer der stationären Be-handlung				
				sonstige körper-liche Mängel				
				Körperbautyp		< 1	< 5	
	Spezielle Merkmale	Genetische Disposition		psychiatrische Erkrankung				
				- der Mutter				
				- des Vaters				
				- bei Geschwistern				
				- bei Geschwistern der Eltern				
				- bei Großeltern				
		psychopatholo-gischer Behand-lungserfolg		Denkstörungen				
				Wahnbildungen				
				Halluzinationen				
				affektive Störungen	0,6			
				Antriebsstörungen	0,02			
				psychomotorische Störungen	0,12		5,3	3,3
Sozialfeld	Kind-heits-situa-tion	Psycho-dynami-sches Verhält-nis	Kindheit	Verhältnis der Mutter zum Kind permissiv				
				Verhältnis des Vaters zum Kind permissiv				
				Verhältnis der Mutter zum Kind sensitiv				
				Verhältnis des Vaters zum Kind sensitiv				
		broken home		broken home in der Kindheit				
				in der Jugend				
				Berufstätigkeit der Mutter im Kindesalter	4,9	4,5		

Faktoren-komplex	Bereiche			Einzelmerkmal	Arbeits-eingliederung Kategorie I	Arbeits-eingliederung Kategorie II	Geschlechts-differenz Kategorie I	Geschlechts-differenz Kategorie II
	spezielle Streß-situation			Partnerschafts-konflikte bei Eltern	2,8			
				Generationskon-flikte				
				Erziehungskon-flikte				
				Umweltkonflikte sozialer Art				
				finanzielle Kon-flikte				
	Schulentwicklung			Schulabschluß des Patienten				
Sozialfeld	Soziale Einbettung und Berufs-entwicklung	Einbet-tung	Kindheit	Stellung in der Geschwisterreihe				
				Spielverhalten im Kindesalter				
			Erwachsen	jetziger Familien-stand				
				Qualität der Wohn-verhältnisse	15	< 5		
		soziale Klasse und Arbeitsplatzsituation		ausgeübter Beruf des Vaters				
				Beschäftigungs-dauer letzte Arbeitsstelle				
				qualitative Be-stimmung der Arbeit				
				soziale Bestimmung der Arbeit				
				letzte berufliche Tätigkeit des Patienten		< 1	~0,1	~5
				beruflicher Ver-gleich zur Her-kunftsfamilie	7,2	0,4		
				wie viele Monate nicht mehr gear-beitet	4,1	1,3		
				Situation zur letzten Arbeitsstelle	0,1	10	< 5	< 5
				Einstellung zur Arbeit		5		
				Größe des Betriebes	< 5			

Faktoren-komplex	Bereiche			Einzelmerkmal	Signifikanzniveau in %			
					Arbeits-eingliederung		Geschlechts-differenz	
					Kate-gorie I	Kate-gorie II	Kate-gorie I	Kate-gorie II
Persön-lichkeit	Verhaltensmerkmale der Kindheit, Vitalitätsstruktur		Kindheit	Angstsympto-matik im Kindes-alter depressive Ver-stimmung im Kindesalter				
			Vitalität	Appetit Libido	4,2	0,6	0,5	
	Verhal-tensbeob-achtung	Medikamente Nikotin		Umgang mit Medikamenten Umgang mit Nikotin			0,06	0,03
		Therapie-feld	Affekti-vität	Gutmütigkeit Lustbetontheit	1,8 0,16	6,7 8,1		
			Sozialver-halten	Hilfsbereitschaft Aggressivität Freundlichkeit	4,4 4,6 2,8	9,9 2,9 0,3	0,7 0,7	0,4 3,3
			Arbeits-verhalten	Zuverlässigkeit Ausdauer	8,9 0,3	4,4 9,4		

* die p-Werte haben deskriptiven Charakter
Kategorie I: Überprüfung der Arbeitsfähigkeit nach 1 Jahr
Kategorie II: Überprüfung der Arbeitsfähigkeit nach 5 Jahren

Als Instrument der empirischen Erhebung zur näheren Prädiktorenforschung diente der sozialpsychiatrische Dokumentationsbogen, der bereits 1975 publiziert wurde [PIESCHl und RICHTBERG 1975]. Der erfaßte Datenkomplex bezieht sich auf ein biologisch-psychosoziales Krankheitsmodell mit komplexen psychiatrischen, sozialen und biologischen Meßwerten. Mit einem ausgewählten Datensatz anhand von 57 Merkmalen (Tab. 4) des schizophrenen Krankheitskomplexes, der in übergeordneten Begriffen untergliedert wurde, wurde das Krankheitsmuster (Persönlichkeit, Sozialfeld und Krankheit) mit dem Ergebnismuster (Arbeitseingliederung am freien Arbeitsmarkt) in Beziehung gesetzt. Die Arbeitseingliederung und damit der Begriff des arbeitenden Menschen schien für uns ein sicheres Evaluationskritrium, da KANT [Ausgabe 1955] wie SCHELSKY [1976] die empirischen Kennzeichen der Selbständigkeit des Menschen in der Berufs- und Arbeitswelt gesehen haben. Mit der erwähnten Untersuchungsanordnung, die eine zeitverschobene Kontrolluntersuchung nach einem Jahr und nach fünf Jahren unter Bezug auf die Arbeitseingliederung am freien Arbeitsmarkt aufweist, haben wir versucht, die Frage nach der Prognose prädiktiver Faktoren zu untersuchen.

Die Darstellung der prädiktiven Faktoren der Arbeitseingliederung bei schizophrenen

Tab. 6: Übersicht zur Rangordnung prädiktiver Merkmale für die Arbeitseingliederung schizophrener Rehabilitanden

| Merkmal | | Irrtumswahrscheinlichkeit des Merkmalzusammenhanges in %* | | | |
| | | Arbeitseingliederung nach 1 Jahr | | Arbeitseingliederung nach 5 Jahren | |
		günstig	ungünstig	günstig	ungünstig
Persönlich-keitsfaktoren	Freundlichkeit	2,7		0,3	
	Aggressivität		4,8		2,9
	Zuverlässigkeit	8,9		4,4	
	Reizbarkeit		1,8		6,7
	Unlustbetontheit		0,2		8,1
	Ausdauer	0,4		9,5	
	Hilfsbereitschaft	4,4		9,9	
	guter Appetit			0,6	
	ungestörte Libido	4,2			
Sozial-faktoren	beruflicher Abstieg im Vergleich zur Herkunftsfamilie	7,2			0,4
	lange Arbeitspause vor Behandlungsbeginn	4,1			1,3
	Berufstätigkeit der Mutter im Kindesalter des Patienten	4,9			4,5
	letztes Arbeitsverhältnis gekündigt	< 0,1			~ 10,0
	Partnerschaftskonflikte bei den Eltern				2,8
	sehr gute Wohnverhältnisse			< 5	
	frühere Tätigkeit: «in Ausbildung»		< 1		
	Arbeitsstelle mit wenigen Mitarbeitern		< 5		
	indifferente Einstellung zur Arbeit		< 5		
Krankheits-faktoren	pyknischer Körperbau			< 1	
	Schizophrenie im Vergleich zur schizoaffektiven Psychose			~ 5	
	Antriebsstörung noch vorhanden		0,02		
	psychomotorische Störung noch vorhanden		0,1		
	Affektive Störung noch vorhanden		0,6		
	jünger als 30 Jahre männliches Geschlecht	~ 5			
	Mehrfacherkrankung Männer (im Vergleich zu Mehrfach-erkrankung Frauen)	~ 5			

* Die p-Werte haben deskriptiven Charakter

Rehabilitanden (Tab. 5), gegliedert nach den Faktorenkomplexen „Krankheit", „Sozialfeld" und „Persönlichkeit", läßt bereits bei grober Sicht erkennen, daß signifikante Merkmalszusammenhänge häufiger im Faktorenkomplex „Sozialfeld" und im Komplex „Persönlichkeit" nachgewiesen werden können, als dies für den Bereich des Komplexes „Krankheit" möglich ist. Bei diesem Komplex läßt sich sagen, daß z. B. noch verhandene Basissymptome, wie affektive und psychomotorische Störungen sowie Antriebsstörungen, signifikant (0,6 und 0,12 %) bzw. hochsignifikant (0,02 %) eine schlechte Arbeitsfähigkeit nach einem Jahr prognostizieren.

Wir haben weiter versucht, eine Verteilung der „Rangordnung" für die gefundenen Prädiktoren zu treffen, wobei in erster Linie auf die Frage der Zeitstabilität der Verlaufsindikatoren geachtet wurde und erst an letzter Stelle auf die Signifikanzhöhe der Merkmalszusammenhänge (Tab. 6).

Wir hoffen, daß ein Ergebnis dieser umfangreichen Studie darin liegen könnte, dazu beizutragen, aus psychiatrischen Ideologiefragen psychiatrische Sachfragen zu machen.

Literatur

BLEULER M. Die schizophrenen Geistesstörungen im Lichte langjähriger Kranken- und Familiengeschichten. Stuttgart: Thieme, 1972.

KANT E. Grundlagen der Metaphysik der Sitten. Preußische Akademie der Wissenschaften, Hrsg. Gesammelte Schriften. Berlin, 1955.

PIESCHL D. Schizophrene Verläufe unter Rehabilitationsmaßnahmen - Effektivität, Prognose und prädiktive Faktoren. Stuttgart-New York: Schattauer,1986.

PIESCHL D, RICHTBERG W. Sozialpsychiatrische Befunddokumentation am Beispiel eines Erhebungsbogens der Frankfurter Sozialpsychiatrie. In: BATTEGAY R, PFISTER-AMMENDE M, BURNER M, LABHARDT F, LUBAN-PLOZZA B, Hrsg. Aspekte der Sozialpsychiatrie und Psychohygiene. Bern-Stuttgart-Wien: Huber, 1975: 46-52.

SCHELSKY H. Der selbständige und der betreute Mensch. Stuttgart: Seewald, 1976.

Allgemeines Stichwortverzeichnis

V

Validität, responseprädiktive 183
Ventrikelgröße 60
Ventrikel-Hirn-Verhältnis (VBR) 91
Ventrikelvergrößerung 58, 91
Veränderungen, hirnmorphologische 58
Verbleibensanalyse 173
Verbleibenskurve 174, 176
Verfügbarkeit, biologische 137
Vergiftungswahn 46
Verhaltensdefizite 199
Verhaltensstörungen 99
Verhaltenstherapie 45
Verhaltenstherapie, kognitive 198
Verhaltensweisen, ausgefallene 87
Verhaltensweisen, bizarre 87
Verlangsamung 177
Verlaufsprädiktoren 51
Verlust an Gewohnheitshierarchien
  206
Versorgung, gemeindenahe 110
Versorgung, periodische stationäre 97ff
Versorgungsdaten 115ff
Verstimmung, vitale depressive 16
Verweildauer 73
Vitamin B6 15
Vitamin C 15
Vorhersagefaktor 128, 129
Vulnerabilität 54

W

Wahn 93, 134
Wahnbildungen 48
Wahnerkrankungen 33
Wahnideen 87
Wahnvorstellungen 105
Wahrnehmungsstörungen 45
Wasserstrahltherapie 105
Wiedergutmachungsprozeß 18
Willfährigkeit 24
Wirkung der Kombination 20
Wirkung, pathoplastische 115
Wohngemeinschaften, therapeuti-
  sche 112
Wohnheime 112
Wunscherfüllung, wahnhafte 126

Z

Zeitstabilität der Verlaufsindikatoren 214
Zirbeldrüse 153
Zirkadianrhythmik 152
Zivilstand 32
Zwangseinweisung 105
Zwangsneurose 46
Zwangsstörungen 45ff